제1판

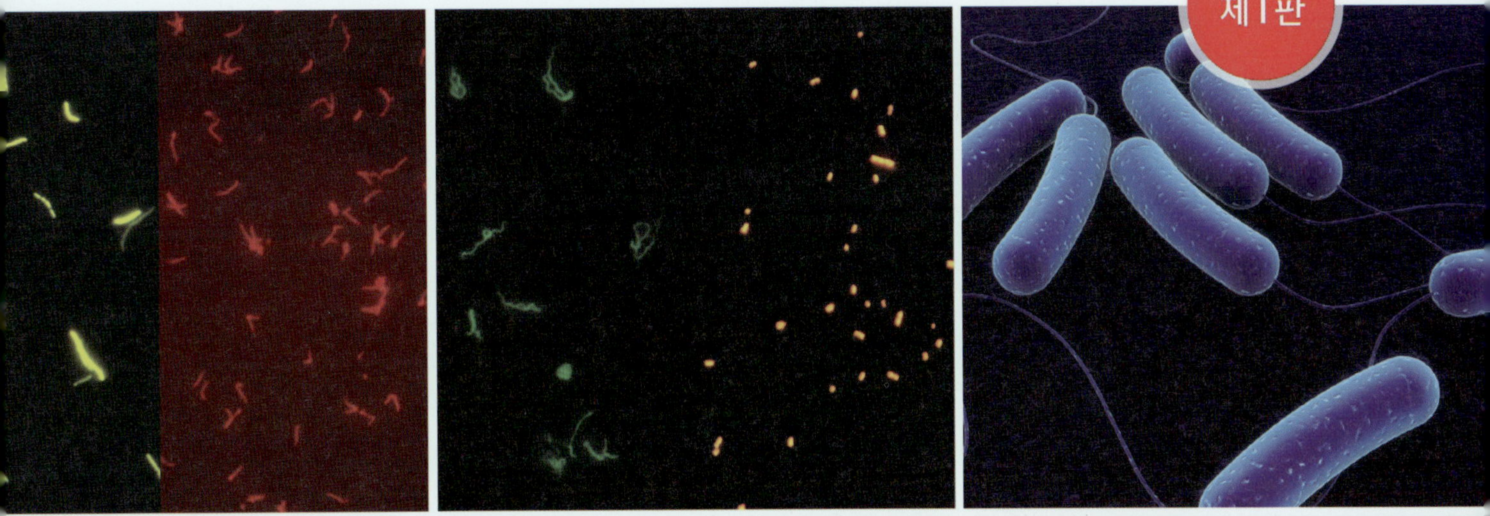

임상실무를 위한

임상미생물학실습

한국임상병리학과 미생물학교수회

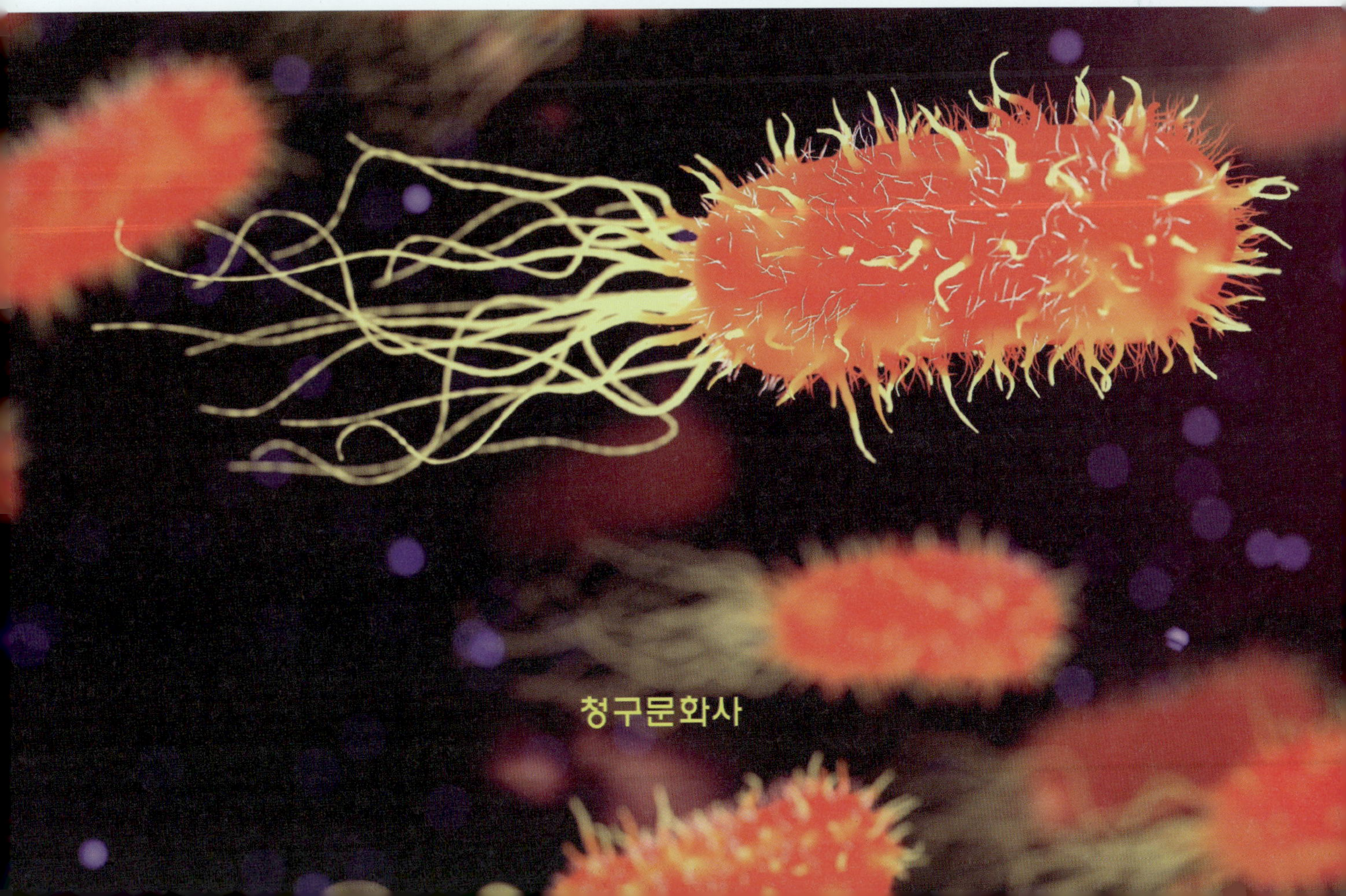

청구문화사

머리말

본 교재는 임상미생물학에 관한 실험을 하려는 학생이나 미생물검사실에서 처음으로 일을 시작하려는 임상병리사들이 좀 더 쉽게 실무에 바로 적용할 수 있도록 교육하는 데 목표를 두고 제1편부터 제4편으로 나누어 편집하였습니다.

제1편은 임상미생물학실습을 교육하는 데 핵심이 되는 부분으로서 **검체로부터 병원미생물의 분리 배양과 동정**에 대한 실습과정입니다. 병원의 진단검사의학과의 미생물실에서 매일같이 이루어지는 일은 크게 두 가지로 환자의 검체로부터 병원체를 분리배양하고 항균제 감수성 검사를 하는 것이 주 업무입니다. 대학교에서 미생물학 수업 중 최종단계는 병원 실무에서 직접적으로 이루어지는 일을 감안하여 임상미생물학을 교육하여야 한다고 생각되며 본 **실습교재는 한 학기 15주를 기준하여 각종 검체에서 병원균을 분리하고 동정**하는 것을 실재로 교육하는 데 목표를 두고 있습니다. 임상미생물학실습은 이 일정에 맞추어 진행하면서 필요한 것은 본 교재의 다른 여러 편과 장에 나온 이론을 활용하면 될 것입니다. 예를 들면 교육 일정대로 인후배양에 관한 실습을 하려면 인후배양에서 잘 분리되는 병원성 세균(인후배양법에 관한 장에 명시)을 제2편에서 찾아서 같이 이론도 익히고 실습에 적용하면 될 것입니다.

제2편은 임상적으로 중요한 미생물의 동정에 관한 것입니다. 미생물학의 발달과 정보화 시대에 따라 병원미생물학 분야에서도 새로운 균명이 추가되거나 또는 기존에 다루어지던 균종들이 변경되는 등 꾸준히 변하고 있어서 이를 보완하였으며 병원성 미생물을 동정하는 데는 전통적인 방법과 더불어 현재는 분자생물학적 방법 등이 점점 더 추가되고 있기는 하지만 독립된 교과목으로 학습되고 있는 관계로 본 교재에서는 다루지 않았습니다. 분자생물학적 방법은 앞으로도 더 개발될 것으로 판단하지만 병원미생물을 분리 동정하는 데는 전통적인 방법도 꾸준히 병행되리라고 판단됩니다. 또한 임상적으로 중요한 균속과 균종 외에도 유사한 균 속 간 또는 균 종 간 감별에 관한 표와 그림 등을 사용한 중요한 사항도 기록하였고 미생물의 분류를 기초로 한 미생물의 분리와 동정에 대한 흐름도도 그려 넣어 방향제시에 도움이 되도록 하였습니다.

제3편은 특수 내성세균 검사입니다. 1928년 Alexander Fleming이 항생제인 페니실린을 처음 발견하였고 감염증의 주요 치료 수단으로 이용되었고 항균제의 지속적인 사용에 따라 이에 대한 방어 수단을 지닌 내성세균이 출현하면서 내성세균에 의한 감염증 증가로 새로운 항균제의 개발이 요구되었습니다. 내성세균에 의한 감염증의 치료에는 감수성 시험 결과를 토대로 한 적절한 항균제의 선택이 필수적이지만 최근 분리되는 세균의 내성기전은 매우 다양하고 복잡하기 때문에 항균제와 세균의 항균제에 대한 현황 및 작용 메카니즘의 이해가 내성세균의 치료를 위한 항균제 선택에 필수적입니다. 자연내성인 경우가 있는가 하면 생체 내 침투과정과 또한 항균제의 작용이 생체에서와 시험관내에서 판이한 점 등이 문제가 있어서 이를 잘 이해하지 않으면 결과 보고에 심각한 오류가 발생할 수 있습니다. 이런 점들을 감안하여 특수 내성세균을 검출하는 방법을 다소 이론적이긴 하지만 실무에서도 잘 적용할 수 있도록 가능한 상세히 기술하였고 참고서적으로 이용할 수 있도록 배려하였습니다.

제4편은 미생물 동정과 배양에 필요한 시약, 배지, 정도관리입니다. 이 부분은 저학년 기본적인 실습 편에서 많이 다루어지는 문제이므로 중요한 병원성 미생물의 동정의 이해에 필요하고 흔히 쓰이는 기본적인 것만 기술하였습니다. 정도관리는 시약이나, 배지, 또는 여러 가지 생화학적 시험법에

중요한 사항이며 병원성 미생물을 정확하게 분리하고 동정하는 데에 필수적입니다. 정도관리에 사용하는 표준 균주들은 유사 미생물을 감별할 때도 중요한 사항이므로 잘 익혀야할 사항이라고 생각됩니다.

이상 1편부터 4편까지의 각 장에는 학생들이 실습을 하고 그 결과를 체계적으로 기록할 수 있도록 방향제시도 하였을 뿐만 아니라 학생들은 이 보고서를 스스로 작성하면서 병원미생물검사실에서 어떻게 환자의 검체로부터 병원체를 배양하여 분리해내고 잘 동정하는 지를 터득할 수 있도록 편집하였습니다. 15주의 짧은 기간 동안 병원에서 흔히 분리되는 모든 균을 분리 동정할 수는 없지만 부족한 것은 보고서를 작성하면서 그 방법을 상당부분 이해하도록 배려하였습니다.

마지막으로 본 교재 **'임상실무를 위한 미생물학실습'은 김태운, 김충환 두 분 교수님의 저서로 출판되었던 교재를 기반으로 한국임상병리학과 미생물학 교수회 편집위원들이 재편집하여 출판하게 되었습니다. 임상병리학과 미생물학 교육과 미생물 교수회의 발전을 위하여 교재의 교정 및 편집권을 미생물학 교수회에 기꺼이 맡겨주신 두 분 교수님께 진심으로 감사드립니다.** 원 교재를 토대로 자료를 수집하고, 고민하며 수정작업을 하여 정리하였지만 끝에는 늘 아쉬운 마음이 남습니다. 이러한 점들은 앞으로 지속적으로 열과 성을 다해 최신이론과 정보를 수집하여 수정.보완해 나갈 것을 다짐합니다. 부디 이 작은 책자가 임상병리학과에서 미생물학을 공부하는 학생들과 임상실무에 근무하는 임상병리사들에게 조금이나마 길잡이가 될 수 있었으면 하는 커다란 바람을 가져보며 많은 분들의 각별한 관심과 격려를 부탁드리고 더불어 애정 어린 충고를 기대합니다.

2020년 봄

한국임상병리학과 미생물학 교수회 편집위원 일동

목 차

임상미생물학 검사 개요

병원의 진단검사의학과 미생물검사실 업무 :

▶ 환자의 검체에서 감염병의 병원체인 미생물의 분리 동정과 항균제 감수성 검사

[병원의 진단검사의학과 미생물검사실 업무 흐름도]

1. 병원

↓

2. 환자 - 의사 : 검체 채취(미생물에 의한 질환으로 예비 진단하는 경우)

↓

3. 진단검사의학과 미생물검사실 :

검체 접수와 검사의뢰서 수령(전산화)

환자의 인적사항, 검체, 검사의뢰자 등 기록 (전산화)

↓

1) 세균의 분리와 동정(예, 미생물 중에서 세균을 분리 동정하는 경우)

(1) 세균의 분리(Isolation)

배지선택, 검체접종, 분리를 위한 가로긋기(streaking),

배양(적당한 온도와 일정 시간, 일반적으로 35℃에 하룻밤 이상)

(2) 동정(Identification)

집락의 형태 : 배지에 자란 집락의 크기, 형태, 색깔, 투명도 등

형태학적 시험 : 그람염색 등에 의한 세균의 **형태**(알균, 막대균, 나선균 등)와 **염색성**

생화학적 시험 : 탄수화물 분해시험, 아미노산 분해시험, 호흡효소에 관한 시험, 균체외 효소의 생성시험, 유기산염 이용시험, 질산염 환원시험, 색소생성 시험, 산소요구성 시험, 동정을 위한 디스크 감수성 시험, 분자생물학적 시험 등

혈청학적 시험 : 기지의 항혈청에 의한 미지의 세균과의 응집반응 시험

2) 항균제 감수성 검사

↓

병원체 세균의 동정과 항균제 감수성 결과를 검사실 장부에 기록(전산화)

(1) 항균제 감수성 검사 결과 해석의 기준

동정된 세균의 항균제 감수성 검사를 위한 항균제 조합과 판독의 기준은 CLSI M100에 정리되어 있으며 매년 그 기준과 조합이 달라질 수 있으므로 다음과 같은 방법으로 접속하여 참조한다.

CLSI에서는 발행되는 모든 문서에 대하여 유료로 구매하는 정책을 유지하였는데, 2016년부터 CLSI M100(세균의 AST 해석기준)과 CLSI M60(Yeast의 AST 해석기준)은 Web에서 볼 수 있는 방식의 뷰어를 무료로 제공하고 있다. 사이트에 접속하면 별도의 로그인 없이 볼 수 있다. 무료 뷰어에 접속하는 방법은 다음과 같다.

먼저 http://www.clsi.org에 접속한다.

① 화면 하단의 "Resources" 버튼을 클릭한다.

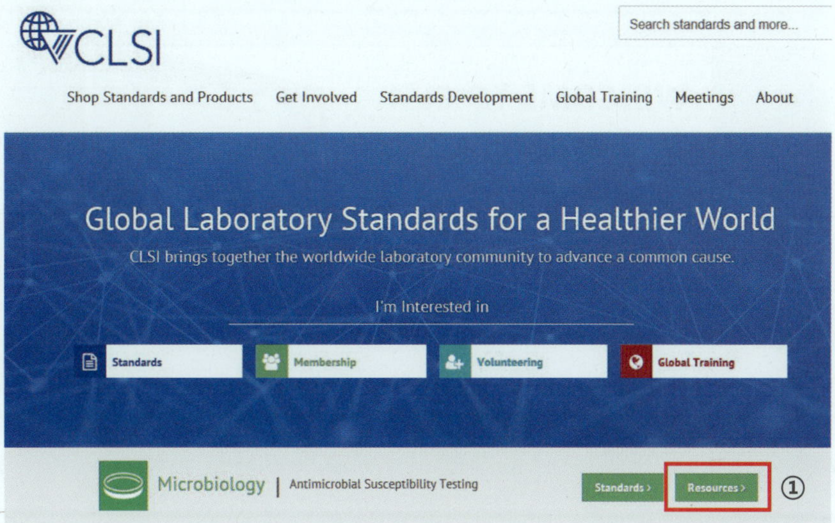

② "Free Resources"를 클릭한다.

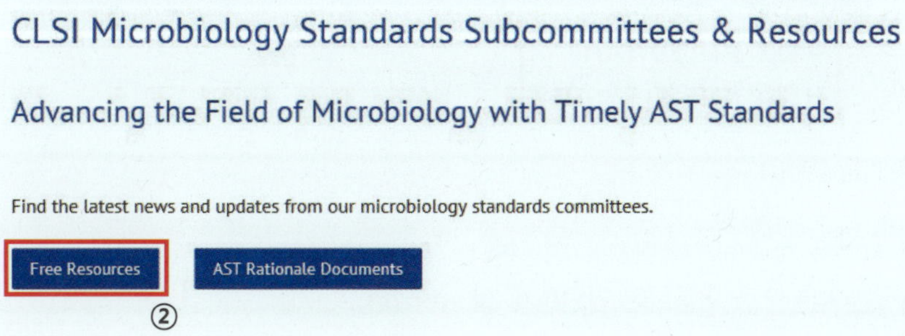

③ "Access M100 and M60 Free" 또는 M100 and M60 Free 버튼을 클릭한다.

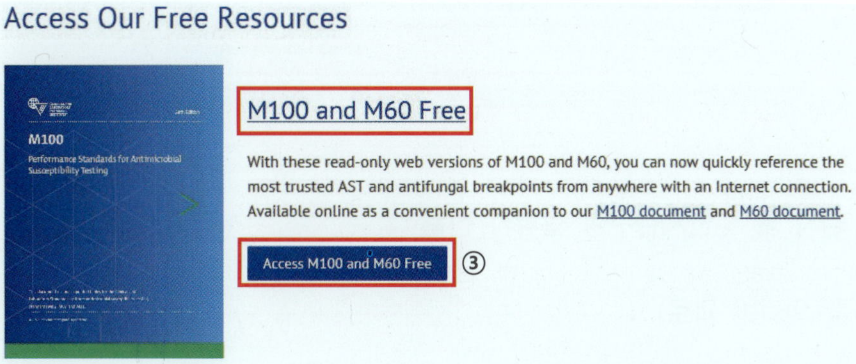

④ "Click here"를 클릭한다.

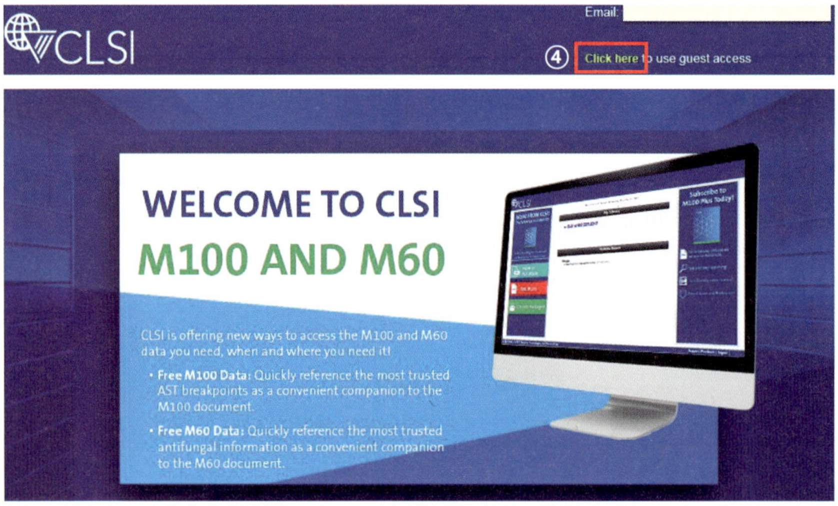

Email:
CLSI
④ Click here to use guest access
WELCOME TO CLSI
M100 AND M60
CLSI is offering new ways to access the M100 and M60 data you need, when and where you need it!
• Free M100 Data: Quickly reference the most trusted AST breakpoints as a convenient companion to the M100 document.
• Free M60 Data: Quickly reference the most trusted antifungal information as a convenient companion to the M60 document.

⑤ CLSI M100 ED29-2019(일반 세균용) 또는 CLSIM60(Yeast용)을 클릭한다.

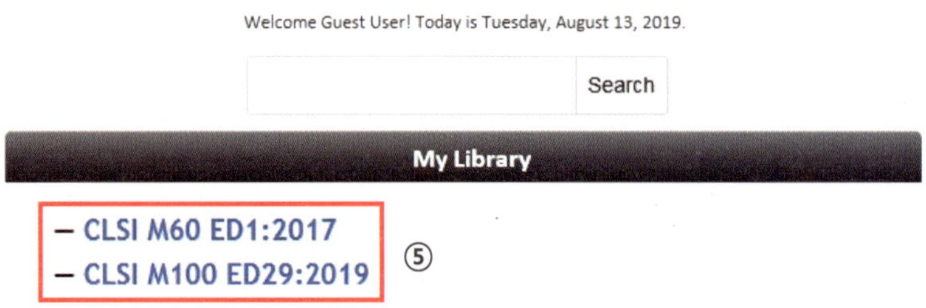

⑥ Table of Contents를 클릭하면 좌측에 목차가 열린다. 목차의 순서는 일반적으로 과거 버전과 유사하며 필요한 부분을 클릭하면 페이지로 이동한다. "Search within the document"에 키워드를 입력, 검색하여 원하는 부분으로 이동하여 간편하게 볼 수 있다.

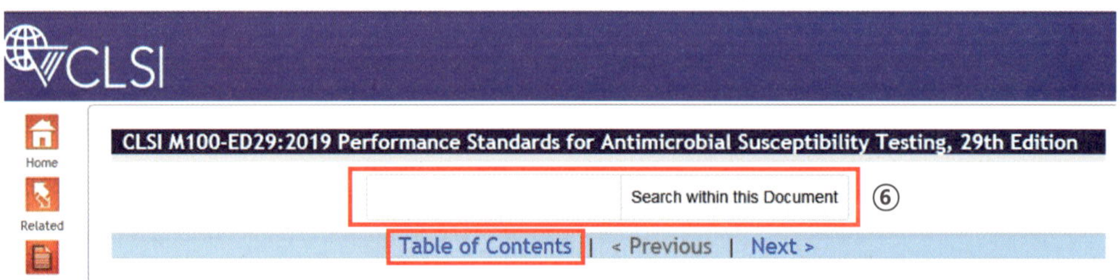

4. 세균학적 검사 및 항균제감수성 결과의 전달

↓

5. **의사**(검사를 의뢰한 과로)

↓

환자(세균의 동정과 항균제 감수성 결과에 따라 치료를 받는다)

병원체의 동정 = 환자에 대한 미생물학적 진단

항균제 감수성 검사 = 환자에 대한 항균제의 처방

제1편 환자의 검체로부터 병원미생물의 분리와 동정

제1장 검체와 감염성 질환 증상에 따른 병원체

Ⅰ. 신체 부위에 따른 세균 감염의 진단

감염 부위에 따른 증후 및 증상, 배양할 검체, 감염과 관련된 잠재적인 세균의 균종에 관한 것은 표 1-1에 기록하였다.

표 1-1 각각의 신체 부위에 따른 세균 감염의 진단

감염 부위	증후 및 증상	배양할 검체	감염과 관련된 잠재적인 세균의 균종
호흡기도	상기도 - 부비동 두통 뺨부위 통증과 발적 코염 방사선사진: 굴경화, 체액층, 막비대	급성: 코인두 면봉 부비동 세척액 만성: 부비동 세척액 외과 생검 검체	*Streptococcus pneumoniae* β-hemolytic Group A *Streptococcus* *Staphylococcus aureus* *Haemophilus influenzae* *Klebsiella* 종과 그 외 다른 장내세균과 (*Enterobacteriaceae*) *Bacteroides* 종과 그 외 무산소성균 (비강)
	상기도 - 목구멍과 인후 점막의 발적과 부종 편도의 삼출 거짓막 형성 목젖의 부종 혀의 회색코팅/딸기혀 목 림프절의 팽대	인두 뒤의 면봉 목젖(고름집)의 면봉 코인두의 면봉	β-hemolytic Group A *Streptococcus* *Corynebacterium diphtheriae* *Neisseria gonorrhoeae* *Bordetella pertussis*
	하기도 - 허파와 기관지 기침: 혈성이거나 과다 가슴 통증 호흡곤란 허파의 경화: 거품소리와 삑삑거림 낮은음의 호흡소리 타진에서 둔탁음 방사선적 침윤물 공동의 병변 가슴고름집	객담 혈액 기관지경 분비물 기관경유 흡인물 허파 흡인물 또는 생검	*Streptococcus pneumoniae* *Haemophilus influenzae* *Staphylococcus aureus* *Klebsiella pneumoniae*와 그 외 장내세균 *Moraxella catarrhalis* *Legionella* spp. *Mycobacterium* spp. *Fusobacterium nucleatum*, *Prevotella melaninogenica*와 그 외 무산소성균 *Bordetella* spp.
가운데귀	장액이나 고름의 배출 귀와 턱의 심부 통증 박동성 두통 빨갛게 부푼 고막	급성: 배양하지 않거나 코인두 면봉 고막 흡인물 만성: 바깥귀길의 배출물	급성: *Streptococcus pneumoniae*와 그 외 다른 사슬알균 *Haemophilus influenzae* 만성: *Pseudomonas aeruginosa* *Proteus* spp. 무산소성 세균

표 1-1 계속

감염 부위	증후 및 증상	배양할 검체	감염과 관련된 잠제적인 세균의 균종
위창자 경로	상부 - 위와 십이지장 위염과 소화성궤양 질환	위와 십이지장 생검	*Helicobacter pylori*
	하부 - 작은창자, 큰창자: 설사 이질 고름 점액 혈액 경련성 배 통증	대변 검체 곧창자 면봉 혹은 점액 혈액배양(장티푸스)	*Campylobacter jejuni*와 그 외 *Campylobacter* 종 *Salmonella* spp. *Shigella* spp. *Escherichia coli* (독성 균주) *Vibrio cholerae*와 그 외 *Vibrio* 종 (국내: 여름철) *Yersinia* 종 *Clostridioides difficile*(이전 학명: *Clostridium difficile*) (독성 증명)
요로	방광 감염: 고름뇨 배뇨통 혈뇨 통증과 누름통증; 두덩위와 아랫배 콩팥 감염 등통증 누름통증: 갈비척추각 (CVA)	청결채취중간뇨 도뇨검체 두덩위 흡인 소변	장내세균과 *Escherichia coli* *Klebsiella* spp. *Proteus* spp *Enterococcus* spp. *Pseudomonas aeruginosa* *Staphylococcus aureus*, *S. epidermidis*, *S. saprophyticus*
생식기 경로	남성: 요도 분비물: 장액 혹은 고름 배뇨 시 화끈거림 종말혈뇨	요도 분비물 전립샘 분비물	*Neisseria gonorrhoeae* *Haemophilus ducreyi* *Treponema pallidum* (매독) ; 직접검경 *Mobiluncus* 종과 그 외 무산소성균 *Gardnerella vaginalis*
	여성: 고름이 나는 질 분비물 배뇨 시 화끈거림 아랫배 통증, 연축, 누름통증 점막의 굳은궤양 혹은 무른궤양	자궁경부 면봉 곧창자(항문조임근) 면봉 요도 면봉 암시야현미경검사	비세균성: *Trichomonas vaginalis* *Candida albicans* *Mycoplasma* 종 *Chlamydia trachomatis* Herpes simplex virus
중추신경계	두통 목과 등의 통증 목경직 하지직거상검사: 양성	척수액 경질막밑 흡인물 혈액 인후 또는 객담	*Neisseria meningitidis* *Haemophilus influenzae* *Streptococcus pneumoniae* *Streptococcus*, β-hemolytic group A and B (영아인 경우는 group B) *Enterobacteriaceae*, 쇠약한 환자, 영아, 머리뼈절개술 후에. *Listeria monocytogenes*
눈	결막 분비물: 장액 또는 고름 결막 발적 (충혈) 급속접촉결막염	고름 분비물 하부의 막힌주머니 안쪽 눈구석	*Haemophilus* spp. *Moraxella* spp. *Neisseria gonorrhoeae* *Staphylococcus aureus* *Streptococcus pneumoniae* *Streptococcus pyogenes* *Pseudomonas aeruginosa* (즉시 보고)

표 1-1 계속

감염 부위	증후 및 증상	배양할 검체	감염과 관련된 잠재적인 세균의 균종
혈액	급성발열 오한 심장잡음 점출혈: 피부와 점막 손톱밑선상출혈 권태감	혈액: 2-3회 필요하면 반복 채혈 예상되는 초기 감염부위라면 어느 곳이나 척수액 피부 호흡기계 피부 - 배꼽 피부 - 귀 상처 요로	*Streptococcus* spp. Group A - 모든 연령대 *S. viridans* (endocarditis) *S. pneumoniae* *Staphylococcus aureus* *Listeria monocytogenes* *Corynebacterium jeikeium* *Haemophilus influenzae* HACEK (*Aggregatibacter* spp., *Aggregatibacter actinomycetemcomitans*, *Cardiobacterium hominis*, *Eikenella corrodens*와 *Kingella* spp.) group *Escherichia coli*와 그 외 "colifrom"세균 *Salmonella* Typhi *Pseudomonas aeruginosa* *Bacteroides fragilis*와 그 외 무산소성균
상처	분비물: 장액, 그름 농양: 피하 혹은 점막밑 발적과 부종 털비빔소리(가스수포음) 통증 궤양성 혹은 장액 형성	분비물의 흡입물 고름분비물의 심부 면봉 조직 생검	*Staphylococcus aureus* *Streptococcus pyogenes* *Clostridium* spp., *Bacteroides* spp.와 그 외 무산소성균 *Enterobacteriaceae* *Pseudomonas aeruginosa* *Enterococcus* spp.
뼈와 관절	관절 부기 발적과 발열 움직일 때 통증 촉진 시 누름통증 방사선: 윤활막염 혹은 골수염	관절 흡인물 윤활액 생검 뼈조각 혹은 골수 흡인물	*Staphylococcus aureus* *Haemophilus influenzae* *Streptococcus pyogenes* *Neisseria gonorrhoeae* *Streptococcus pneumoniae* *Enterobacteriaceae* *Mycobacterium* spp.

II. 감염성 질환 증상에 따른 병원체

각 기관별 감염성 질환과 그 증상에 따라 잘 감염될 수 있는 병원체는 표 5-2에 기록하였다.

표 1-2 감염성 질환 증상에 따른 병원체

질환(질병)	병원체
중추신경계 감염	
급성수막염, 호중구성 뇌척수세포증가증	*Streptococcus pneumoniae*, *Neisseria meningitidis*, *Listeria monocytogenes*, *Haemophilus influenzae*, *Staphylococcus aureus*, 그람음성 막대균, *Bacillus anthracis*
급성수막염, CSF 션트와 관련	코아굴라제음성 포도알균(CNS), *Staphylococcus aureus*, *Cutibacterium acnes*,(이전 학명: *Propionibacterium acnes*) *Propionibacterium* spp., 장관내 그람음성 막대균(예, *E. coli* 와 *Klebsiella* spp), 그람음성 비발효성 막대균(예, *P. aeruginosa*와 *Acinetobacter*)
만성 수막염, 현저한 림프구성 뇌척수세포증가증	*Nocardia* species, *Brucella* species, *Leptospira interrogans*, *Mycobacterium tuberculosis*, *Treponema pallidum*, *Borrelia burgdoferi*
위창자길 감염	
전염설사	*Salmonella* 혈청형, *Shigella* spp, *Campylobacter jejuni*, *Campylobacter coli*, 그외 *Campylobacter* spp. *C. difficile*, *Vibrio* spp., *Aeromonas* spp,, *Plesiomonas shigelloides*, *Y. enterocolitica*, *E. coli* 독소형, 침습형, *Listeria monocytogenes*, *C. perfringens*, *B. cereus*
이미 형성된 독소의 섭취	*S. aureus*, *B. cereus*, *C. botulinum*
위염, 위십이자장궤염	*Helicobacter pylori*
생식기계 감염	
궤양	*T. pallidum*, *H. ducreyi*, *C. trachomatis*(LGV), *Klebsiella granulomatis*
요도염	*N. gonorrhoeae*, *C. trachomatis*
음문질염	*Neisseria gonorrhoeae* *C. trachomatis* (사춘기전 소녀)
질 분비물	무산소성균과 *Gardnerella vaginalis*가 너무 많이 자람
자궁목염	*N. gonorrhoeae*, *C. trachomatis*, 산소성균과 무산소성균
자궁내막염	*Enterobacteriaceae*, streptococci(groups A and B), Enterococci, 무산소성균들
자궁관염, 난소염	*N. gonorrhoeae*, *C. trachomatis*, 산소성균과 무산소성균의 혼합감염
골반고름집	산소성균과 무산소성균의 혼합감염
부고환염	*N. gonorrhoeae*, *C. trachomatis*, *Enterobacteriaceae*, *P. aeruginosa*, 여러 가지 그람양성 알균
눈감염	
결막염	*Streptococcus pneumoniae*, *S. aureus*, *H. influenzae*, *Neisseria meningitidis*, *C. trachomatis*, 기타
각막염	*S. aureus*, *S. pneumoniae*, *P. aeruginosa*, enterococci, *S. pyogenes* (group A), *Enterobacteriaceae*, *Pasteurella multocida*, 코아굴라아제 음성 포도알균(수술 후), *Propionibacterium acnes* (특히 수술 후), 기타
눈속염	*S. aureus*, *P. aeruginosa*, *P. acnes*, *S. pneumoniae*, *Neisseria meningitidis*, *Nocardia* spp.
눈주위 연조직염	*S. aureus*, *S pyogenes* (group A), *S. pneumoniae*, *H. influenzae*, *Clostridium* spp.

표 1-2 계속

질환(질병)	병원체
귀염	
바깥귀염	*S. aureus,* *S pyogenes* (group A), *S. pneumoniae,* *P. aeruginosa,* *Vibrio alginolyticus*
가운데귀염	*S. pneumoniae,* *H. influenzae,* *Moraxella catarrhalis,* *S. aureus,* 병원성 그람음성 막대균(드물게 발견), 무산소성균, 산소성 *Actinomycetes*
호흡기계 감염	
기관염, 삽관튜브 환자	*Enterobacteriaceae,* *S. aureus,* *P. aeruginosa,* 그 외 비발효성 그람음성 막대균
기관지염, 지역사회감염	*S. pneumoniae,* *H. influenzae* (그 외 *Haemophilus* spp., 드물게), *M. catarrhalis.* *S. aureus,* *Chlamydophila pneumoniae*(이전 학명: *Chlamydia pneumoniae*), *M. pneumoniae,* *B. pertussis,* *S. pyogenes* (group A); 병원감염균과 같이 일반적이지 않다.
기관지염, 병원감염	*Enterobacteriaceae,* *S. aureus,* *P. aeruginosa,* 비발효성 그람음성 막대균; 흔하지 않게 지역사회 감염
폐렴, 지역사회감염	*S. pneumoniae,* *H. influenzae,* *M. catarrhalis,* *Chlamydophila pneumoniae,* *M. pneumoniae,* *L. pneumophila,* *Nocardia spp.,* *P. multocida,* 무산소성균(흡입); 병원감염균(흔하지 않다)
폐렴, 병원감염	*Enterobacteriaceae,* *S. aureus,* *P. aeruginosa,* *L. pneumophila,* 그외 비발효성 그람음성 막대균, 무산소성균(흡입); 지역사회감염균(흔하지 않다)
간농양	*S. aureus,* *Klebsiella pneumoniae,* *P. aeruginosa,* *S. pyogenes* (group A), 무산소성균(흡입 폐렴)
가슴고름집	*S. pneumoniae,* 무산소성균, viridans group streptococci, 특히 *Streptococcus anginosus* group, *S. aureus,* *S. pyogenes* (group A), 그람음성 막대균
골수염	*S. aureus,* *Mycobacterium tuberculosis,* *Pseudomonas aeruginosa,* 부위에 따른 그외 다른 균
비뇨기계 감염	
전립선염	*Enterobacteriaceae,* *P aeruginosa,* enterococci
요도증후군	방광염에서와 같지만 낮은 빈도로: *C. trachomatis,* *N. gonorrhoeae*
방광염	*Enterobacteriaceae,* 특히 *E. coli,* enterococci, *Staphylococcus saprophyticus* (임신 가능 여성), 비발효성 그람음성 막대균, *Corynebacterium urealyticum* (요로 병리를 가진 환자)
신우신염	*Enterobacteriaceae,* enterococci, 균혈증 원인체(하행감염), 예. *S. aureus*

Ⅲ. 각 기관별 질환 증상에 따른 병원체(보고서)

각 기관별 질환 증상에 따라 임상검체에서 잘 분리되는 병원체를 쓰시오.

1. 중추신경계

2. 위창자길

3. 생식기계

4. 눈

5. 귀

6. 호흡기계

7. 비뇨기계

제2장 검체와 배지의 선택

Ⅰ. 검체의 채취와 처리

검체의 채취와 처리 방법은 미생물 검사실에서 접수되는 검체의 채취, 수송, 보관, 처리과정을 설명한 표 1-1과 3장에서 12장 및 제2편 임상적으로 중요한 미생물의 동정을 참고한다.

Ⅱ. 검체의 염색과 배지의 선택

검체와 그 각각의 검체에 따라 선택하여 접종하여야 할 배지는 표 2-1에 표시하였다.

표 2-1 검체 및 배지 선택과 그람염색

검체		IGS	SCA	SBA	MAC	TM	SS	HEK or XLD	TCBS	CNA	GN	THIO	PRAM-BA EYA KV
호흡기계	인후			◉									
	코인두		V	◉									
	코			◉									
	객담	◉	V	◉	◉							0	
상처와 농양 삼출물		◉		◉	◉							0	
생식기계/질/요도		◉		◉	◉	◉						0	
윤활액/눈/귀/굴 삼출물		◉	◉	◉	◉							◉	
척수액		◉	◉	◉								◉	
소변				◉	◉								
대변				0	◉		◉	◉	◉	0	◉		
혈액			(◉)	(◉)	(◉)								
무산소성 검체		◉	V	◉								◉	◉

IGS: initial Gram stain
SBA: sheep blood agar
TM: Thayer-Martin agar
HEK: hektoen enteric agar
CNA: colistin, nalidixic acid agar
GN: Hajna's gram-negative broth
EYA: egg yolk agar
CMG: chopped meat glucose broth,
◉ 그람염색과 선택할 배지
(◉) 증균배지에 증균한 후 선택할 배지

SCA: supplemented chocolate agar
MAC: MacConkey agar
SS: Salmonella Shigella agar
XLD: xylose, lysine, desoxycholate agar
TCBS: thiosulfate, citrate, bile salts, sucrose agar
THIO: thioglycollate broth
KV: kanamycin, vancomycin agar
0: 필요에 따라 선택할 배지
PRAM-BA: prereduced anaerobic medium-blood agar
V: variable requirement

Ⅲ. 검체에 따른 배지의 선택(보고서)

각각의 검체에 따라 선택하여 접종하여야 할 배지명을 쓰시오

검체	배지명(full name)
인후	
코인두	
객담	
상처와 농양 삼출물	
생식기계/질/요도	
윤활액/눈/귀/굴 삼출물	
척수액	
소변	
대변	
혈액	
무산소성 검체	

제3장 상처와 농양 삼출물의 배양

Ⅰ. 정상균무리와 병원균

정상균무리	자주 분리되는 병원균
Staphylococcus spp.	*Staphylococcus aureus*
Corynebacterium spp.	*Streptococcus pyogenes* (group A)
Cutibacterium acnes(이전 학명:	*Erysipelothrix* spp.
Propionibacterium acnes)	*Enterobacteriaceae*
Lactobacillus spp.	*Pseudomonas aeruginosa*
Candida spp.	여러 가지 무산소세균
	여러 가지 진균
	여러 가지 바이러스

Ⅱ. 검체의 배양

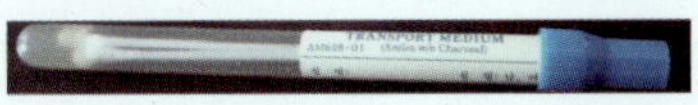

⇨

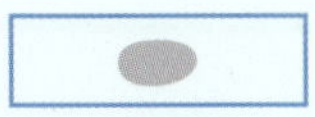

그람염색 ⇨ **당일 보고**

⇩

⇩ ⇩ ⇩

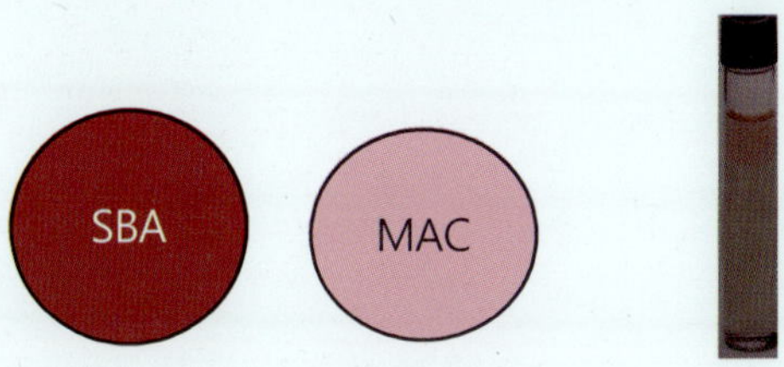

⇩ ⇩

SBA -- 35℃, CO_2, 24-48시간 배양
MAC -- 35℃, 24시간 배양
Thio -- 24시간 이상 배양

집락관찰, 그람염색, 생화학적 시험으로 병원성 세균을 동정
항균제감수성검사

* 배지의 약어는 p21의 표 2-1 참조

Ⅲ. 병원성 세균의 분리와 동정(보고서)

1. 상처와 농양의 삼출물 배양의 목적

2. 배지, 기구, 장비, 재료:

3. 배양 및 분리 방법

4. 결과

   1) 집락의 관찰

   2) 그람염색의 결과

3) 병원성 세균의 동정

제2편 임상적으로 중요한 세균의 동정을 참고하여 실습하고 그 결과를 기록한다.

제4장 인후와 코인두의 배양

I. 인후, 코, 코인두의 정상균무리와 병원균

검체	정상균무리	자주 분리되는 병원균
인후와 코인두	*Staphylococcus* spp. Alpha *Streptococcus* Gamma *Streptococcus* *Streptococcus pneumoniae* *Neisseria* spp. *Corynebacterium* spp. *Haemophilus* spp. Anaerobes Yeasts	*Streptococcus pyogenes* (group A) *Staphylococcus aureus* *Corynebacterium diphtheriae* *Haemophilus influenzae* (어린이) *Bordetella pertussis* *Candida albicans* (yeast) Viruses
코	*Staphylococcus* spp. *Corynebacterium* spp. Yeasts	*Staphylococcus aureus* Viruses

II. 검체의 배양

1. 흐름도

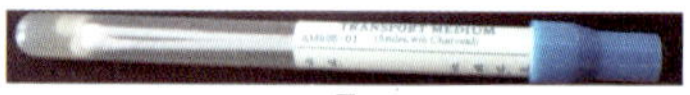

⇩

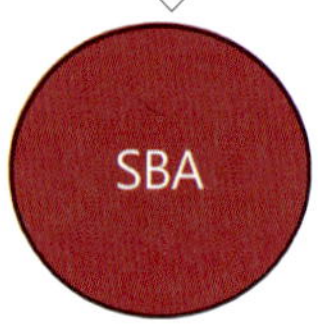

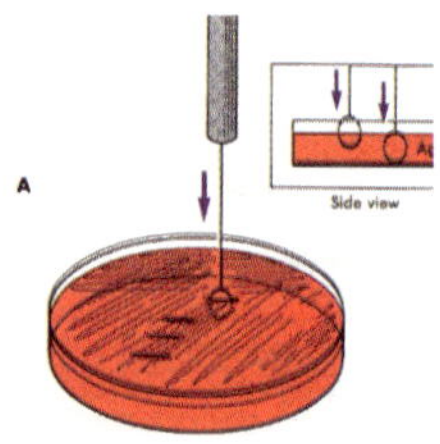

가로긋기 끝내고 천자배양

⇩

SBA -- 35℃, CO_2, 24시간 배양

⇩

집락관찰, 그람염색, 생화학적 시험으로 병원성 세균을 동정, 항균제감수성 검사

* 배지의 약어는 p21의 표 2-1 참조

2. *Bordetella pertussis*의 배양

1) 면봉을 casamino acid 용액 0.5 mL에 풀어 넣거나 아니면 Jones-Kendrick charcoal 사면배지에 접종한다.
2) Bordet-Gengou 배지 또는 cephalexin이 포함된 Regan-Lowe 선택배지에 접종하여 35℃에서 2-5일간 배양한다.
3) 수은방울(mercury droplet)이나 혹은 진주(pearl) 모양의 집락을 매일 관찰한다.
4) 그람염색, 집락관찰, 그람염색, 생화학적 시험으로 병원성 세균을 동정하고 보고한다.

3. *Corynebacterium diphtheriae*의 배양

1) Tinsdale 배지, Cystine-Tellurite 혈액배지, Loeffler 혈청사면배지(LSS)에 접종한다.
2) 35℃에서 24~48시간 배양하고 LSS 배지는 12시간 배양한다.
3) 전형적인 집락을 관찰하고 LSS 배지에서 자란 균으로는 Loeffler 메틸렌 블루로 염색한다.
4) 생화학적 시험으로 동정하고 Elek-gel 확산검사로 독성시험을 한다.

Ⅲ. 병원성 세균의 분리와 동정(보고서)

1. 인후 배양의 목적

2. 배지, 기구, 장비, 재료:

3. 배양 및 분리 방법

4. 결과

1) 집락의 관찰

2) 그람염색의 결과

3) 병원성 세균의 동정

제2편 임상적으로 중요한 세균의 동정을 참고하여 실습하고 그 결과를 기록한다.

제5장 객담의 배양

I. 객담과 기관지의 정상균무리와 병원균

검체	정상균무리	잘 분리되는 병원균
상기도 검체	*Staphylococcus* spp. Alpha *Streptococcus* Gamma *Streptococcus* *Neisseria* spp. *Corynebacterium* spp. *Haemophilus* spp. Anaerobes Yeasts	*Streptococcus pneumoniae* *Staphylococcus aureus* *Streptococcus pyogenes* (group A) *Corynebacterium diphtheriae* *Klebsiella pneumoniae* *Pseudomonas aeruginosa* *Haemophilus influenzae*(어린이) *Bordetella pertussis* *Legionella pneumophila* *Bacteroides fragilis* *Prevotella melaninogenica*와 무산소세균 *Mycobacterium tuberculosis* *Mycoplasma pneumoniae* 여러 가지 진균 여러 가지 바이러스
하기도 검체	없다	

II. 검체의 배양

1. 흐름도

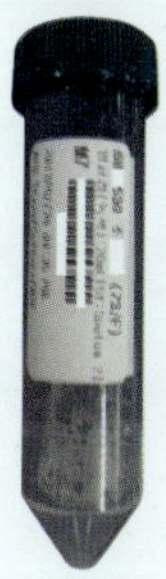

배양에 적합한 객담검체
현미경 100배 시야 당 평균
상피세포 25개 이하,
호중구 25개 이상
또는 상피세포 10개 이하,
호중구 10개 이하

검체를 3차 획선을 그은 다음 *Haemphilus* 의 위성 현상을 관찰하기 위해 *S. aureus*(ATCC 25923) 을 2차획선부터 3차 획선으로 획선을 그어준다.

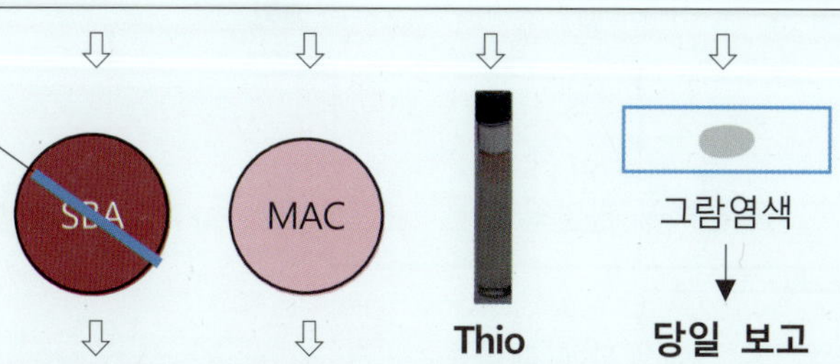

SBA -- 35℃, CO_2, 24-48시간 배양 MAC -- 35℃, 24시간 배양
Thio(선택적 사용) -- 24시간 이상 배양

⇩

집락관찰, 그람염색, 생화학적 시험으로 병원성 세균을 동정
항균제감수성검사

* 배지의 약어는 p21의 표 2-1 참조

2. *Bordetella pertussis*의 배양: 인후와 코인두 배양을 참고

3. *Corynebacterium diphtheriae*의 배양: 인후와 코인두 배양을 참고

4. 항산성균 배양의 흐름도

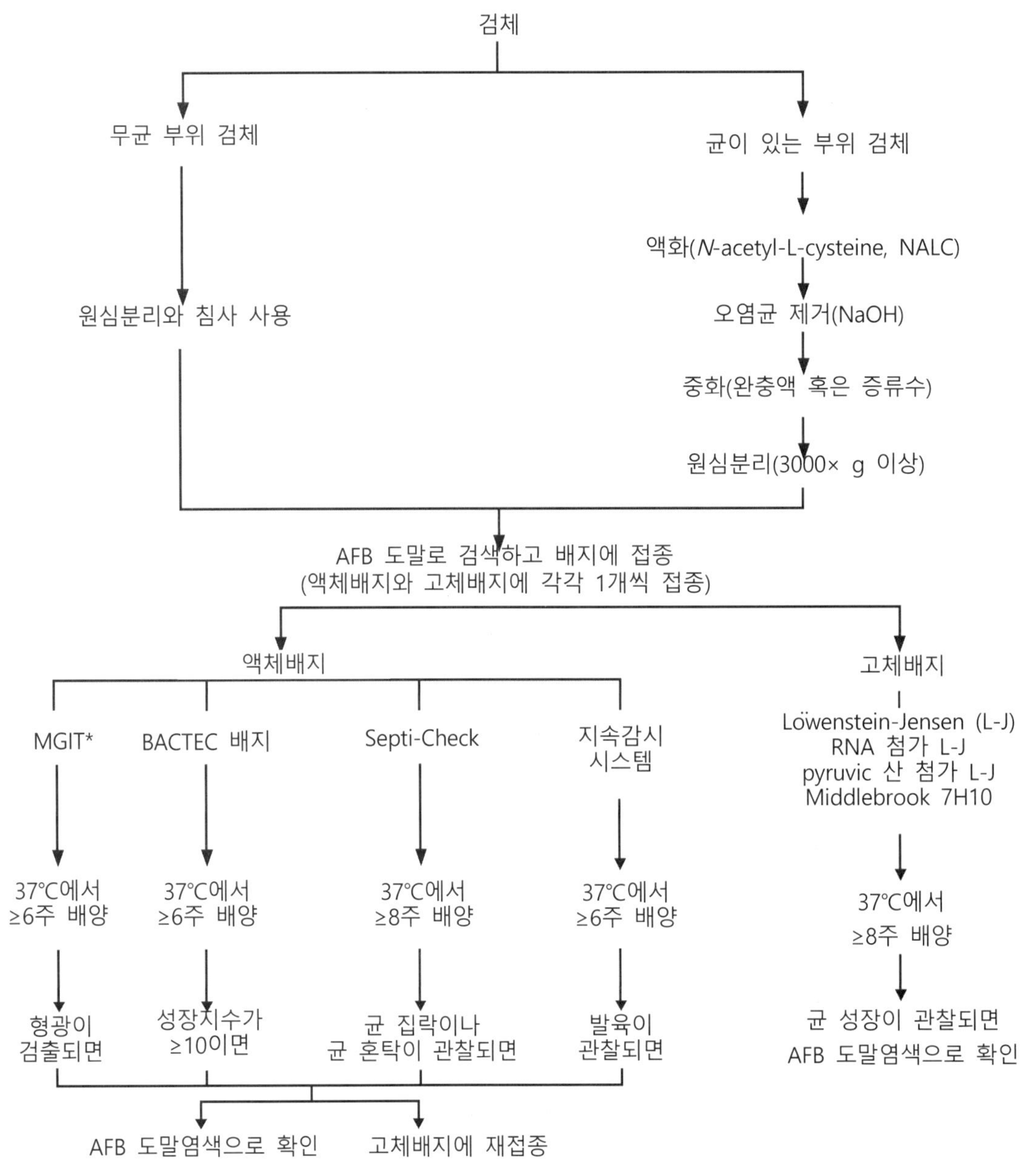

* Mycobacterium Growth Indicator Tube.

그림 5-1 *Mycobacterium* 균종의 동정 흐름도

Ⅲ. 병원성 세균의 분리와 동정(보고서)

1. 객담 배양의 목적

2. 배지, 기구, 장비, 재료:

3. 배양 및 분리 방법

4. 결과

1) 집락의 관찰

2) 그람염색의 결과

3) 항산성염색의 결과

4) 병원성 세균의 동정

제2편 임상적으로 중요한 세균의 동정을 참고하여 실습하고 그 결과를 기록한다.

제6장 생식기계 검체의 배양

Ⅰ. 정상균무리와 병원균

검체	정상균무리	자주 분리되는 병원균
남성	피부의 정상균무리	*Staphylococcus aureus* Group B *Streptococcus* (태반 통과) *Listeria monocytogenes* *Ureaplasma* *Chlamydia* 여러 가지 무산소성 세균 *Bacteroides fragilis* *Peptostreptococcus* spp. 여러 가지의 진균 여러 가지의 바이러스
여성	*Staphylococcus* spp. *Streptococcus* spp. *Neisseria* spp. *Corynebacterium* spp. *Lactobacillus* spp. *Mycobacterium* spp. *Enterobacteriaceae* *Haemophilus* spp.	

Ⅱ. 검체의 배양

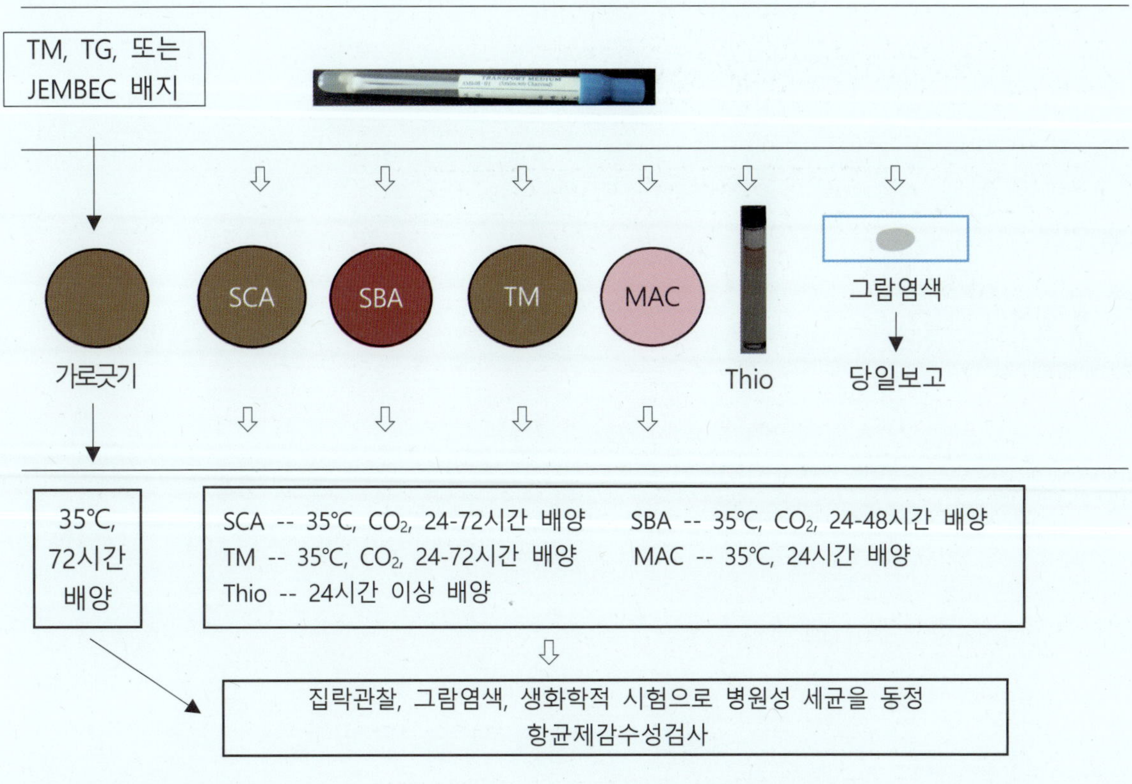

* 배지의 약어는 p21의 표 2-1 참조

Ⅲ. 병원성 세균의 분리와 동정(보고서)

1. 생식기계 검체 배양의 목적

2. 배지, 기구, 장비, 재료:

3. 배양 및 분리 방법

4. 결과

1) 집락의 관찰

2) 그람염색의 결과

3) 병원성 세균의 동정

제2편 임상적으로 중요한 세균의 동정을 참고하여 실습하고 그 결과를 기록한다.

제7장 척수액 배양

Ⅰ. 정상균무리와 병원균

정상균무리	잘 분리되는 병원균	
없다	*Staphylococcus aureus*	*Streptococcus pneumoniae*
	Neisseria meningitidis	Group B *Streptococcus*
	Listeria monocytogenes	*Enterobacteriaceae*
	Mycobacterium tuberculosis	*Cryptococcus neoformans*
	여러 가지 바이러스	

Ⅱ. 검체의 배양

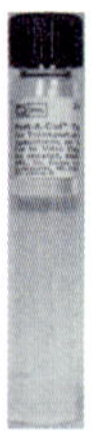

⇨ 2,500 rpm에서 15분 원침

⇩

침전물

⇩ ⇩ ⇩ ⇩

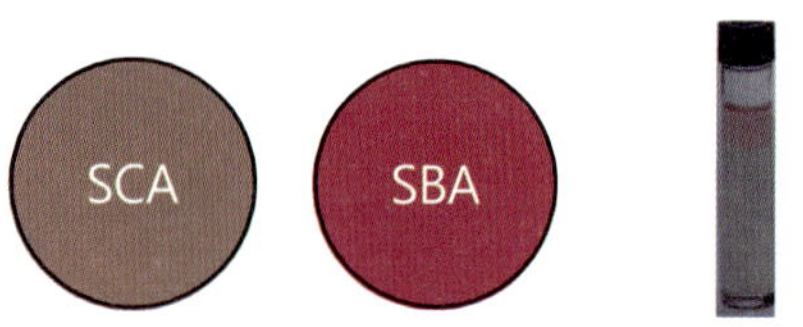

(Thio)

그람 염색

먹물 염색

항산성 염색

⇩

당일 보고

⇩ ⇩ ⇩

SCA -- 35℃, CO_2, 24~72시간 배양
SBA -- 35℃, CO_2, 24~48시간 배양
Thio -- 24시간 이상 배양

⇩

집락관찰, 그람염색, 생화학적 시험으로 병원성 세균을 동정
항균제감수성검사

* 배지의 약어는 p21의 표 2-1 참조

Ⅲ. 병원성 세균의 분리와 동정(보고서)

1. 척수액 배양의 목적

2. 배지, 기구, 장비, 재료:

3. 배양 및 분리 방법

4. 결과

   1) 집락의 관찰

   2) 그람염색의 결과

3) 병원성 세균의 동정

제2편 임상적으로 중요한 세균의 동정을 참고하여 실습하고 그 결과를 기록한다.

제8장 대변 배양

Ⅰ. 정상균무리와 병원균

정상균무리	자주 분리되는 병원균
Enterobacteriaceae *Escherichia coli* *Klebsiella* spp. *Serratia* spp. *Enterobacter* spp. *Citrobacter* spp. *Proteus* spp. *Providencia* spp. 등 *Bacteroides* spp. *Clostridium* spp	*Salmonella* spp. *Shigella* spp. *Escherichia coli* (enterotoxigenic과 enteropathogenic) *Yersinia* spp. *Vibrio cholerae, V. parahaemolyticus,* *Clostridioides difficile*(이전 학명: *Clostridium difficile*) Enterotoxins : *Staphylococcus aureus* *Clostridium perfringens* *Campylobacter jejuni, C. coli*

Ⅱ. 검체의 배양

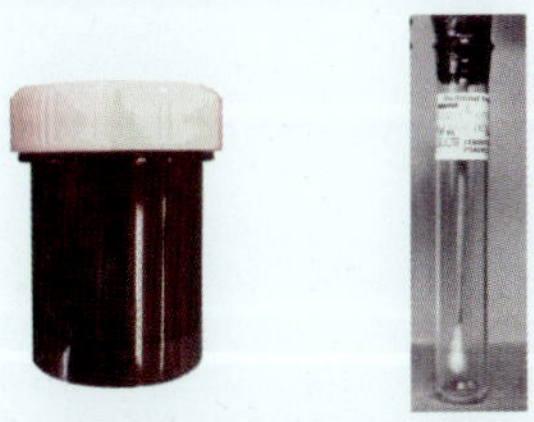

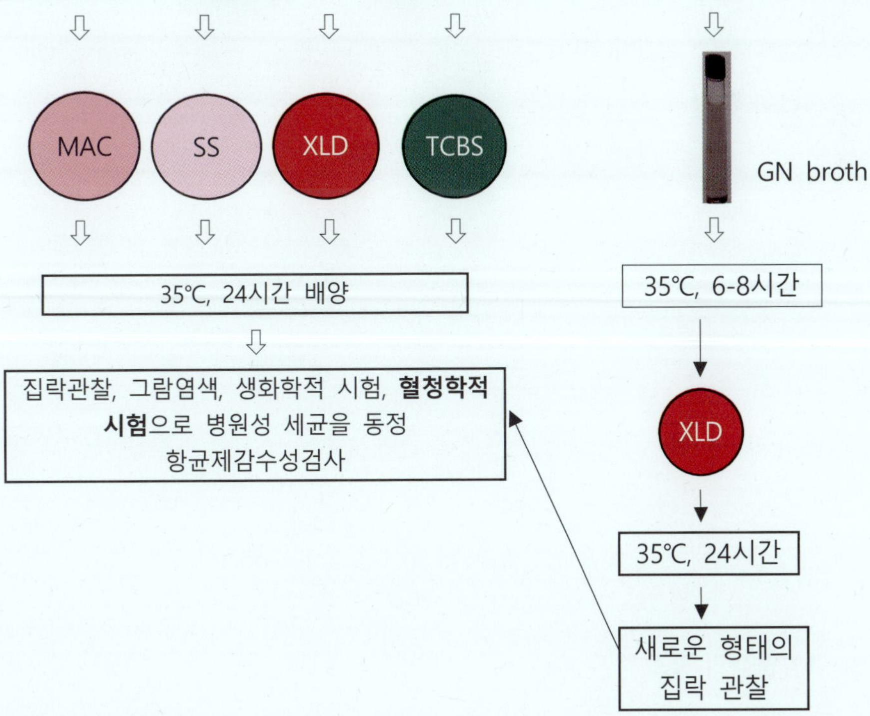

* 배지의 약어는 p21의 표 2-1 참조

Ⅲ. 병원성 세균의 분리와 동정(보고서)

1. 대변 배양의 목적

2. 배지, 기구, 장비, 재료:

3. 배양 및 분리 방법

4. 결과

   1) 집락의 관찰

   2) 그람염색의 결과

3) 병원성 세균의 동정

제2편 임상적으로 중요한 세균의 동정을 참고하여 실습하고 그 결과를 기록한다.

제9장 소변 배양

Ⅰ. 정상균무리와 병원균

정상균무리	자주 분리되는 병원균
피부 정상균무리의 오염균을 제외하고는 없다	*Staphylococcus aureus* Group D *Streptococcus* (태반 통과) *Enterobacteriaceae* *Escherichia coli* *Klebsiella* spp. *Enterobacter* spp. *Proteus* spp. *Serratia* spp. *Salmonella* Typhi *Pseudomonas aeruginosa*

Ⅱ. 검체의 배양

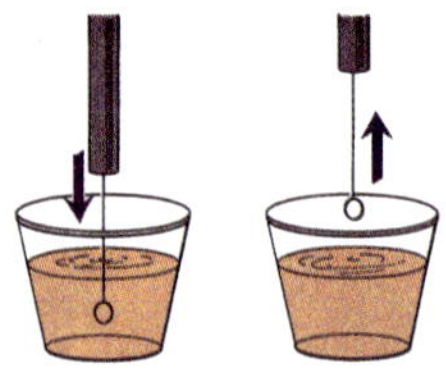

정량백금이(0.001 mL 또는 0.01 mL)

⇩ ⇩

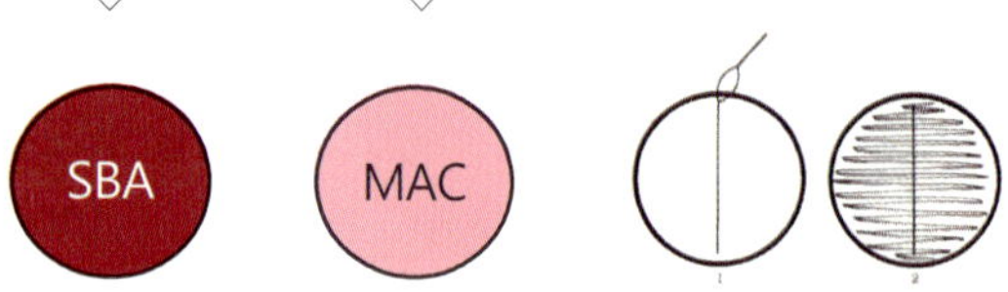

접종 방법

⇩ ⇩

SBA -- 35℃, CO_2, 24-48시간 배양 MAC -- 35℃, 24시간 배양

⇩

집락관찰, 그람염색, 생화학적 시험으로 병원성 세균을 동정 항균제감수성검사

* 배지의 약어는 p21의 표 2-1 참조

0.001 mL 백금이로 접종하여 면양혈액배지에서 121개 Mackonkey 배지에서 103개 집락이 관찰된 경우 103개는 그람음성균, 18개는 그람양성균으로 예측되며 결과보고는

1) 집락수 계산 (중간뇨인 경우)

큰 집락은 1×10^5 CFU/mL of GNB 이상으로 동정 후 그 결과를 집락수와 함께 보고한다.
작은 집락은 1.8×10^4 CFU/mL로 그람염색상과 집락수만 보고한다.
치골 위에서 직접 검체를 채취하는 등 감염뇨인 경우는 세균 동정과 함께 세균 수를 보고

2) 결과보고

큰 집락 : 103집락×1000=103,000 CFU/mL of GNB 또는 $>10^5$ CFU/mL of GNB
작은 집락 : 18집락×1000=18,000 CFU/mL of GPC
0.001 mL 백금이로 접종하여 집락이 자라지 않았을 때는 Less than 1,000 CFU/mL으로 보고

Ⅲ. 병원성 세균의 분리와 동정(보고서)

1. 소변 배양의 목적

2. 배지, 기구, 장비, 재료:

3. 배양 및 분리 방법

4. 결과

1) 집락의 관찰

2) 그람염색의 결과

3) 병원성 세균의 동정

제2편 임상적으로 중요한 세균의 동정을 참고하여 실습하고 그 결과를 기록한다.

제10장 윤활액/눈/귀/비강 삼출물 배양

I. 정상균무리와 병원균

검체	정상균무리	자주 분리되는 병원균	
윤활액	없다	*Staphylococcus aureus* *Streptococcus pneumoniae* *Enterobacteriaceae* *Haemophilus influenzae*	*Streptococcus pyogenes* (group A) *Neisseria gonorrhoeae* *Pseudomonas aeruginosa*
눈	피부의 정상균무리를 제외하고 없다	*Staphylococcus aureus* *Pseudomonas aeruginosa* *Chlamydia*	*Streptococcus pneumoniae* *Haemophilus aegyptius*
귀	없다	*Streptococcus pyogenes* (group A) *Streptococcus pneumoniae* *Pseudomonas aeruginosa*	 *Enterobacteriaceae*
굴	없다	*Staphylococcus aureus* *Haemophilus influenzae*	*Streptococcus pneumoniae* 여러 가지 바이러스

II. 검체의 배양

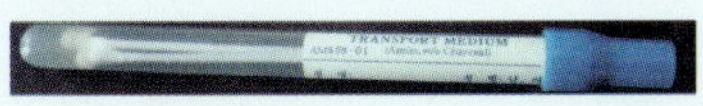

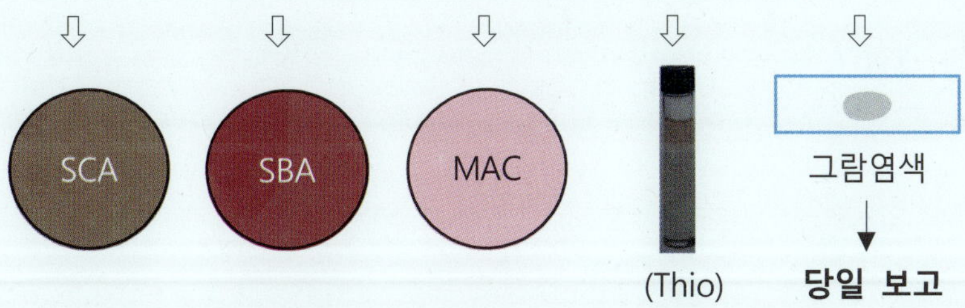

SCA -- 35℃, CO_2, 24-72시간 배양
SBA -- 35℃, CO_2, 24-48시간 배양
MAC -- 35℃, 24시간 배양
Thio -- 24시간 이상 배양

⇩

집락관찰, 그람염색, 생화학적 시험으로 병원성 세균을 동정
항균제감수성검사

* 배지의 약어는 p21의 표 2-1 참조

Ⅲ. 병원성 세균의 분리와 동정(보고서)

1. 윤활액/눈/귀/비강 삼출물 배양의 목적

2. 배지, 기구, 장비, 재료:

3. 배양 및 분리 방법

4. 결과

1) 집락의 관찰

2) 그람염색의 결과

3) 병원성 세균의 동정

제2편 임상적으로 중요한 세균의 동정을 참고하여 실습하고 그 결과를 기록한다.

제11장 혈액 배양

Ⅰ. 정상균무리와 병원균

정상균무리	자주 분리되는 병원균
피부의 *S. epidermidis*, *Corynebacterium* spp. *Cutibacterium acnes*(이전 학명: *Propionibacterium acnes*)와 같은 오염균을 제외하고는 정상균무리는 없다	*Enterobacteriaceae* (*E. coli*와 그 외 균종) *Staphylococcus aureus* *Bacteroides* spp. *Streptococcus pneumoniae* Group D *Streptococcus* *Pseudomonas aeruginosa*

Ⅱ. 검체의 배양

1. 배양양성 시

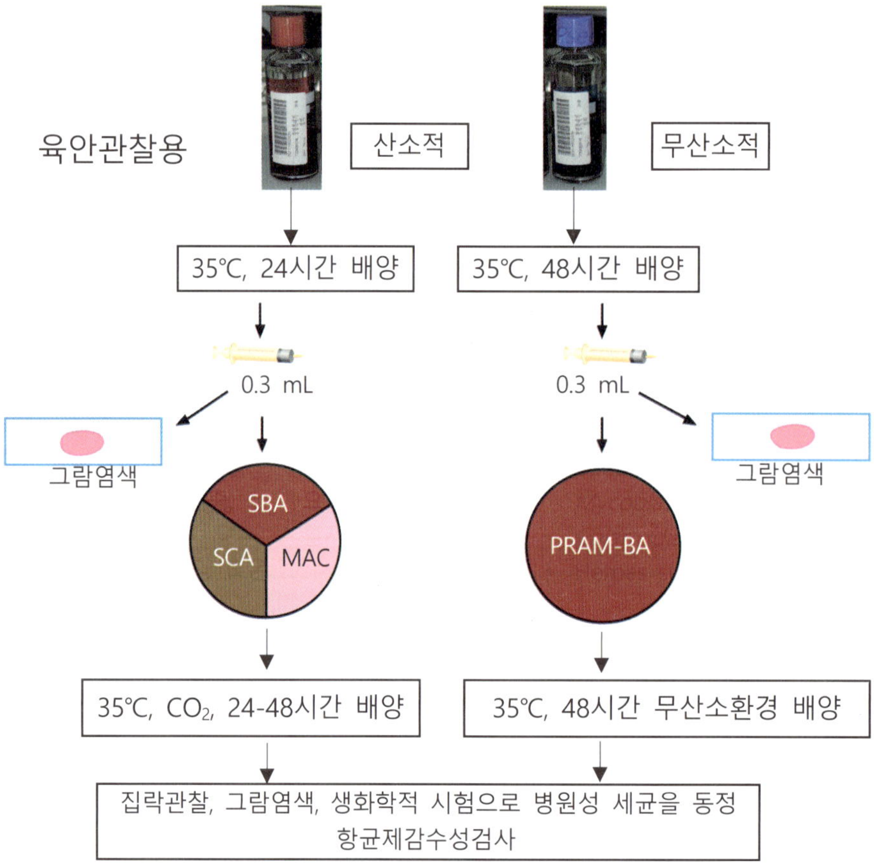

2. 배양음성 시

1) 전통적배양-7일 배양후 보고"No growth after 7days"
2) 자동화배양-5일 배양후 보고"No growth after 5days"

* 육안관찰용 배양병 외에도
BACTEC 9000/FX, 자동화 장비 배양병과 BacT/ALERT 3D 자동화 장비 배양병 등이 있다.

* 배지의 약어는 p21의 표 2-1 참조

Ⅲ. 병원성 세균의 분리와 동정(보고서)

1. 혈액 배양의 목적

2. 배지, 기구, 장비, 재료:

3. 배양 및 분리 방법

4. 결과

1) 집락의 관찰

2) 그람염색의 결과

3) 병원성 세균의 동정

제2편 임상적으로 중요한 세균의 동정을 참고하여 실습하고 그 결과를 기록한다.

제12장 무산소성 검체의 배양

Ⅰ. 정상균무리와 병원균

정상균무리로 보는 여러 가지 무산소성균의 상대적 분리 빈도

	알균	그람음성 막대균	아포성 그람양성 막대균	무아포성 그람양성 막대균
피부	+	-	-	+ ~ ++
상기도	+++	++	-	+
입안	++++	+++	가끔	+ ~ ++
작은창자	+++	++++	+++	+++
비뇨생식기	++	++	+	+ ~ ++

Ⅱ. 검체의 배양

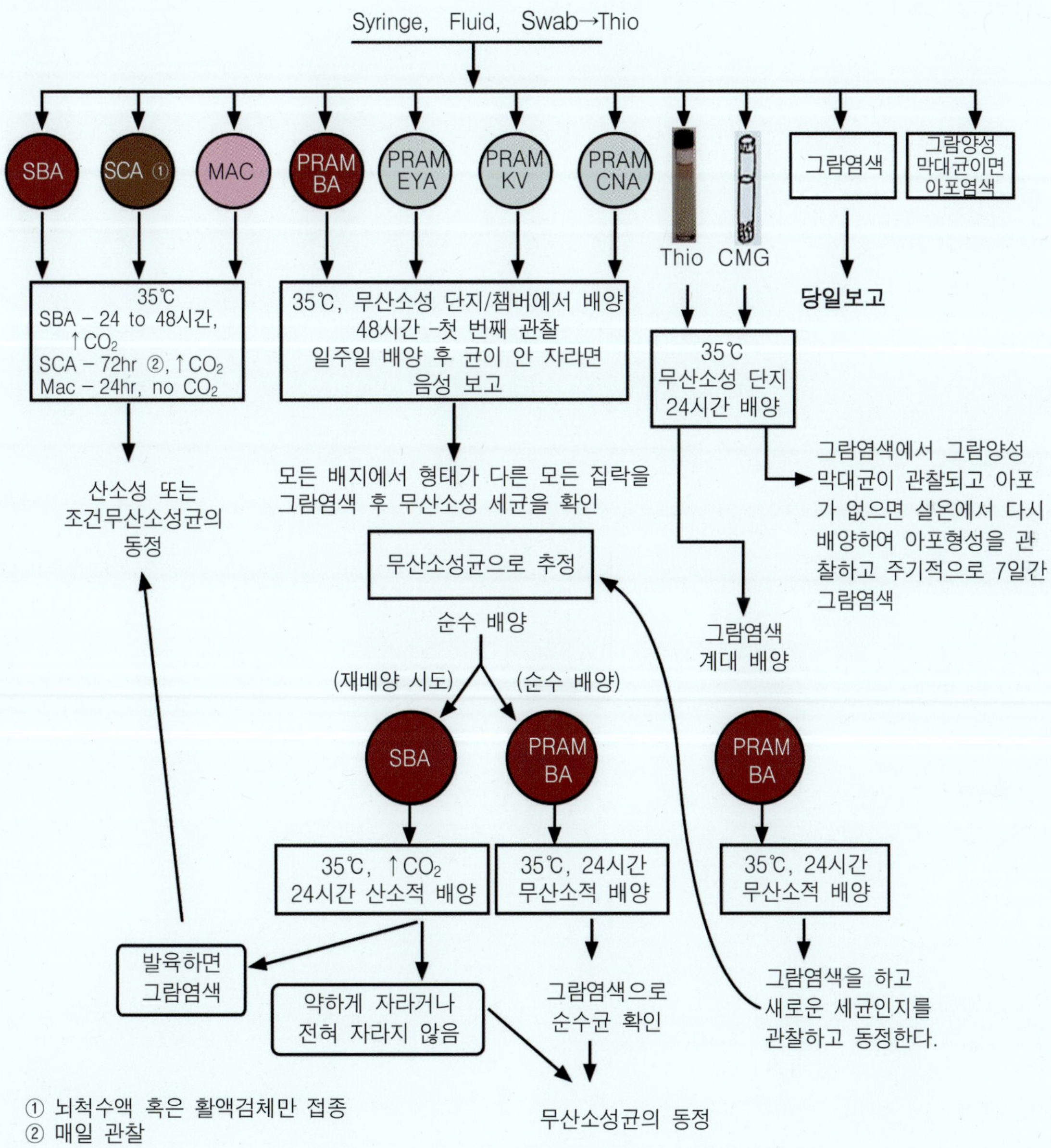

그림 12-1 무산소성 세균의 배양을 위한 흐름도

* 배지의 약어는 p21의 표 2-1 참조

Ⅲ. 병원성 세균의 분리와 동정(보고서)

1. 무산소성 세균의 배양 목적

2. 배지, 기구, 장비, 재료:

3. 배양 및 분리 방법

4. 결과

   1) 집락의 관찰

   2) 그람염색의 결과

3) 병원성 세균의 동정

제2편 임상적으로 중요한 세균의 동정을 참고하여 실습하고 그 결과를 기록한다.

제2편 임상적으로 중요한 미생물의 동정

제13장 그람양성 알균의 분리와 동정

제1절 카탈라아제 양성 그람양성 알균

Ⅰ. 포도알균의 주요 균속과 균종

코아굴라아제 양성 포도알균

Staphylococcus aureus

코아굴라아제 음성 포도알균 중 가장 흔히 분리되는 세균

Staphylococcus epidermidis
Staphylococcus haemolyticus
Staphylococcus saprophyticus
Staphylococcus lugdunensis
Staphylococcus schleiferi

코아굴라아제 음성 포도알균 중 가끔 분리되는 세균

Staphylococcus capitis
Staphylococcus caprae
Staphylococcus warneri
Staphylococcus hominis
Staphylococcus intermedius
Staphylococcus auricularis
Staphylococcus cohnii
Staphylococcus xylosus
Staphylococcus simulans

Ⅱ. 포도알균속의 일반적 성상(Key to the Genus *Staphylococcus*)

1) 그람양성 알균이며 크기는 0.5-1.5 μm이다.
2) 아포가 없다.
3) 편모가 없어 비운동성이다.
4) 배열은 불규칙한 포도송이 모양으로 한 개씩 또는 쌍알균을 보이기도 한다.
5) 영양우무배지(보통한천배지)에서 발육한다.
6) 조건무산소성(통성혐기성) 균으로 산소환경 또는 무산소환경 배양으로 발육한다.
7) 카탈라아제 양성이다.
8) 탄수화물은 산화적 또는 발효적으로 분해한다.
9) Lysostaphin에 감수성이며 lysozyme에 내성이다.

Ⅲ. 산소환경에서 발육할 수 있는 그람양성 알균의 동정 흐름도

산소환경에서 발육할 수 있는 그람양성 알균의 동정을 위한 흐름도와 중요한 생화학적 시험은 그림 13-1과 같다.

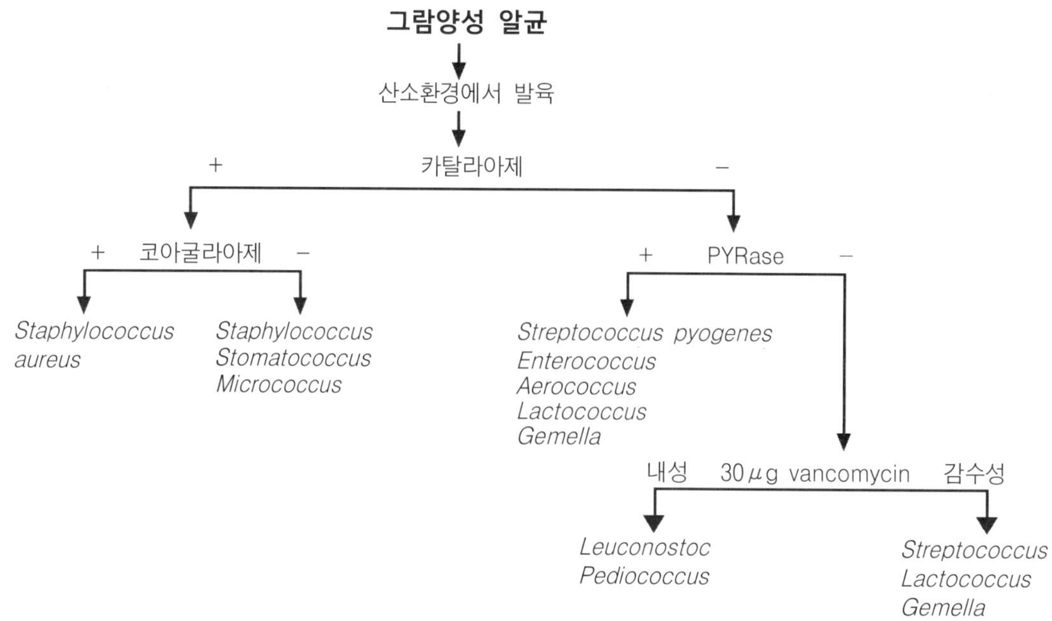

그림 13-1 그람양성 알균의 동정 흐름도

IV. 포도알균 동정을 위한 흐름도

산소환경에서 배양하여 발육할 수 있는 포도알균의 분리와 동정을 위한 흐름도와 중요한 생화학적 시험은 그림 13-2와 같다.

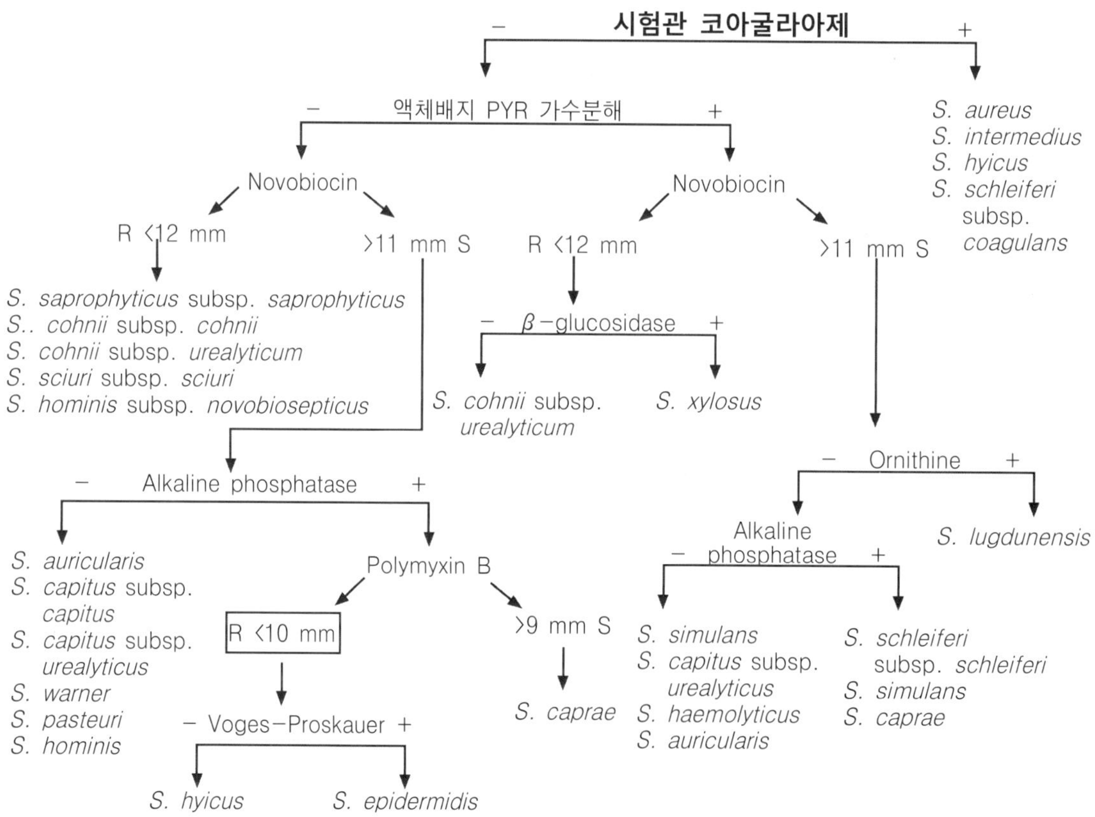

그림 13-2 포도알균 분리와 동정을 위한 흐름도

V. 임상적으로 중요한 균종의 배양과 동정(보고서)

1. *Staphylococcus aureus*의 분리 동정방법은?

1) 검체

2) 배지

3) 세균의 분리

4) 동정시험과 결과

동정시험	결과		
	S. aureus	*S. epidermidis*	*S. saprophyticus*
그람염색 형태			
배지에 발육한 세균의 집락 성상			
생화학적 시험			
카탈라아제			
포도당의 발효			
코아굴라아제			
MSA			
DNase			
Novobiocin 감수성			
PYR 감수성			

5) *Staphylococcus aureus*의 API 시험 결과를 기록하시오

2. *Staphylococcus epidermidis*의 분리 동정 방법은?

3. *Staphylococcus saprophyticus*의 분리 동정 방법은?

4. Methicillin resistant *Staphylococcus aureus* (MRSA)의 분리 동정 방법은?(제3편 24장 참고)

5. *Staphylococcus*와 *Micrococcus*의 감별방법은?

생화학적 성상	*Staphylococcus*	*Micrococcus*
포도당 발효성 시험		
Bacitracin 0.04 Unit 디스크		
Lysostaphin 200 μg/mL		
Furazolidone 100 μg 디스크		

*Staphylococcus aureus*의 분리와 동정

1. 세균의 분리

1) SBA(면양혈액배지)에 검체를 접종한다.
2) 멸균한 백금이로 가로긋기를 한다.
3) CO_2 배양기에서 35℃로 하룻밤 배양한다.

2. 세균의 동정

1) 집락 관찰

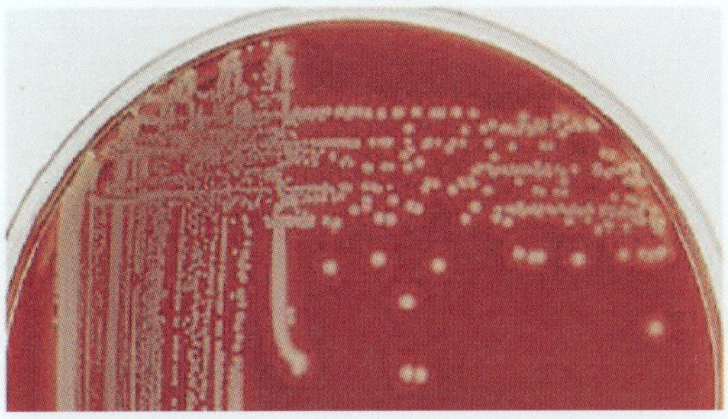

집락은 크고(지름이 2~8 mm) 베타 용혈성이며 크림색이며, 불투명하고, 부드러우며, 가장자리가 둥글다.

2) 그람염색

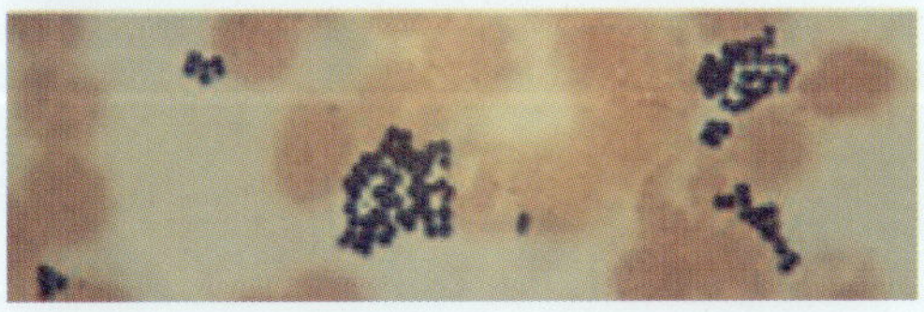

그람양성 알균으로 0.5~1.5 μm이며 포도송이 모양의 배열을 한다.

3) 카탈라아제 시험

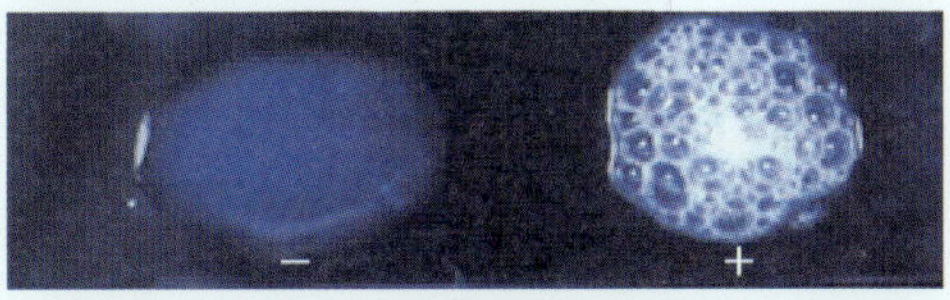

결과 : 양성이라야 한다.

4) 슬라이드 코아굴라아제

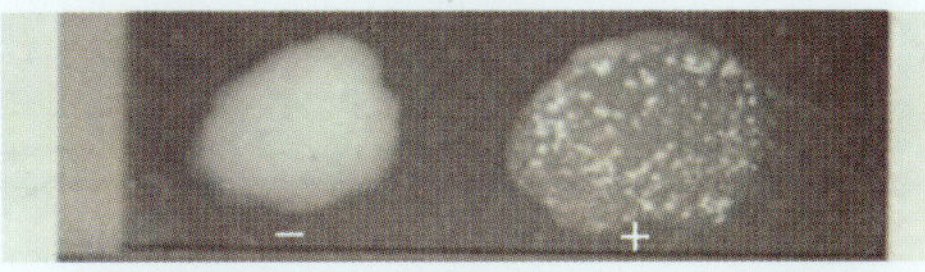

결과 : 양성이라야 한다.
만일 음성이면 시험관 법으로 확인한다.

5) 시험관법 : 코아굴라아제 시험

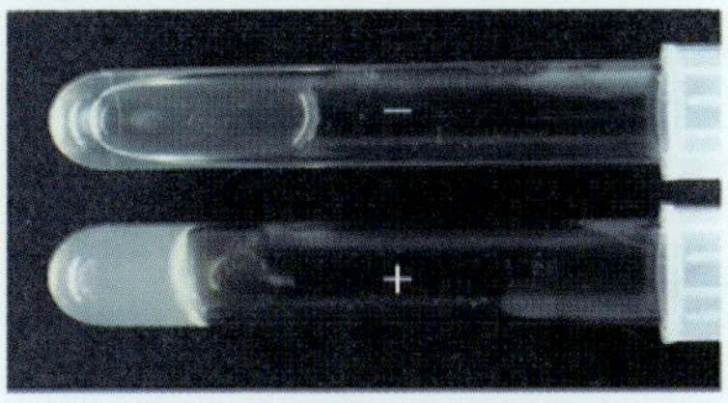

결과 : 양성이라야 한다.

S. aureus (황색포도알균)의 기타 동정 시험과 다른 균종과의 감별

MSA(mannitol salt agar) 시험

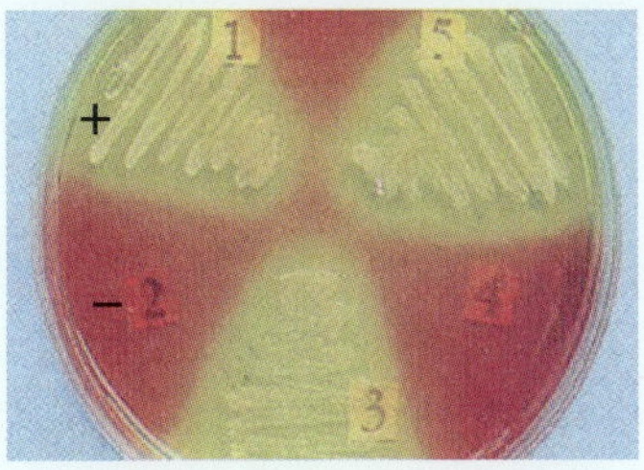

DNase 시험

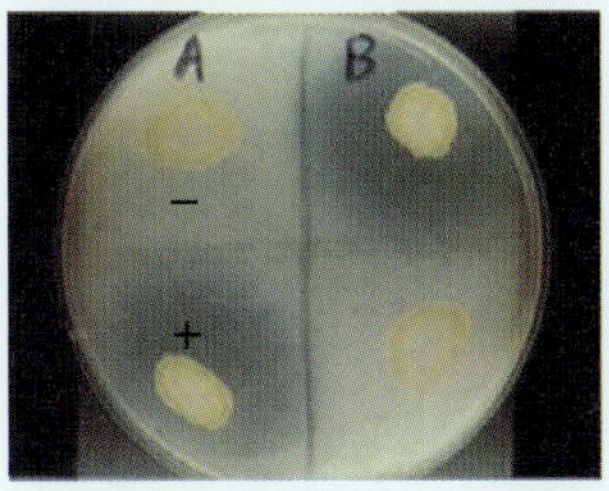

Novobiocin 시험

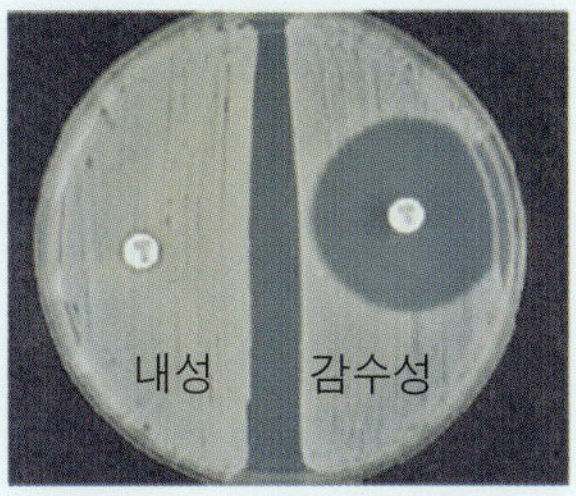

균명	MSA	DNase	Novobiocin
S. aureus	+	+	감수성
S. epidermidis	-	-	감수성
S. saprophyticus	-	-	내성

Work Sheet

제2절 카탈라아제 음성 그람양성 알균

Ⅰ. 사슬알균속의 주요 균속과 균종

베타용혈성 사슬알균인 속과 종

Streptococcus pyogenes (group A beta-hemolytic streptococci)
Streptococcus agalactiae (group B beta-hemolytic streptococci)
그룹 C, F, G beta-hemolytic streptococci

Streptococcus pneumoniae

Viridans (알파용혈성) streptococci
Streptococcus mutans group
Streptococcus salivarius group
Streptococcus mitis group
Streptococcus bovis group
Streptococcus urinalis
Streptococcus anginosus group (*Streptococcus milleri* group이라고도 한다)

영양적 변종 사슬알균
Abiotrophia defectiva
Granulicatella adiacens (이전 학명 : *Abiotrophia adiacens*)
Granulicatella balaenopterae
Granulicatella elegans

Ⅱ. 사슬알균속의 일반적 성상 (Key to the Genus *Streptococcus*)

1) 그람양성 알균으로 구형 또는 난원형이며 크기는 0.5-2 μm이다.
2) 비운동성이며 아포를 형성하지 않는다.
3) 배열은 쌍알균 모양이거나 주로 사슬모양이다.
4) 영양우무배지에서는 발육하지 않는다.
5) 조건무산소성이며 탄수화물을 발효형식으로 분해한다.
6) 균종에 따라 5%의 이산화탄소에서 잘 자라거나 또는 무산소 조건에서만 발육하는 것도 있다.
7) 카탈라아제는 음성이다.

Ⅲ. 카탈라아제 음성, 그람양성 알균의 동정 흐름도

산소환경에서 배양하여 발육할 수 있는 그람양성 알균 중 카탈라아제 음성인 사슬알균과 장알균의 균속 동정에 관한 흐름도와 중요한 동정 시험은 그림 13-3과 같다.

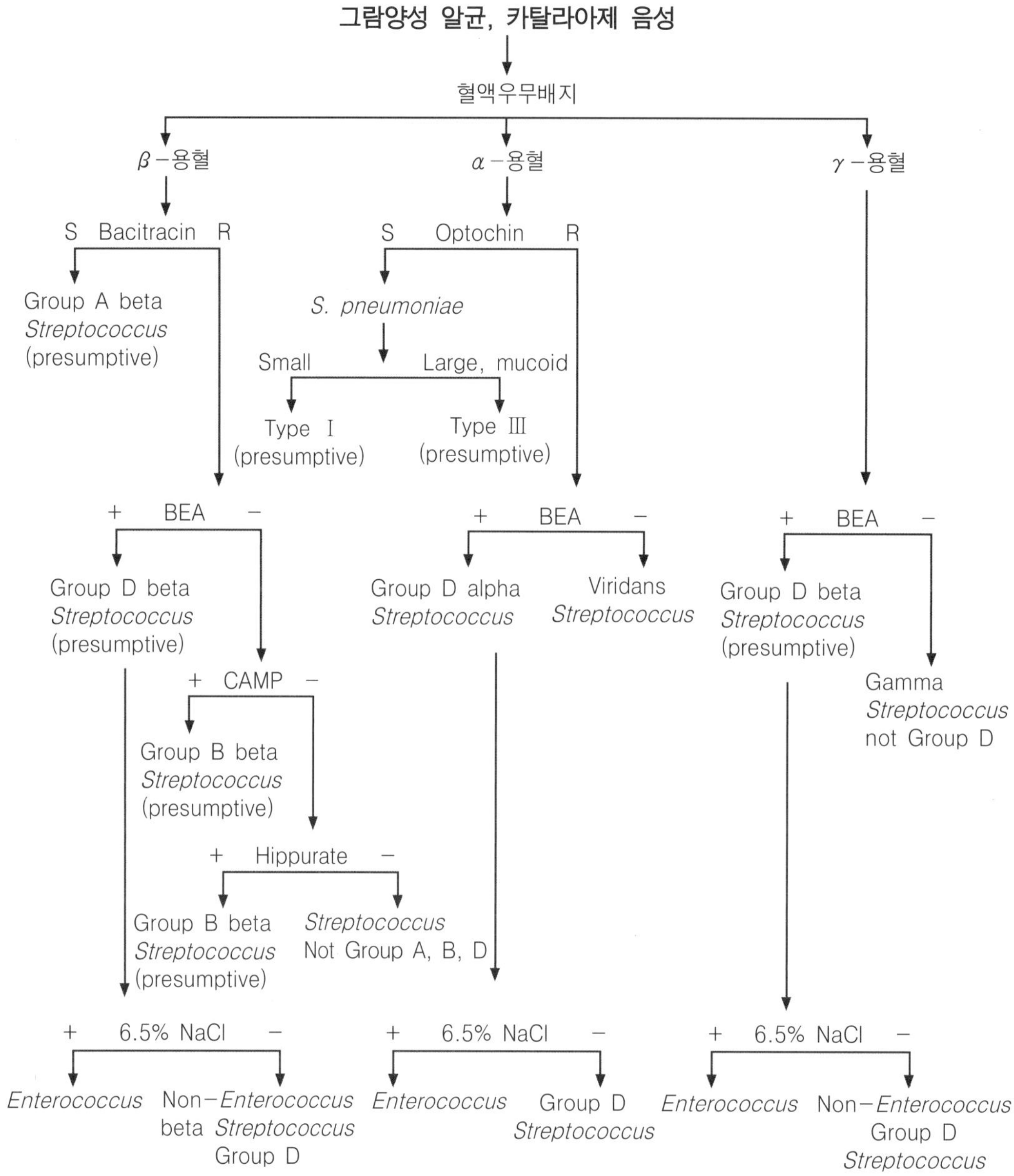

그림 13-3 산소환경에서 배양하여 발육할 수 있는 그람양성 알균 중 카탈라아제 음성인 사슬알균과 장알균의 동정에 관한 흐름도

IV. 임상적으로 중요한 사슬알균 종의 배양과 동정(보고서)

1. *Streptococcus pyogenes*의 분리 동정 방법은?

1) 검체

2) 배지

3) 세균의 분리

4) 배제에 발육한 집락 성상과 동정시험의 결과

동정시험	결과	
	Streptococcus pyogenes	*Streptococcus agalactiae*
그람염색 염색성과 형태		
혈액우무배지에 발육한 세균의 집락 성상		
생화학적 시험		
카탈라아제		
Bacitracin 감수성 시험		
PYR 시험		
CAMP 시험		
BEA 배지에 발육성		
6.5% NaCl 내성 시험		

* 그림13-3을 참고한다.

Streptococcus pyogenes(화농성 사슬알균)의 분리와 동정

1. 세균의 분리

1) SBA(면양혈액배지)에 검체를 접종한다.
2) 멸균한 백금이로 가로긋기를 한다.
3) CO_2 배양기에서 35℃로 하룻밤 배양한다.

2. 세균의 동정

1) 집락 관찰

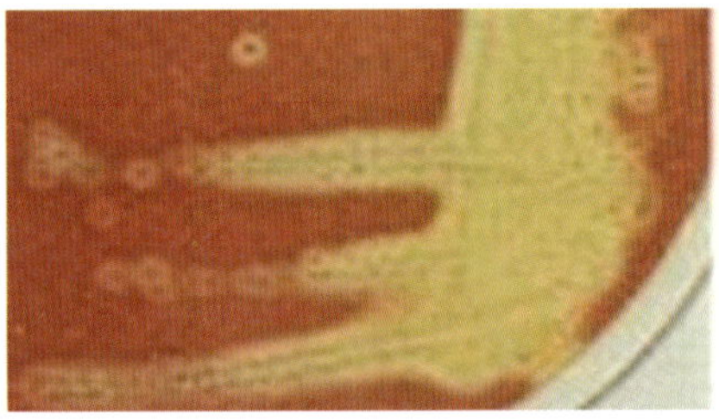

SBA : 집락은 작고(지름이 1-2 mm) 베타 용혈성

2) 그람염색

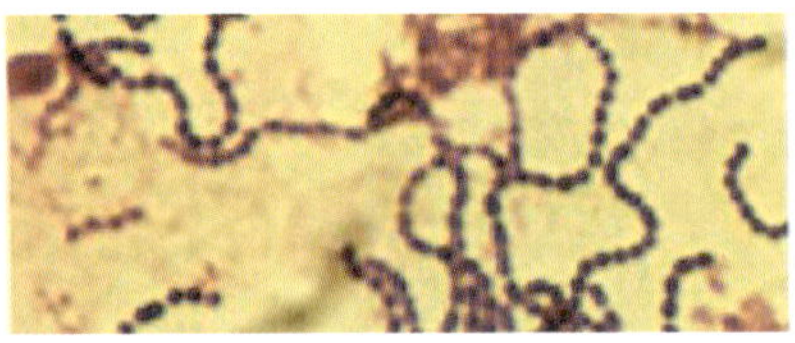

그람양성 알균으로 크기는 0.6~1.0 μm 이며 사슬배열을 한다.

3) 카탈라아제 시험

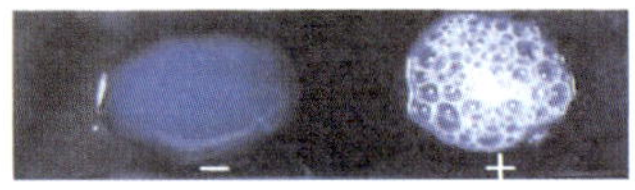

결과 : 음성이라야 한다.

4) 바시트라신 감수성 시험

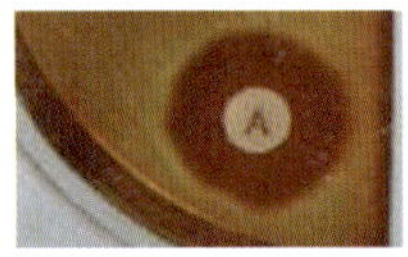

결과 : 감수성이다.

5) PYR 시험

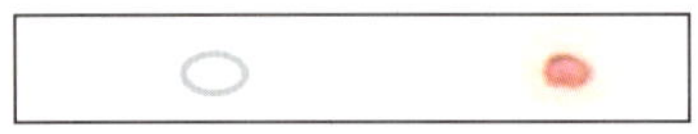

− PYR +

결과 : 양성이라야 한다

*Streptococcus agalactiae*의 분리와 동정

1. 세균의 분리

1) SBA(면양혈액배지)에 검체를 접종한다.
2) 멸균한 백금이로 가로긋기를 한다.
3) CO_2 배양기에서 35℃로 하룻밤 배양한다.

2. 세균의 동정

1) 집락 관찰

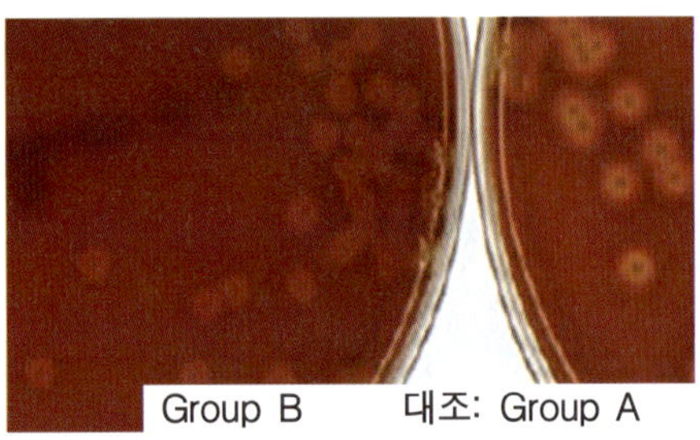

SBA : 이 세균의 집락(왼쪽)은 작고(지름이 1-2 mm) 베타 용혈성(좁은 용혈대)이다.

2) 그람염색

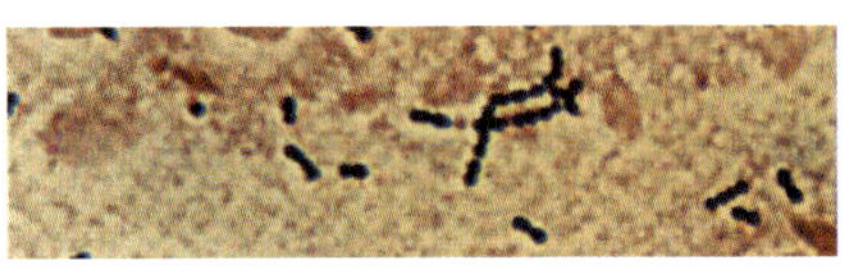

그람양성 알균으로 액체배지에서 발육한 균은 짧은 사슬을 만든다.

3) 카탈라아제 시험

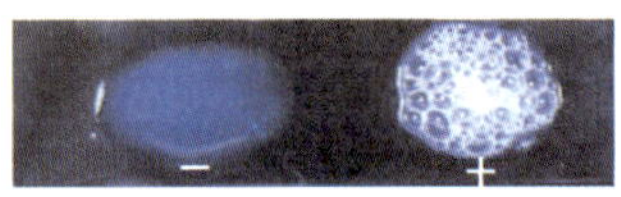

결과 : 음성이라야 한다

4) 바시트라신 감수성 시험

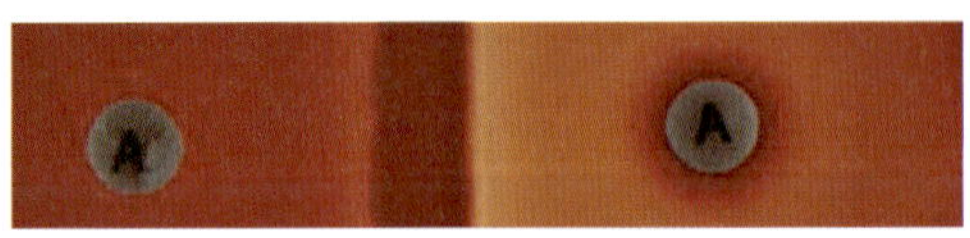

결과: 내성(왼쪽)이라야 한다.

5) CAMP 시험 또는 hippurate 시험

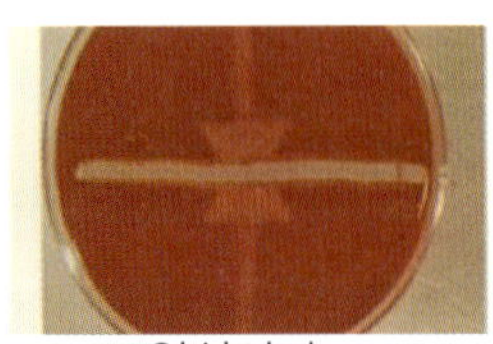

양성이다.

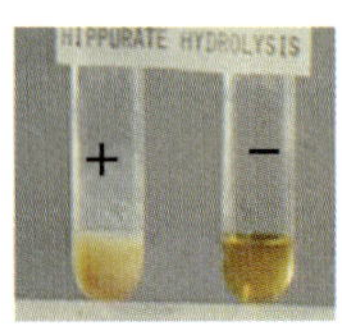

양성이다.

5) 혈청학적 시험

2. *Streptococcus agalactiae*의 분리 동정 방법은?

3. *Streptococcus pneumoniae*의 분리 동정 방법은?

1) 검체

2) 배지

3) 세균의 분리

4) 동정시험과 결과

(1) 그람염색

(2) 집락 성상과 생화학적 시험

동정시험	결과	
	S. pneumoniae	Viridans *Streptococcus*
그람염색 염색성과 형태		
혈액우무배지에 발육한 세균의 집락 성상		
생화학적 시험		
카탈라아제		
Optochin 감수성 시험		
담즙 용해성 시험		
협막팽화시험		
CAMP 시험		
Hippurate 시험		
BEA 배지에 발육성		
6.5% NaCl 내성 시험		
Inulin 발효 시험		

*Streptococcus pneumoniae*의 분리와 동정

1. 세균의 분리

1) SBA(면양혈액배지)에 검체를 접종한다.
2) 멸균한 백금이로 가로긋기를 한다.
3) CO_2 배양기에서 35℃로 하룻밤 배양한다.

2. 세균의 동정

1) 집락 관찰

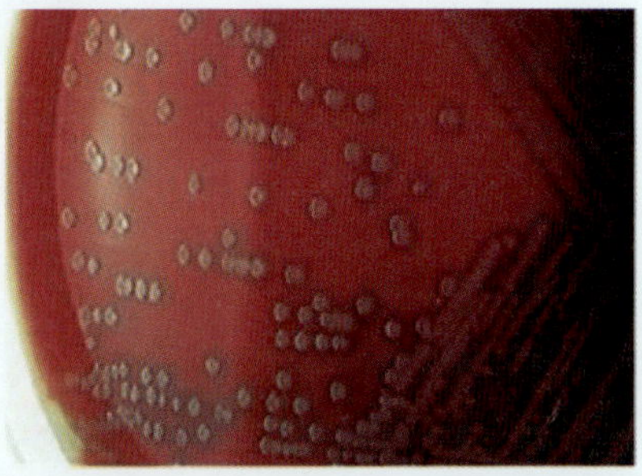

SBA : 집락은 작고 알파용혈 (집락 주위가 녹색)

2) 그람염색

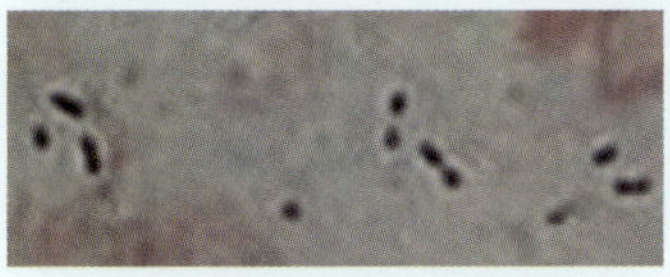

그람양성 알균 (쌍알균)

협막팽화시험

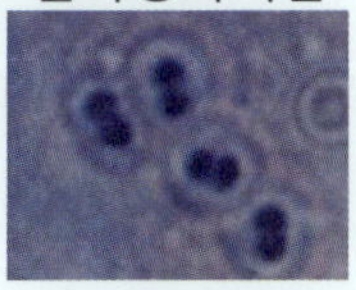

양성

3) 카탈라아제 시험

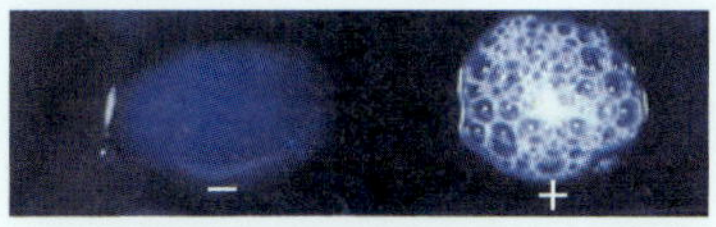

결과 : 음성이라야 한다

4) 옵토킨 (Ethylhydrocuprein. HCl) 감수성 시험

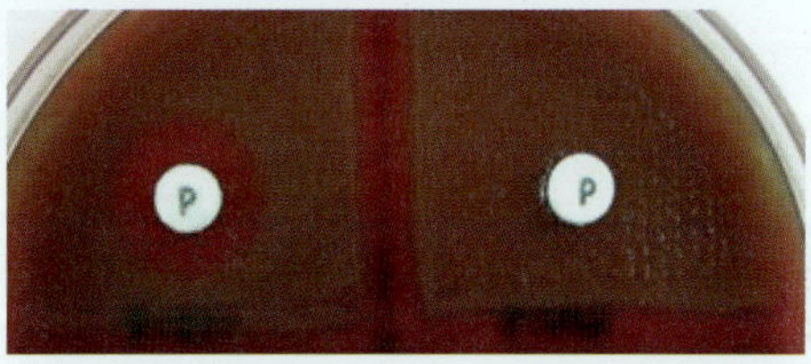

감수성 내성
(세균억제대의 직경은 14 mm 이상이라야 한다.)
결과 : 감수성이라야 한다.

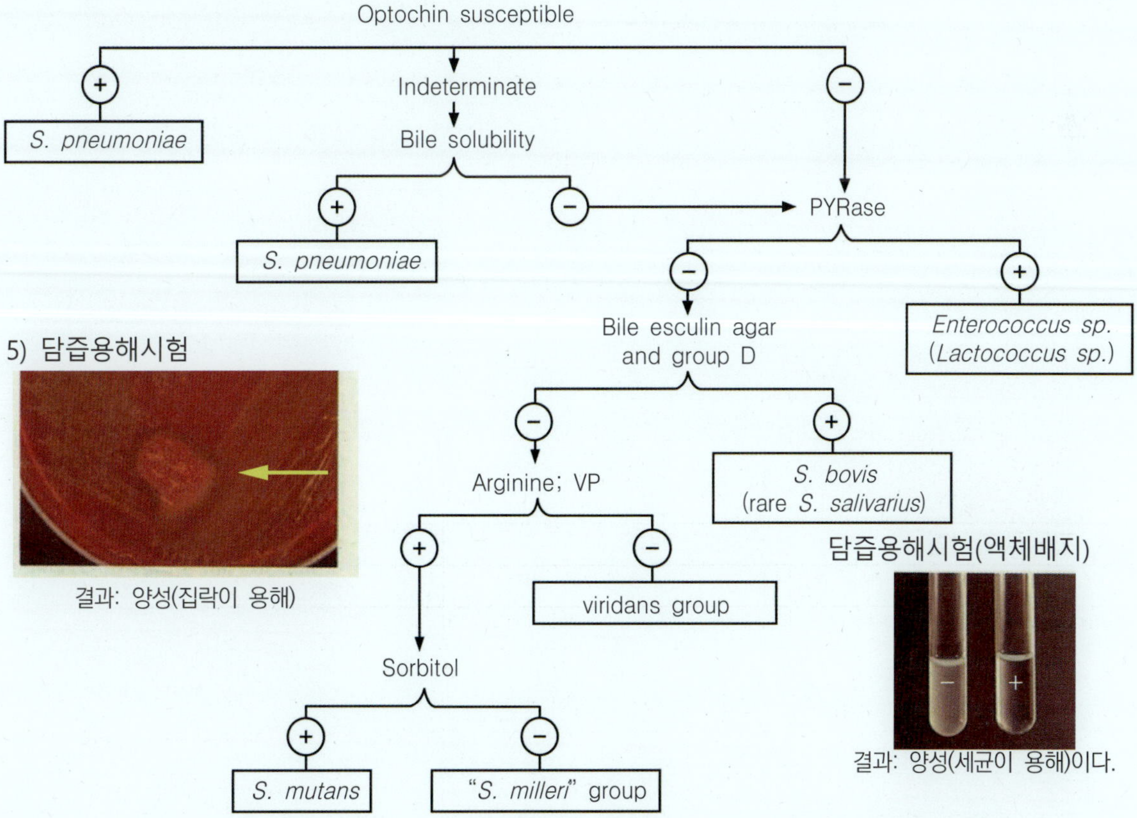

5) 담즙용해시험

결과: 양성(집락이 용해)

담즙용해시험(액체배지)

결과: 양성(세균이 용해)이다.

그림 13-4 사람의 검체로부터 분리되는 알파용혈성 사슬알균의 추정 동정을 위한 흐름도.

Work Sheet

V. 장알균과 이와 유사한 주요 균속과 균종

Enterococci 중 가장 일반적으로 분리되는 균종

Enterococcus faecalis

Enterococcus faecium

사람에서 분리되는 기타 *Enterococcus* spp.

E. durans	*E. avium*	*E. mundtii*	*E. hirae*
E. dispar	*E. raffinosus*	*E. gallinarum*	*E. casseliflavus*

Aerococcus spp.	*Alloiococcus otitidis*	
Dolosicoccus paucivorans	*Dolosigranulum pigrum*	
Facklamia	*Gemella* spp.	*Globicatella* sp.
Helcococcus sp.	*Ignavigranum ruoffiae*	*Lactococcus* spp.
Leuconostoc spp.	*Pediococcus* spp.	*Tetragenococcus*

VI. 장알균속의 일반적 성상(Key to the Genus *Enterococcus*)

1) 그람양성 알균으로 구형 또는 난원형이며 크기는 0.6-2.0 x 0.6-2.5 ㎛이다.
2) 액체배지에서는 쌍알균상 또는 짧은 사슬형 배열을 만든다.
3) 영양우무에는 발육하지 않는다.
4) 조건무산소성이다.
5) 카탈라아제 음성이다.
6) 탄수화물은 발효 형식으로 분해한다.
7) 6.5% NaCl, pH 9.6, 40% 담즙에서도 발육한다.

Ⅶ. 장알균 속 균종의 동정을 위한 흐름도

산소환경 배양으로 발육할 수 있는 그람양성 알균 중 카탈라아제 음성인 장알균의 동정에 관한 흐름도와 중요한 동정 시험은 그림 13-5와 같다.

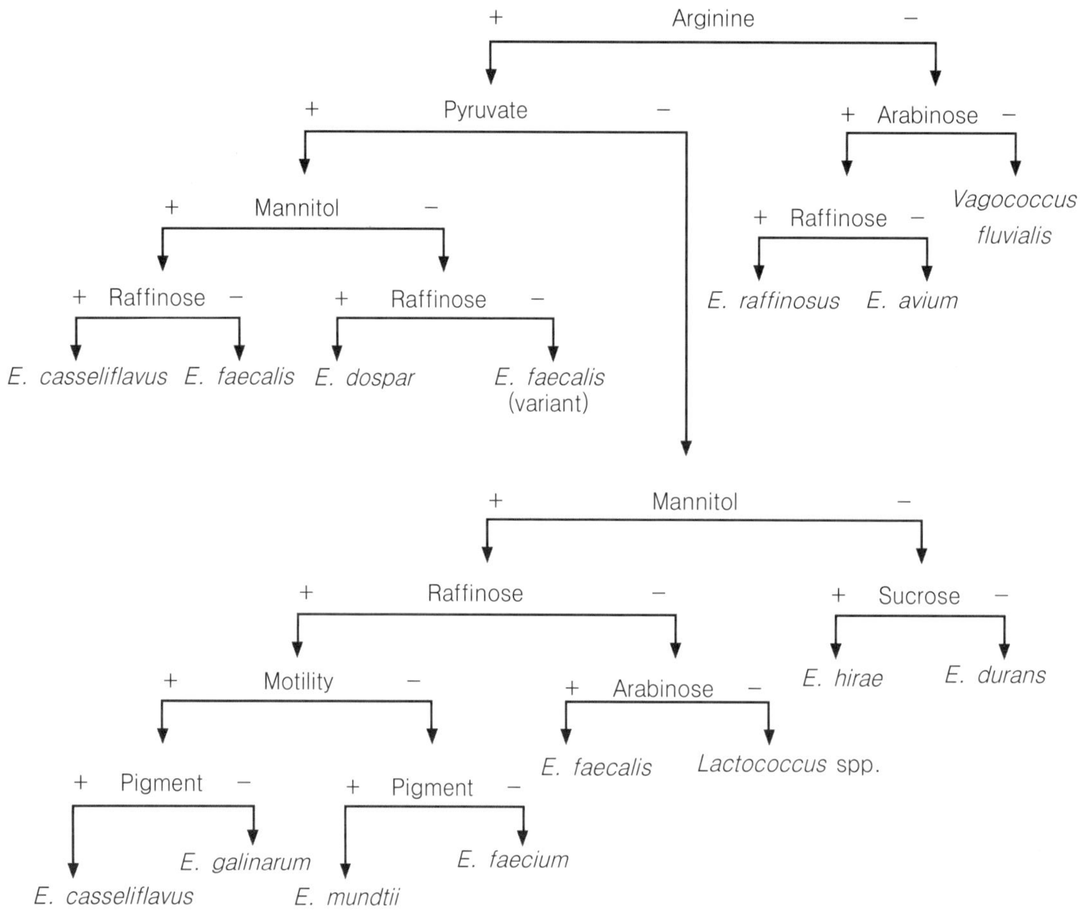

그림 13-5 카탈라아제 음성 장알균의 동정에 관한 흐름도

Ⅷ. 사슬알균과 장알균 이외의 카탈라아제 음성 또는 약양성 알균의 동정

산소성 환경에서 배양하여 발육할 수 있는 사슬알균과 장알균 이외의 카탈라아제 음성 또는 약양성 알균의 동정과 중요한 생화학적 성상은 표 13-1과 같다.

표 13-1 산소성 환경에서 발육하며 카탈라아제 음성 또는 약양성 알균의 동정

균명	카탈라아제	Esculin 가수분해	LAP[b]	PYR[b]	6.5% NaCl 발육성	VAN[b]
Abiotrophia	-	V	V	V	-	S
Aerococcus viridans	w or -	V	-	+	+	S
Aerococcus christensenii	-	ND	ND	-	+	S
Aerococcus sanguicola	-	+	+	+	+	ND
Aerococcus urinae	-	V	+	-	+	S
Aerococcus urinaehominis	-	ND	-	-	ND	ND
Alloiococcus	w	-	+	+	+	S
Dolosicoccus	-	ND	-	+	-	S
Dolosigranulum	-	+	+	+	+	S
Facklamia	-	-	+	+	+	S
Gemella	-	-	V	+	-	S
Globicatella	-	+	-	+	+	S
Granulicatella	-	ND	+	+	-	S
Helcococcus	-	+	-	+	V	S
Inavigranum	-	-	+	+	+	S
Lactococcus	-	+	+	-	V	S
Leuconostoc	-	V	-	-	V	R
Pediococcus	-	V	+	-	V	R
Rothia	w or -	+	+	+	-	S
Stomatococcus	w or -	+	+	+	-	S
Vagococcus	-	+	+	+	V	S

[a]기호 : +, 양성; w, 약하게; V, 다양; -, 음성; S, 감수성; R, 내성; ND, 데이터가 없다.

[b]약자 : LAP, leucine aminopeptidase; PYR, pyrrolidonyl aminopeptidase; VAN, vancomycin.

IX. 임상적으로 중요한 장알균의 배양과 동정(보고서)

1. *Enterococcus faecalis*의 분리 동정 방법은?

1) 검체

2) 배지

3) 세균의 분리

4) 동정시험과 결과

동정시험	결과	
	E. faecalis	*E. faecium*
그람염색 염색성과 형태		
배지에 발육한 세균의 집락 성상		
생화학적 시험		
카탈라아제		
Bacitracin 감수성 시험		
Optochin 감수성 시험		
PYR 시험		
BEA		
6.5% NaCl 내성 시험		
SF 배지 발육성		

장알균(*Enterococcus*)의 분리와 동정

1. 세균의 분리

1) SBA(면양혈액배지)에 검체를 접종한다.
2) 멸균한 백금이로 가로긋기를 한다.
3) CO_2 배양기에서 35℃로 하룻밤 배양한다.

2. 세균의 동정

1) 집락 관찰

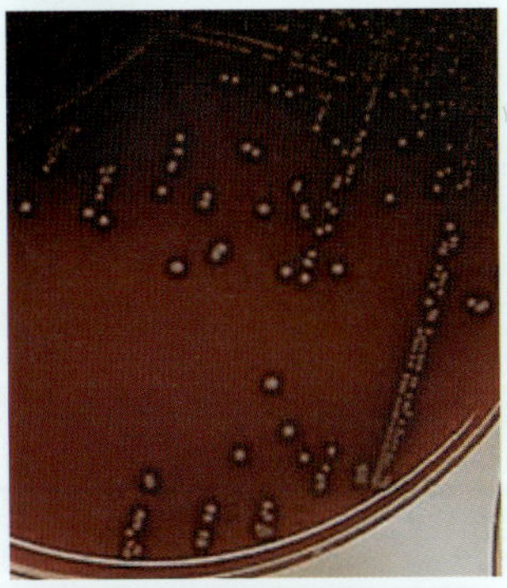
SBA: 집락은 작고 알파 용혈

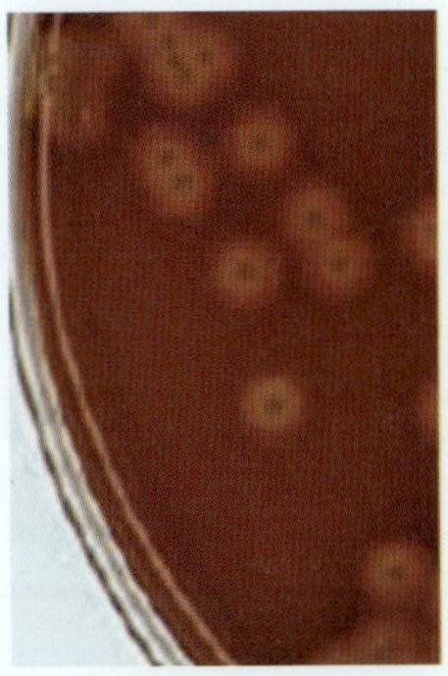
SBA: 베타 용혈

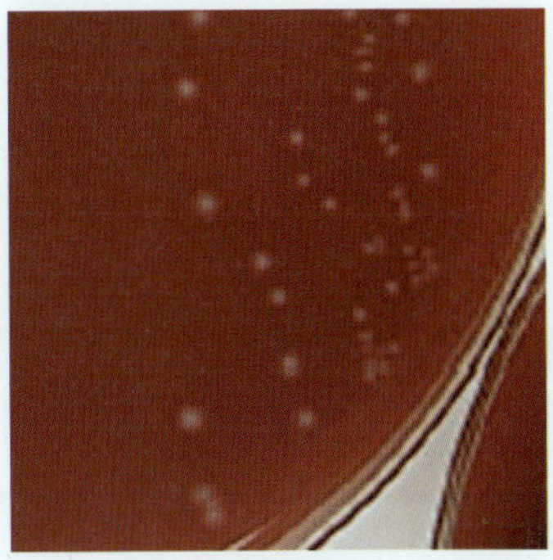
SBA: 감마 용혈

2) 그람염색

결과 : 용혈성에 관계없이 모두 양성 알균이라야 한다.

3) 카탈라아제 시험

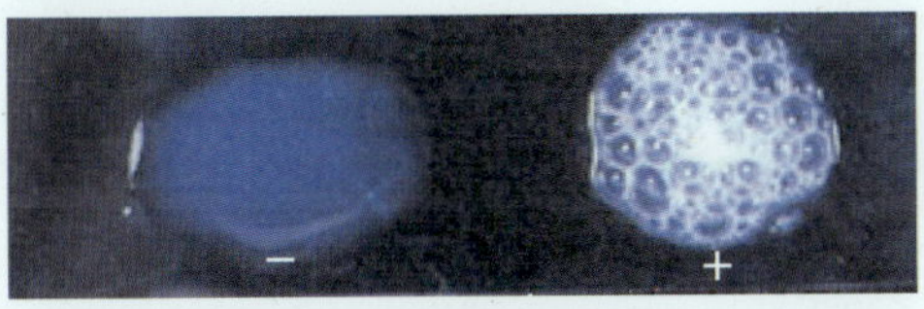

결과: 카탈라아제 시험에는 음성이라야 한다.

4) 옵토킨 감수성 시험

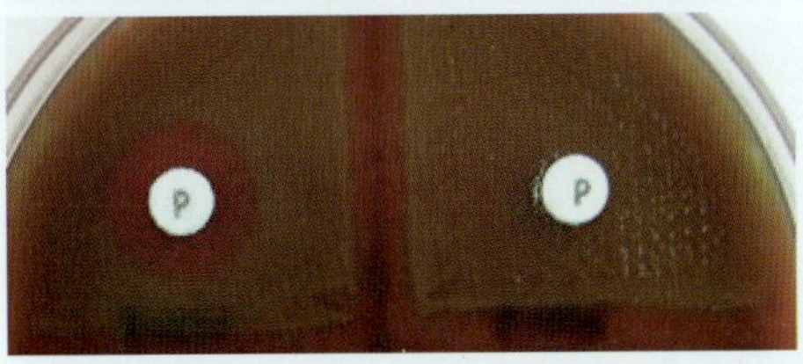

감수성 내성

결과 : 내성이어야 한다.

5) 바시트라신 감수성 시험

결과: 내성(왼쪽)이다.

6) BEA(바일에스큘린 배지 시험)

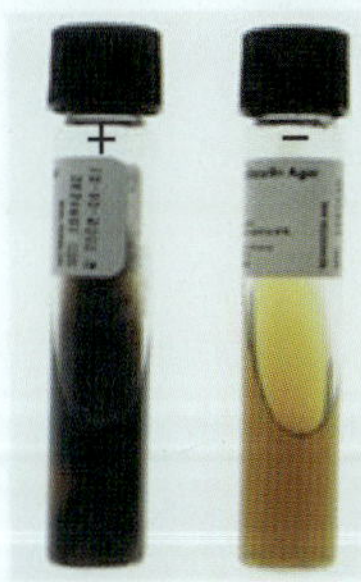

결과: 양성(왼쪽 시험관)이다.

7) 6.5% NaCl 내성 시험

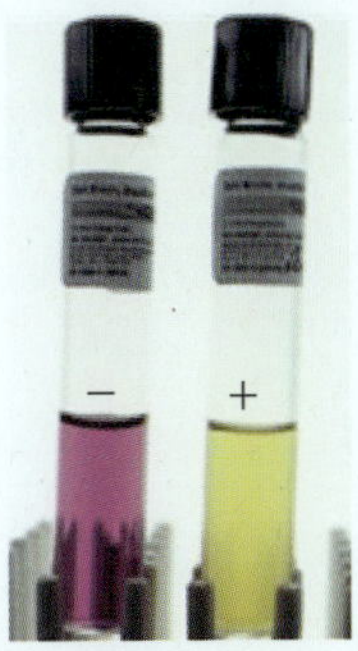

결과: 양성이라야 한다.

8) PYR 시험 : 양성

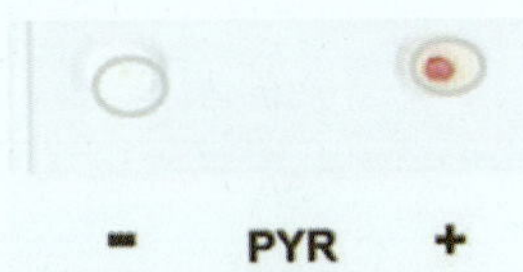

결과: 양성(오른쪽)이라야 한다.

2. *Enterococcus faecium*의 분리 동정 방법은?

제14장 그람음성 알균의 분리와 동정

Ⅰ. 나이세리아와 모락셀라 카타랄리스의 주요 균종

Neisseria gonorrhoeae *Neisseria meningitidis*
Moraxella catarrhalis
기타 *Neisseria* spp.
N. cinerea *N. lactamica* *N. polysaccharea*
N. subflava *N. sicca* *N. mucosa*
N. flavescens

Ⅱ. 나이세리아속의 일반적 성상 (Key to the Genus *Neisseria*)

1) 그람음성 쌍알균으로 크기는 0.6 ~ 1.0 μm이다.
2) 편모가 없어 비운동성이다.
3) 약산소성이며 탄수화물은 산화적으로 분해한다.
4) 최적온도는 35-37℃이다.
5) 카탈라아제 양성이고 옥시다아제 양성이다.

Ⅲ. *Neisseria* spp., *Moraxella* spp.의 분리와 동정 흐름도

*Neisseria gonorrhoeae, N. meningitidis*와 이 세균들과 형태학적으로 유사한 *Moraxella catarrhalis*의 분리와 동정의 흐름도는 그림 14-1과 같다.

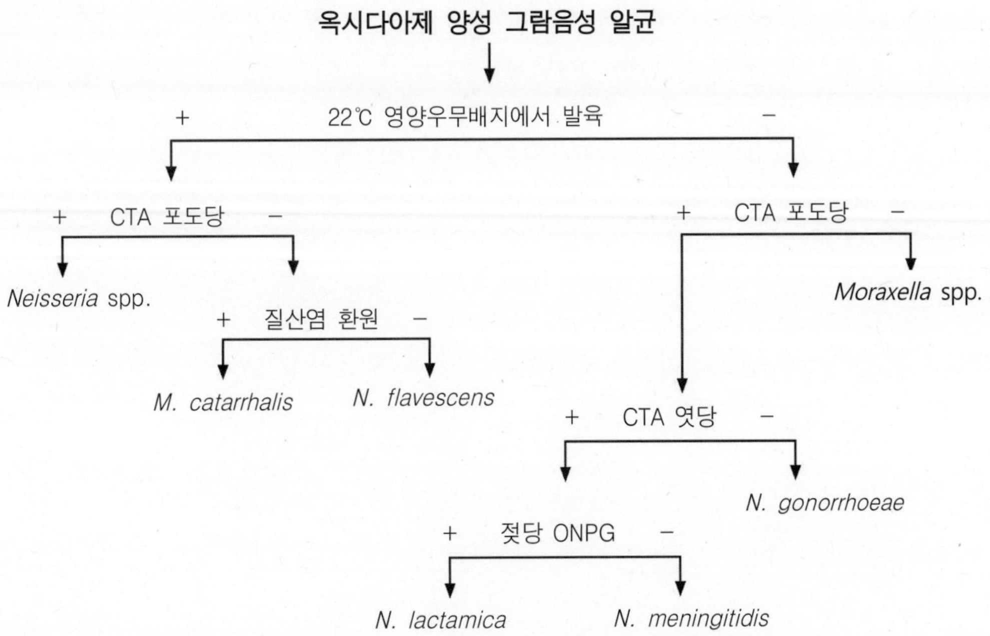

그림 14-1 옥시다아제 양성 그람음성 알균 동정의 흐름도

IV. 옥시다아제 양성 그람음성 알균의 동정

산소환경으로 배양하여 발육할 수 있는 *Neisseria*의 균종과 *Moraxella catarrhalis*의 중요한 생화학적 성상은 표 14-1과 같다.

표 14-1 *Neisseria* spp.와 *Moraxella catarrhalis*의 생화학적 특성

균종	발육성			당의 신속 발효			질산염 환원	질산염 환원부터 가스 생성	0.1% 아질산염 환원
	MTM 배지	35℃ NAP	25℃ 혈액우무 또는 초콜릿배지	포도당	엿당	젖당			
M. catarrhalis	V	+	+	-	-	-	+	-	V
N. cinerea	V	+	-	-	-	-	-	-	+
N. flavescens	-	+	+	-	-	-	-	-	+
N. gonorrhoeae	+	-	-	+	-	-	-	-	-
N. lactamica	+	V	V	+	+	+	-	-	+
N. meningitidis	+	-	-	+	+	-	-	-	V
N. mucosa	-	+	+	+ (+)	+	-	+	+	+
N. sicca	-	+	+	+ (+)	+	-	-	-	+
N. subflava	-	+	+	V	+	-	-	-	+

V. 임상적으로 중요한 *Neisseria* 균종의 배양과 동정(보고서)

1. *Neisseria gonorrhoeae*의 분리 동정 방법은?

1) 검체

2) 배지

3) 세균의 분리

4) 동정시험과 결과

(1) 그람염색

(2) 배지에 발육한 세균의 집락 성상과 생화학적 시험의 결과

동정시험	결과	
	N. gonorrhoeae	*M. catarrhalis*
그람염색 염색성과 형태		
초콜릿배지 또는 TM 배지에 발육한 세균의 집락 성상		
생화학적 시험		
옥시다아제		
포도당 분해		
엿당의 분해		
젖당의 분해		
설탕의 분해		

2. *Neisseria meningitidis*의 분리 동정 방법은?

1) 검체

2) 배지

3) 세균의 분리

4) 동정시험과 결과

(1) 그람염색

(2) 배지에 발육한 세균의 집락 성상과 생화학적 시험의 결과

동정시험	결과	
	N. meningitidis	
그람염색 염색성과 형태		
초콜릿배지 또는 TM 배지에 발육한 세균의 집락 성상		
생화학적 시험		
옥시다아제		
포도당 분해		
엿당의 분해		
젖당의 분해		
설탕의 분해		

수막염균과 임균의 분리와 동정

1. 세균의 분리

1) 초콜릿배지와 TM 배지에 검체를 접종한다.
2) 멸균한 백금이로 가로긋기를 한다.
3) CO_2 배양기에서 35℃로 하룻밤 이상 배양한다.

2. 세균의 동정

1) 검체의 염색

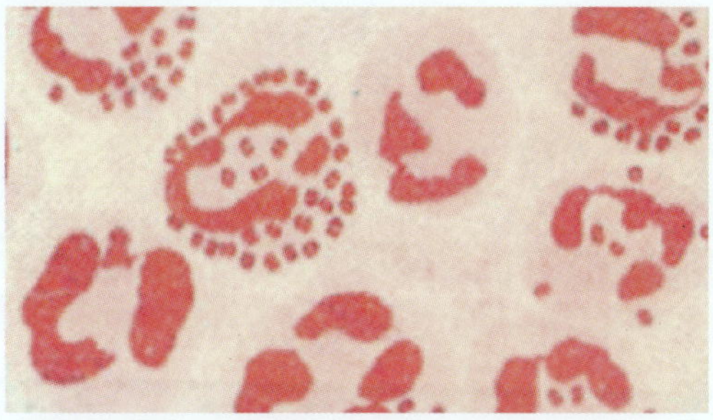

결과: Gram negative intracellular
and extracellular diplococci로 보고한다.

2) 집락 관찰

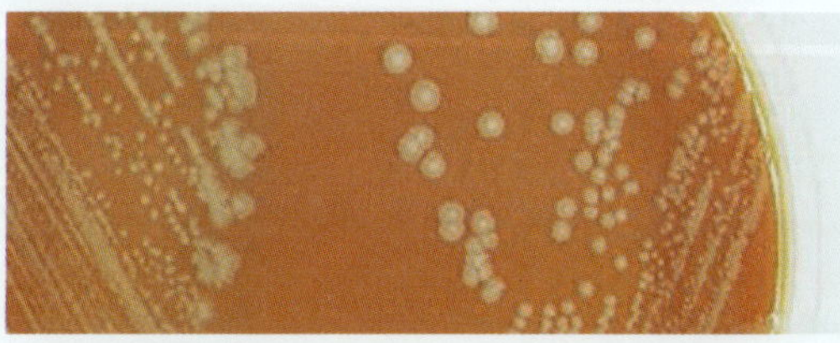

N. gonorrhoeae *N. meningitidis*

3) 그람염색

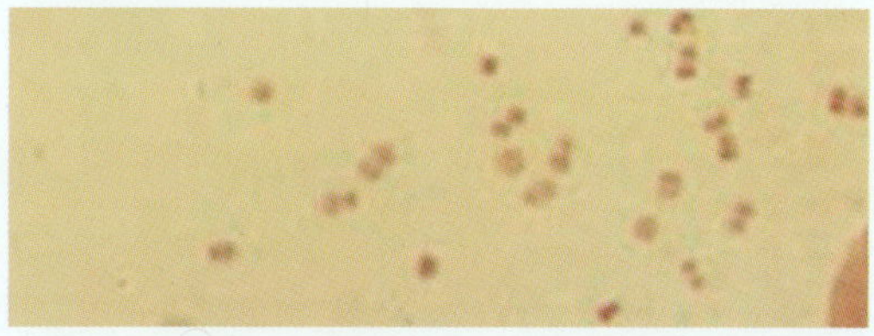

결과: 그람음성 쌍알균이며 크기는 0.6~1 μm이다.

4) 옥시다아제 시험

결과: 양성(오른쪽)이라야 한다.

5) 생화학적 시험(CTA 배지에서 탄수화물 분해 시험)

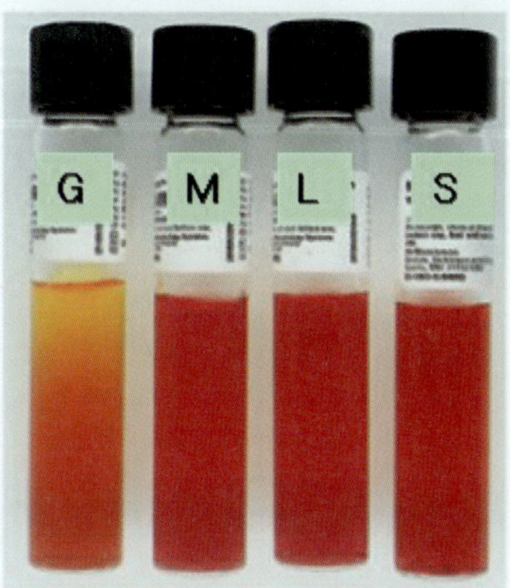

Neisseria gonorrhoeae

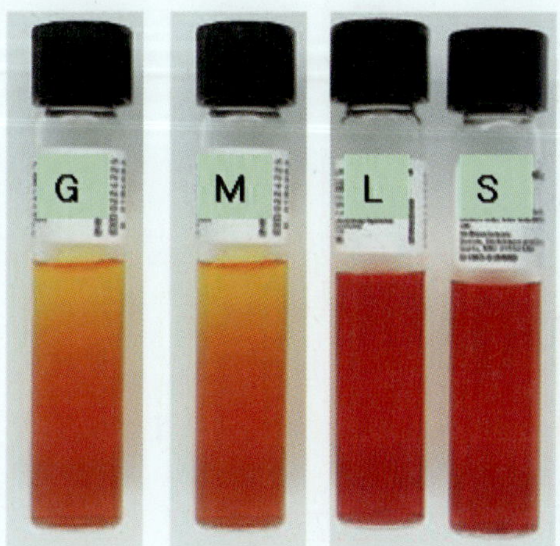

Neisseria meningitidis

3. *N. gonorrhoeae, N. meningitidis, Moraxella, Acinetobacter*와의 감별법은?

균명	맥콘키배지 발육성	옥시다아제 시험	포도당 분해능	엿당 분해능
N. gonorrhoeae				
N. meningitidis				
Acinetobacter				
Moraxella				

4. *N. gonorrhoeae*와 *N. meningitidis*의 감별법은?

제15장 그람양성 막대균의 분리와 동정

제1절 카탈라아제 양성, 유아포, 그람양성 막대균

Ⅰ. 바실루스와 이와 유사한 세균의 주요 균속과 균종

Bacillus anthracis
Bacillus cereus
Bacillus mycoides
Bacillus circulans
Bacillus licheniformis
Bacillus subtilis
Bacillus megaterium
Other *Bacillus* spp.
Brevibacillus brevis
Paenibacillus spp.

Ⅱ. 바실루스속의 일반적 성상 (Key to the Genus *Bacillus*)

1) 그람양성 막대균으로 크기는 0.5-2.5 x 1.2-10 μm이다.
2) 균체에 아포를 갖는다.
3) 주모성 편모로 운동성이거나 또는 비운동성이다.
4) 영양우무에서 잘 발육한다.
5) 산소성 또는 조건무산소성이다.
6) 카탈라아제 양성이다.

Ⅲ. 바실루스속 균종의 동정

표 15-1 *Bacillus anthracis* 동정을 위한 검사실 지침 수준의 생화학적 시험

균종	베타용혈성	운동성	Lecithinase	젤라틴액화	무산소성 발육	질산염환원
B. anthracis	-	-	+	V	+	+
B. cereus	+	+	+	+	+	V
B. licheniformis	+	+	-	+	+	+
B. megaterium	-	+	-	+	-	-
B. mycoides	-	-	+	+	+	V
B. pumilis	V	+	-	+	-	-
B. shaericus	-	+	-	+		V
B. subtilis	V	+	-	+	-	+
B. thuringiensis	+	+	+	+	+	+

+, 양성 (≥85%); V, 일정하지 않음 (15 to 84% 양성); -, 음성 반응 (<15% 양성).

IV. 임상적으로 중요한 *Bacillus* 균종의 배양과 동정(보고서)

1. *Bacillus anthracis*의 분리 동정 방법은?

1) 검체

2) 배지

3) 세균의 분리

4) 동정시험과 결과

(1) 그람염색

(2) 배지에 발육한 세균의 집락성상과 생화학적 시험

동정시험	결과		
	B. anthracis	*B. cereus*	*B. subtilis*
그람염색 염색성과 형태			
혈액우무배지에 발육한 세균의 집락 성상			
베타 용혈성			
카탈라아제			
운동성			
Lecithinase			
젤라틴 액화능			
전분 가수분해			
질산염 환원			
VP 시험			

Bacillus anthracis (탄저균)의 분리와 동정

1. 세균의 분리

1) SBA(면양혈액배지)에 검체를 접종한다.
2) 멸균한 백금이로 가로긋기를 한다.
3) CO_2 배양기에서 35℃로 하룻밤 배양한다.

2. 세균의 동정

1) 집락 관찰

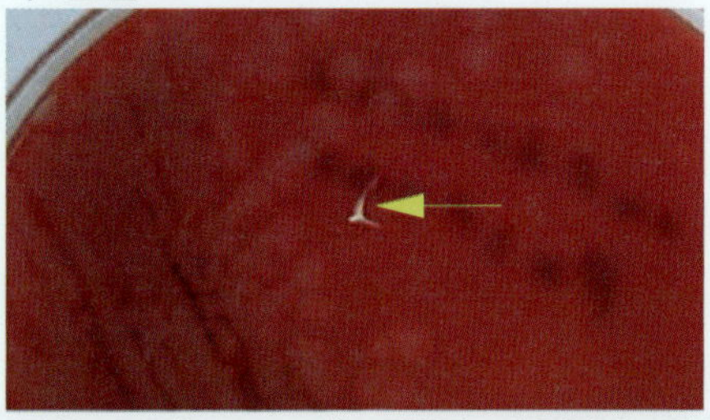

SBA: 집락은 크고(2-5 mm) 거칠며 비용혈성, 백금이로 집락을 밀었을 경우 계란 프라이처럼 밀려나간다(화살표)

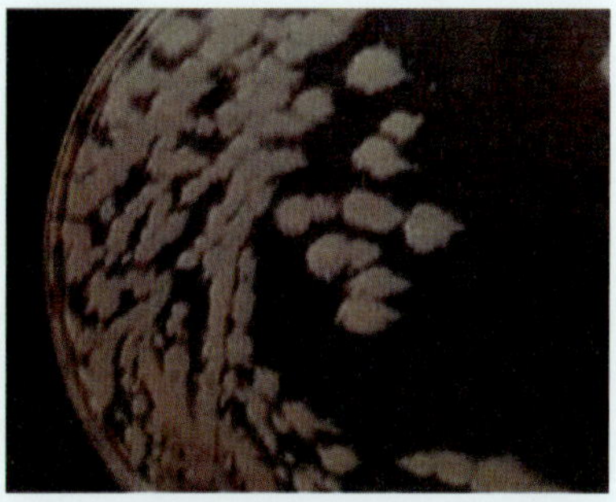

Medusa head

2) 그람염색

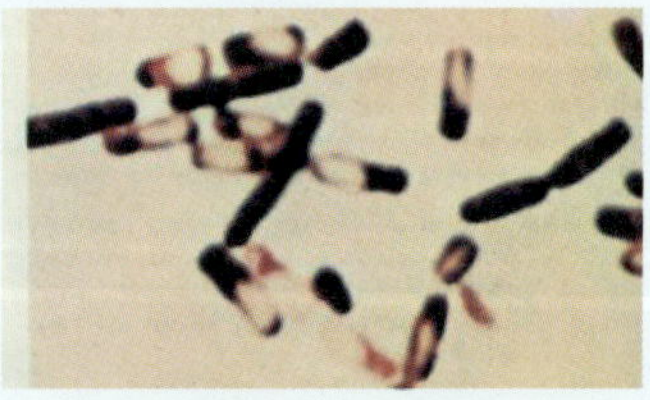

그람양성 막대균으로 1~1.5 × 3~5 μm이며, 아포는 무색, 두꺼운 협막을 만든다.

3) 카탈라아제 시험

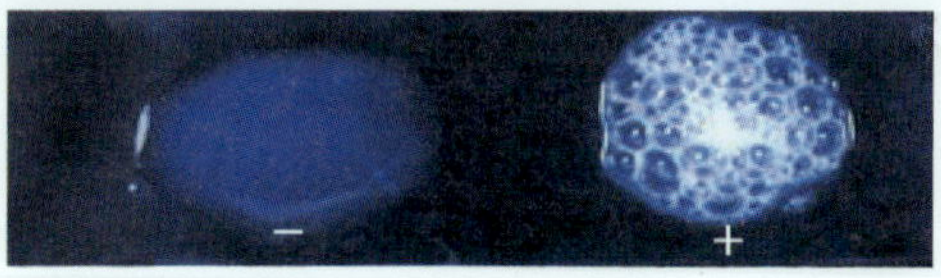

결과: 양성이라야 한다.

*Bacillus cereus*의 분리와 동정

1. 세균의 분리

1) SBA(면양혈액배지)에 검체를 접종한다.
2) 멸균한 백금이로 가로긋기를 한다.
3) CO_2 배양기에서 35℃로 하룻밤 배양한다.

2. 세균의 동정

1) 집락 관찰

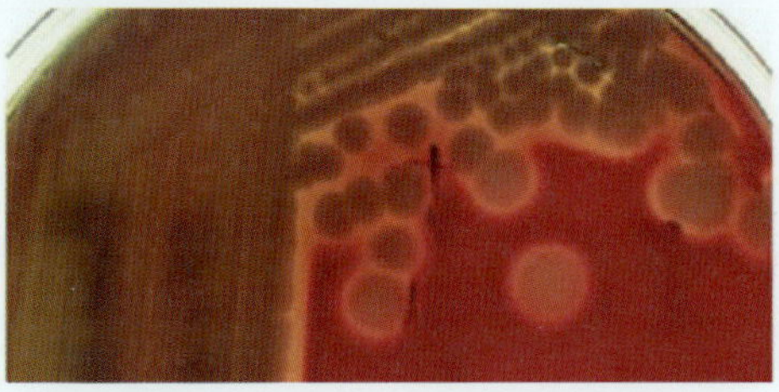

집락은 크고(6-7 mm), 베타용혈성

2) 그람염색

그람양성 막대균, 아포는 무색

3) 카탈라아제 시험

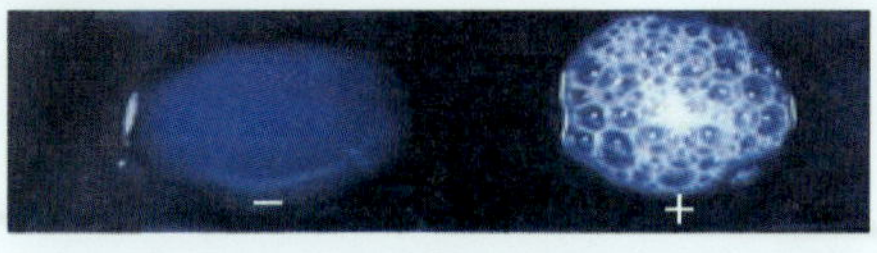

결과: 양성(오른쪽)이라야 한다.

4) 주요 생물학적, 생화학적 성상

(1) 무산소성환경에도 발육
(2) 운동성 양성
(3) 젤라틴 액화
(4) ADH 양성
(5) LDC, ODC 음성
(6) Lecithinase 반응

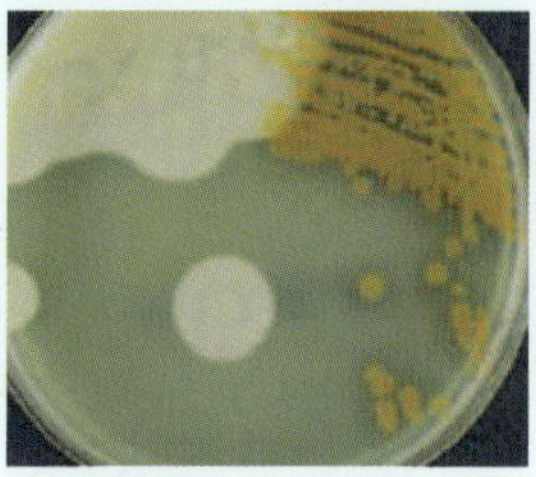

*B. cereus*는 양성(왼쪽). *B. subtilis*는 음성(오른쪽)

2. *Bacillus cereus*의 분리 동정 방법은?

3. *Bacillus subtilis*의 분리 동정 방법은?

제2절 카탈라아제 양성, 무아포, 그람양성 막대균

Ⅰ. *Corynebacterium, Listeria*와 이와 유사한 미생물

주요한 균속과 균종

Arthrobacter spp.
Brevibacterium spp.
Cellulomonas spp.
Cellulosimicrobium cellulans
Corynebacterium amycolatum
Corynebacterium auris
Corynebacterium diphtheriae
Corynebacterium jeikeium
Corynebacterium minutissimum
Corynebacterium pseudodiphtheriticum
Corynebacterium pseudotuberculosis
Corynebacterium striatum
Corynebacterium ulcerans
Corynebacterium urealyticum
Corynebacterium xerosis
Dermabacter hominis
Exiguobacterium acetylicum
Kurthia spp.
Leifsonia aquatica (이전 학명 : *C. aquaticum*)
Listeria monocytogenes
Microbacterium spp. (includes former genus *Aureobacterium*)
Oerskovia spp.
기타 *Corynebacterium* spp. 와 CDC Coryneform groups
Rothia spp.
Turicella otitidis

Ⅱ. 코리네박테륨속의 일반적 성상 (Key to the Genus *Corynebacterium*)

1) 그람양성 막대균으로 곧거나 약간 굽고 끝이 뾰족하거나 또는 곤봉모양을 하기도 한다.
2) 아포는 만들지 않는다. 비운동성이다.
3) 배열은 L자, V자, W자, Y자 등으로 철책상 배열을 한다.
4) 조건무산소성균이며 어떤 균주는 산소성인 것도 있다.
5) 카탈라아제 양성이다.

Ⅲ. *Corynebacterium diphtheriae*의 분리와 동정

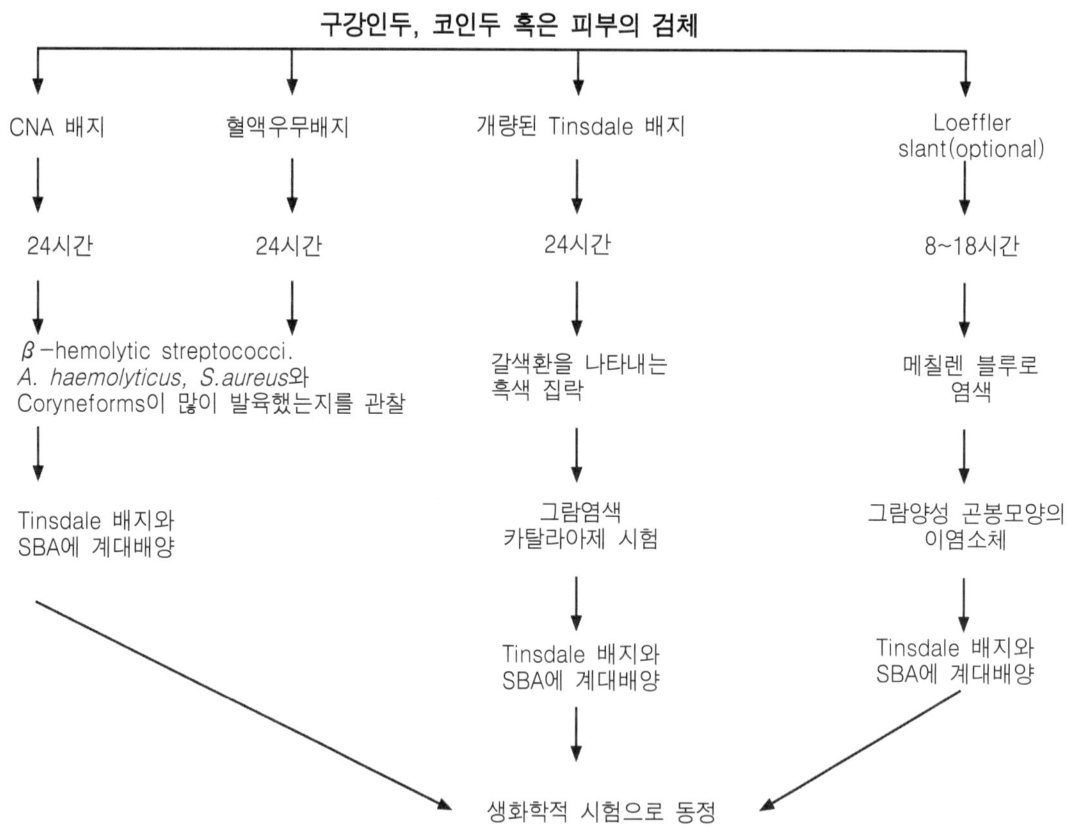

그림 15-1 *Corynebacterium diphtheriae*의 동정 흐름도

IV. Coryneform 그람양성 막대균의 동정

표 15-2 임상검체에서 발견되는 곤봉상의 그람양성 막대균

균종	카탈라아제	질산염환원	우레아제	산화 또는 발효	포도당	엿당	설탕	만니톨	자일로오스
Corynebacterium									
C. amycolatum	+	V	V	F	+	V	V	-	-
C. diphtheriae	+	+	-	F	+	+	-	-	-
C. jeikeium	+	-	-	OX	+	V	-	-	-
C. macginleyi	+	+	-	F	+	-	+	V	-
C. psuedodiphtheriticum	+	+	+	OX	-	-	-	-	-
C. psuedotuberculosis	+	V	+	F	+	+	V	-	-
C. reigelii	+	-	+	F	-	(+)	-	-	-
C. ulcerans	+	-	+	F	+	+	-	-	-
C. urealyticum	+	-	+	OX	-	-	-	-	-
C. xerosis	+	V	-	F	+	+	+	-	-
Arcanobacterium									
A. haemolyticum	-	-	-	F	+	+	V	-	-
A. pyogenes	-	-	-	F	+	V	V	V	+
A. bernadiae	-	-	-	F	+	+	-	-	-
Gardnerella									
G. vaginalis	-	-	-	F	+	+	V	-	-
Rothia									
R. dentocariosa	V	+	-	F	+	+	+	-	-

[a] +, 양성반응 (≥90%); V, +/- (11 to 89 양성); - 음성 반응 (≤10% 양성); 괄호, 반응이 느리거나 약양성 F, 발효 OX, 산화

V. 리스테리아 속의 일반적 성상 (Key to the Genus *Listeria*)

1) 그람양성 막대균으로 아포는 없으며 크기는 0.4-0.5 x 0.5-2 μm이다.
2) 때로는 알막대균상 형태를 보이거나 필라멘트상으로 보이기도 한다.
3) 20℃-25℃에서 배양하면 몇 개의 편모 형성으로 운동성이다.
4) 배열은 단일상 배열이거나 짧은 사슬을 이루기도 한다.
5) 조건무산소성 내지 산소성이다.
6) 탄수화물을 발효 형식으로 분해한다.
7) 카탈라아제 양성이나 옥시다아제는 음성이다.
8) MR 시험 양성이며 에스큘린과 마뇨산염을 가수분해한다.
9) 인돌은 생성하지 않는다.

VI. *Listeria monocytogenes*의 분리와 동정

표 15-3 *Listeria, Erysipelothrix, Lactobacillus* 및 *Brochothrix* 감별을 위한 특성

균속	산소 요구성	35℃에 발육성	카탈라아제	KIA/TSI 황화수소 생성	운동성	포도당에서 산 생성
Listeria	조건 무산소성	+	+	-	+[a]	+
Erysipelothrix	조건 무산소성	+	-	+	-	+
Lactobacillus	조건 무산소성	+	-	-	-[b]	+
Brochothrix	조건 무산소성	-	+	-	-	+

[a] 20-25℃에서 모든 균주가 양성. 35-37℃에서는 운동성이 약하거나 또는 전혀 운동성이 없다. [b] 대부분의 균종이 양성, KIA, Kligler's iron agar; +, 양성 반응; -, 음성 반응.

Ⅶ. 임상적으로 중요한 무아포 그람양성 막대균의 배양과 동정(보고서)

1. *Corynebacterium diphtheriae*의 분리 동정 방법은?

1) 검체

2) 배지

3) 세균의 분리

4) 동정시험과 결과

(1) 그람염색

(2) 집락의 성상과 생화학적 시험

동정시험	결과		
	C. diphtheriae	*C. ulcerans*	*C. psuedotuberculosis*
그람염색 염색성과 형태			
이염소체 염색			
배지에 발육한 세균의 집락 성상			
카탈라아제			
우레아제			
질산염 환원			
운동성			
포도당 분해			
엿당 분해			
설탕 분해			
자일로오스 분해			
트레할로오스			
독소생성시험(Elek)			

(3) *C. diphtheriae*의 API Coryne 성상을 기록하시오

(4) 독소생성시험(Elek) 방법을 쓰시오.

*Corynebacterium diphtheriae*의 분리와 동정

1. 세균의 분리

1) SBA, Tinsdale 배지에 검체를 접종한다.
2) 멸균한 백금이로 가로긋기를 한다.
3) CO_2 배양기에서 35℃로 하룻밤 배양한다.
4) Loeffler 혈청사면배지 검체접종 8-18시간 배양

2. 세균의 동정

1) 집락 관찰

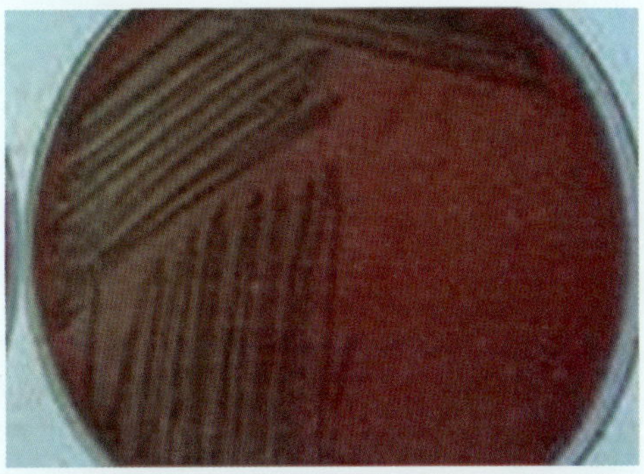

SBA: 디프테리아균 중에서 알파용혈을 보이는 세균

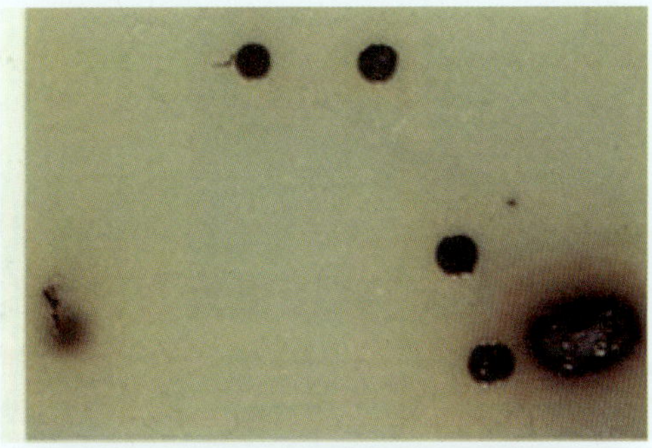

Tinsdale 배지: 갈색환을 한 흑색집락

2) 형태학적 관찰

(1) 그람염색

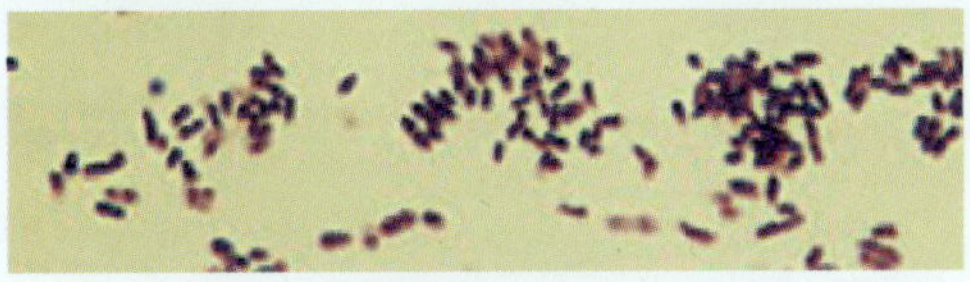

그람양성 막대균

(2) 이염소체 염색

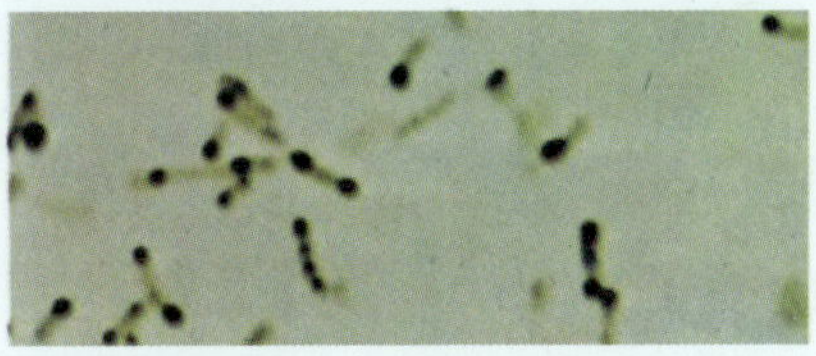

3) 카탈라아제 시험

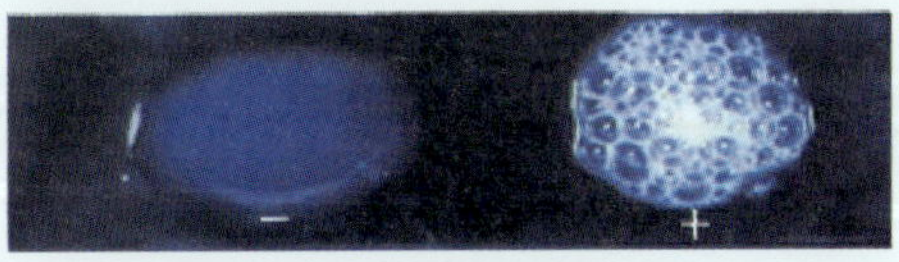

결과: 양성(오른쪽)이라야 한다.

4) 카탈라아제 이외의 생화학적 시험
(1) 질산염 환원
(2) 우레아제 음성
(3) 포도당과 엿당 발효 양성
(4) 설탕, 만니톨, 크실로오스 음성

5) 독소 생성 시험(Elek 법)으로 최종 동정

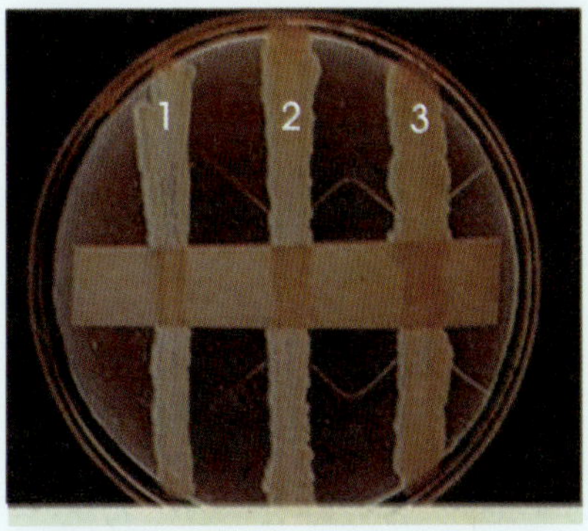

Elek in vitro toxigenicity test(침강반응)
수평으로 배지 속에 있는 strip은 디프테리아 항독소가 묻어있다.
오른쪽 두 균주(2와3)가 양성반응을 나타낸 것이다.

2. *Listeria monocytogenes*의 분리와 동정 방법은?

1) 검체

2) 배지

3) 세균의 분리

4) 동정시험과 결과

(1) 그람염색

(2) 집락의 성상과 생화학적 시험

동정시험	결과 *Listeria monocytogenes*
그람염색 염색성과 형태	
혈액우무배지에 발육한 세균의 집락 성상	
카탈라아제	
질산염 환원시험	
KIA/TSI 황화수소 생산	
운동성(실온) 우산모양의 발육	
포도당에서 산 생성	
CAMP 시험	
Esculin 가수분해	

*Listeria monocytogenes*의 분리와 동정

1. 세균의 분리

1) SBA(면양혈액배지)에 검체를 접종한다.
2) 멸균한 백금이로 가로긋기를 한다.
3) CO_2 배양기에서 35℃로 하룻밤 배양한다.

2. 세균의 동정

1) 집락 관찰

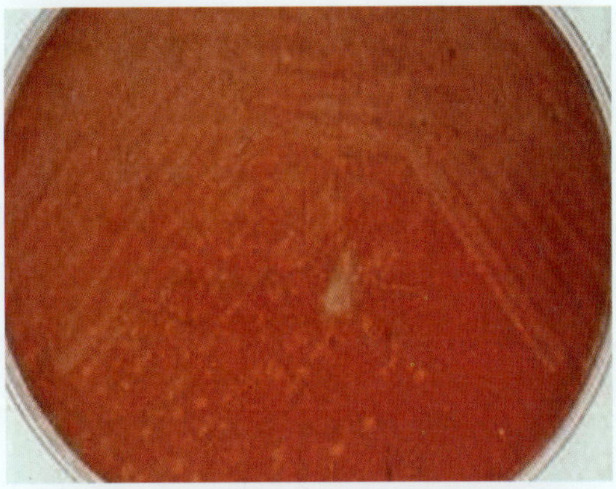

SBA 배지: 작고, 핀끝같은 집락, 확산성 베타용혈성

2) 그람염색

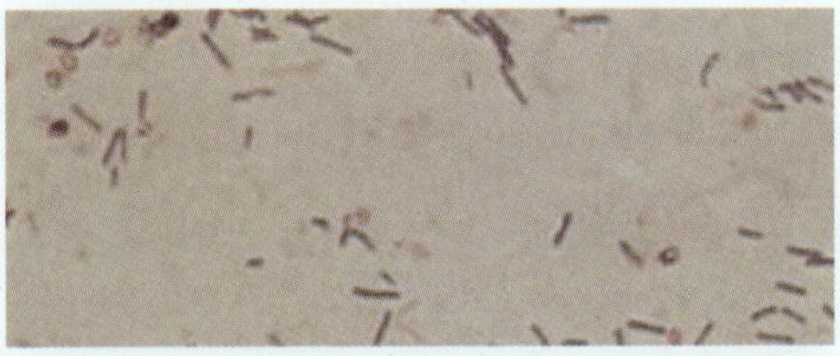

그람양성 막대균이며 크기는 0.5 × 2~3 μm이다.

3) 카탈라아제 시험

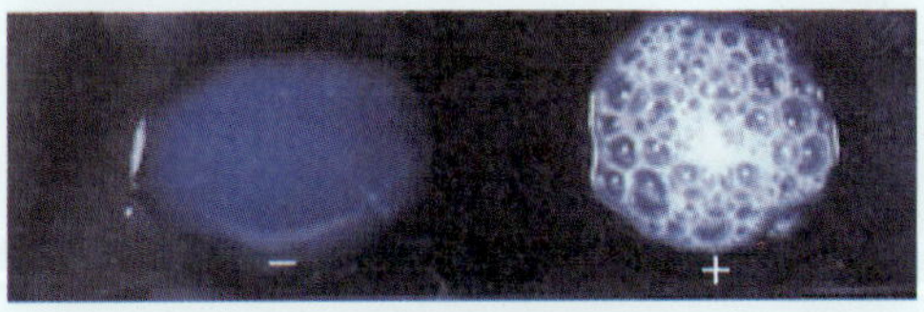

결과: 양성(오른쪽)이라야 한다.

4) 주요 생물학적 생화학적 성상
(1) 조건무산소성
(2) 35℃에서 발육
(3) 카탈라아제 양성
(4) 운동성
(5) 포도당에서 산생성

5) 실온에서 운동성 시험

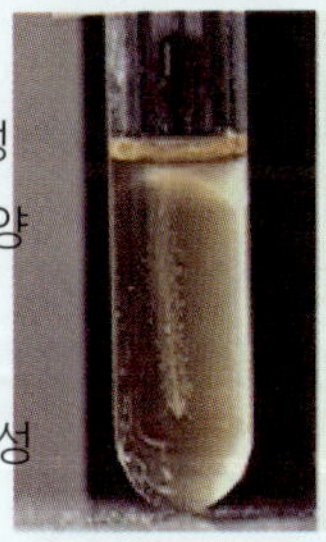

제3절 가지가 없는 카탈라아제 음성 그람양성 막대균

Ⅰ. *Erysipelothrix, Lactobacillus*와 이와 유사한 세균

1. 주요한 균속과 균종

Erysipelothrix rhusiopathiae
Arcanobacterium spp.
Gardnerella vaginalis
Lactobacillus spp.
Weissella confusa

Ⅱ. 에리시펠로트릭스속의 일반적 성상 (Key to the Genus *Erysipelothrix*)

1) 그람양성 막대균, 곧거나 약간 굽고 가는 막대균이며 크기는 0.2-0.4 x 0.8-2.5 μm이다.
2) 긴 필라멘트 상으로 보이기도 한다.
3) 비운동성, 비아포성이다.
4) 조건무산소성으로 포도당을 분해하여 산은 생성하지만 가스는 생성하지 않는다.
5) 카탈라아제는 음성이다.

Ⅲ. *Erysipelothrix* 균종의 생화학적 성상

표 15-4 *Erysipelothrix* 균종의 동정을 위한 표현형의 특성인 생화학적 성상

특성	*E. rhusiopathiae*	*E. tonsillarum*
혈액우무배지에서 용혈성	None, α	None, α
카탈라아제	-	-
질산염 환원 시험	-	-
KIA 배지에서 H_2S 생성능	+	+
아세토인 생성(VP)	+	+
포도당 분해	+	+
설탕 분해	-	+
혈청형	1a,1b,2a,2b,4-6,8,9,11 12,15-17,19,21,type N	3,7,10,14,20,22,23

IV. 임상적으로 중요한 카탈라아제 음성 그람양성 막대균의 배양과 동정(보고서)

1. *Erysipelothrix rhusiopathiae*의 분리 동정 방법은?

1) 검체

2) 배지

3) 세균의 분리

4) 동정시험과 결과

(1) 그람염색

(2) 집락의 성상과 생화학적 시험

동정시험	결과	
	E. rhusiopathiae	*E. tonsillarum*
그람염색 염색성과 형태		
혈액우무배지에 발육한 세균의 집락 성상		
생화학적 시험		
카탈라아제		
질산염 환원 시험		
KIA 배지에서 H_2S 생성능		
포도당 분해		
설탕 분해		

*Erysipelothrix rhusiopathiae*의 분리와 동정

1. 세균의 분리

1) SBA(면양혈액배지)에 검체를 접종한다.
2) 멸균한 백금이로 가로긋기를 한다.
3) CO_2 배양기에서 35℃로 하룻밤 배양한다.

2. 세균의 동정

1) 집락 관찰

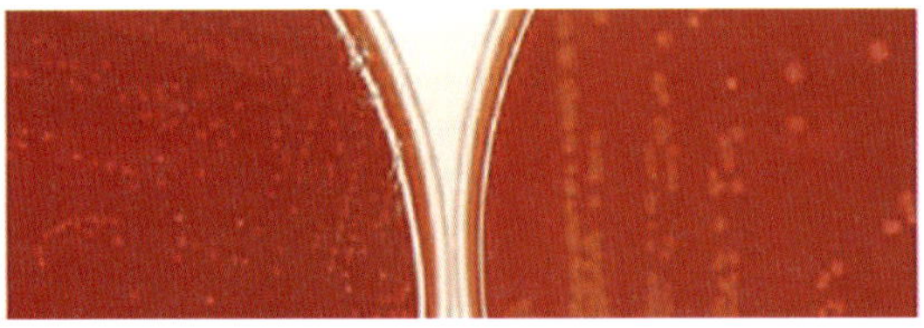

SBA : 작고 핀끝같은 집락, 알파용혈을 보일 수도 있다.

2) 그람염색

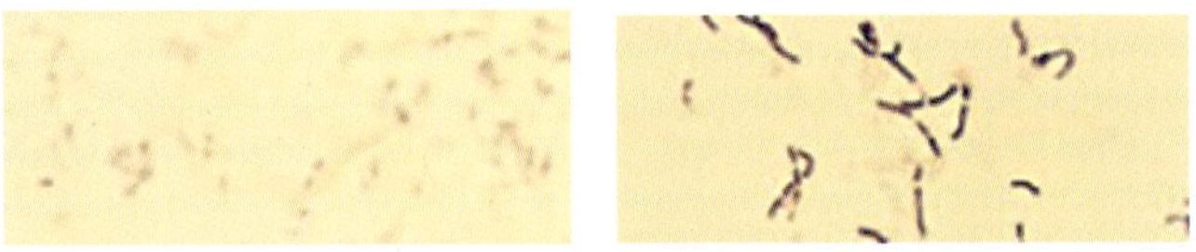

매끄러운 집락(왼쪽)과 거친 집락(오른쪽)의 그람염색이다.
그람양성 알막대균 또는 막대균(0.2~0.4 × 0.8~2.5 μm)

3) 카탈라아제 시험

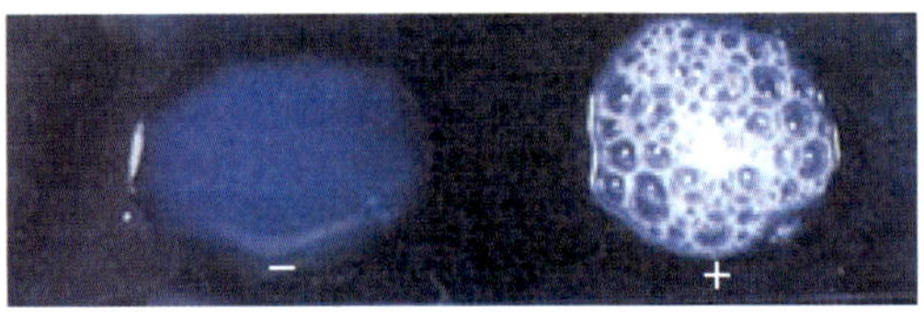

결과 : 음성(왼쪽)이다.

4) 주요 생물학적 생화학적 성상

(1) KIA 시험

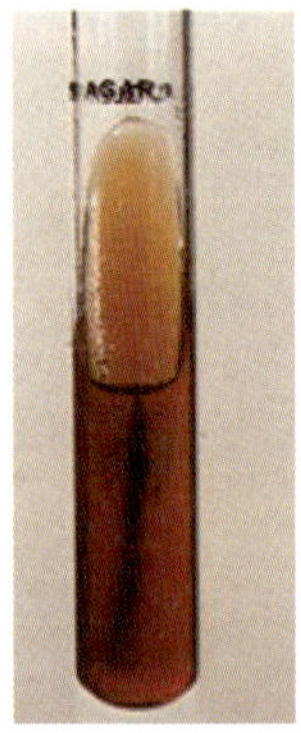

K/K, H_2S

(2) 젤라틴 시험

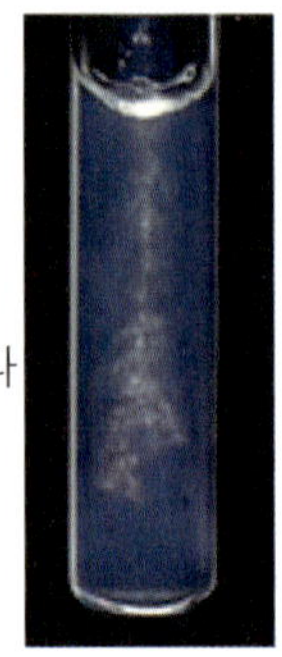

파이프클리너 처럼 액화한다

5) 생화학적 시험과 유사한 균속과의 감별

균속	산소요구성	카탈라아제	KIA/TSI H_2S	운동성	포도당 분해
Erysipelothrix	조건무산소성	-	+	-	+
Listeria	조건무산소성	+	-	+	+

2. *Gardnerella vaginalis*의 분리 동정 방법은?

1) 검체

2) 배지

3) 세균의 분리

4) 동정시험과 결과

(1) 그람염색

(2) 집락의 성상과 생화학적 시험

동정시험	결과	
	G. vaginalis	
그람염색 염색성과 형태		
혈액우무배지에 발육한 세균의 집락 성상		
생화학적 시험		

제4절 가지가 있는 그람양성 막대균

Ⅰ. 악티노미세스속의 일반적 성상 (Key to the Genus *Actinomyces*)

1) 그람양성 막대균이며 가늘고 곧거나 약간 굽은 막대균이며 크기는 0.2-1.0 x 2-5 μm 이지만 길이가 10-50 ㎛나 되는 필라멘트상의 모양을 하기도 한다.
2) 아포가 없으며 편모가 없어 비운동성이다.
3) Y, V, T 모양의 배열을 하거나 철책상(palisades) 배열을 하기도 한다.
3) 조건무산소성이지만 무산소환경에서 잘 발육하며 배양을 할 때에 CO_2를 증가시키면 잘 발육한다.
4) 카탈라아제 음성이다.

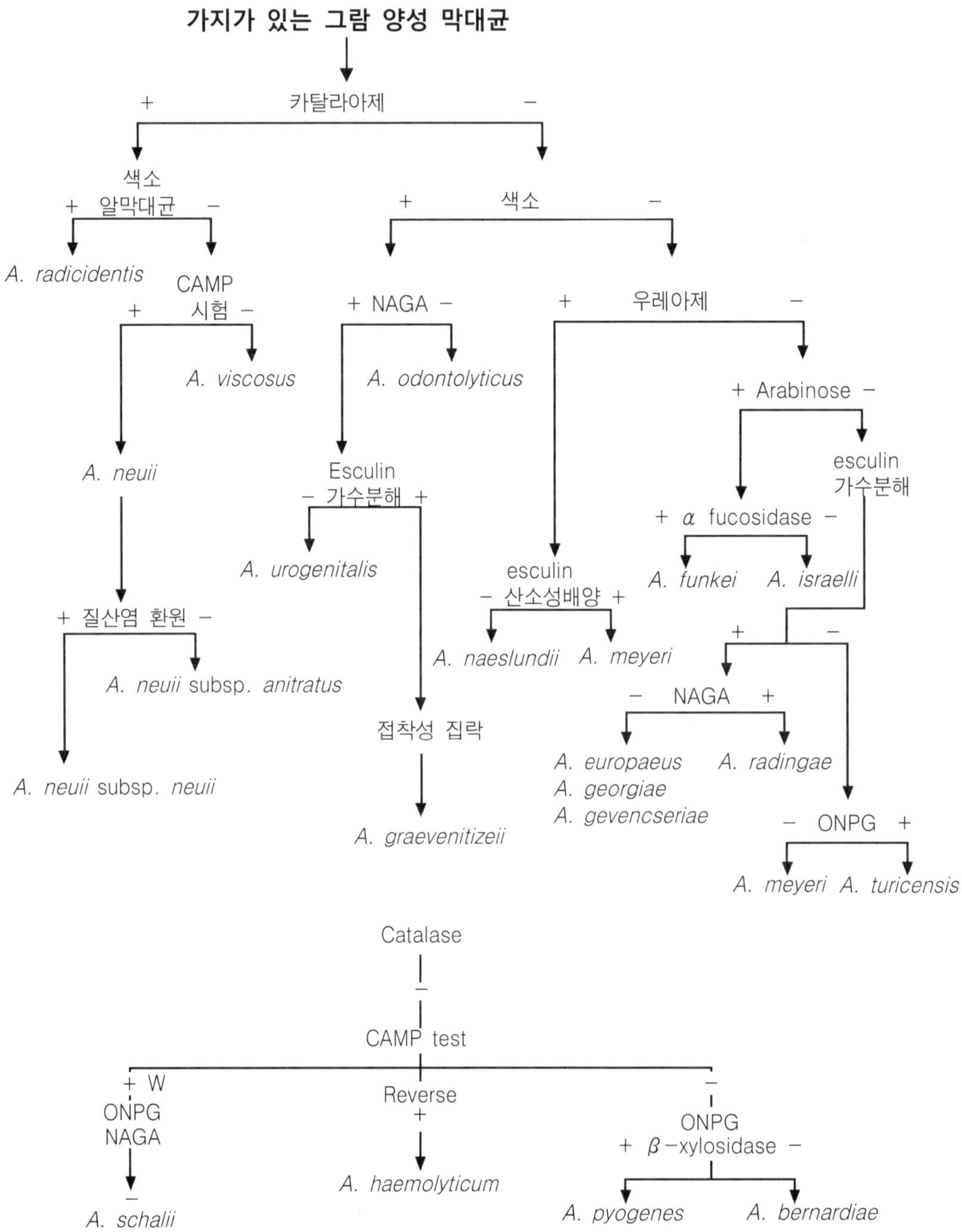

그림 15-2 *Actinomyces, Actinobaculum, Arcanobacterium*의 동정 흐름도

Ⅱ. 노카르디아속의 일반적 성상 (Key to the Genus *Nocardia*)

1) 그람양성 막대균이지만 염색성이 다양하며 크기는 0.5-1.2 μm이다.
2) 짧거나 또는 긴 곁가지 모양의 영양균사를 형성하기도 한다.
3) 아포가 없으며 비운동성이다.
4) 성장단계에 따라 약항산성으로 염색되기도 한다.
5) 영양우무에 발육한다.
6) 산소성이다.
7) 카탈라아제 양성이다.

Ⅲ. 스트렙토미세스속의 일반적 성상 (Key to the Genus *Streptomyces*)

1) 그람양성 막대균으로 가지가 있는 균사를 만들며 크기는 0.5-2.0 μm이다.
2) 산소성이다. 탄수화물을 산화적으로 분해한다.
3) 카탈라아제 양성이다.
4) 질산염을 아질산염으로 환원한다.

표 15-5 방선균류(Actinomycetes)동정에 이용되는 기질 분해성

균종	분해능[a] :				
	Casein	Tyrosine	Xanthine	Starch	Urease
Nocardia asteroides	-	-	-	-	+
Nocardia brasiliensis	+	+	-	-	+
Nocardia otitidiscaviarum	-	-	+	-	_
Actinomadura modura	+	+	-	+	-
Streptomyces pelletieri	+	+	-	-	-
Streptomyces somaliensis	+	+	-	V	-
Streptomyces griseus	+	+	+	+	V

[a] +, positive reaction (>90% positive); V, variable reaction (11 to 89% positive); -, negative reaction(<10% positive).

IV. 임상적으로 중요한 가지가 있는 그람양성 막대균의 배양과 동정(보고서)

1. *Actinomyces israelii*의 분리 동정 방법은?

1) 검체

2) 배지

3) 세균의 분리

4) 동정시험과 결과

(1) 그람염색

(2) 집락의 성상과 생화학적 시험

동정시험	결과	
	Actinomyces israelii	*A. funkei*
그람염색 염색성과 형태		
배지에 발육한 세균의 집락 성상		
카탈라아제		
색소 생성		
우레아제		
아라비노오스		
α-fucosidase		

*Actinomyces israelii*의 분리와 동정

1. 세균의 분리

1) SBA(면양혈액배지) 배지에 검체를 접종한다.
2) 멸균한 백금이로 가로긋기를 한다.
3) CO_2 배양기에서 35℃로 최소 3-7일간 배양한다.

2. 세균의 동정

1) 집락 관찰

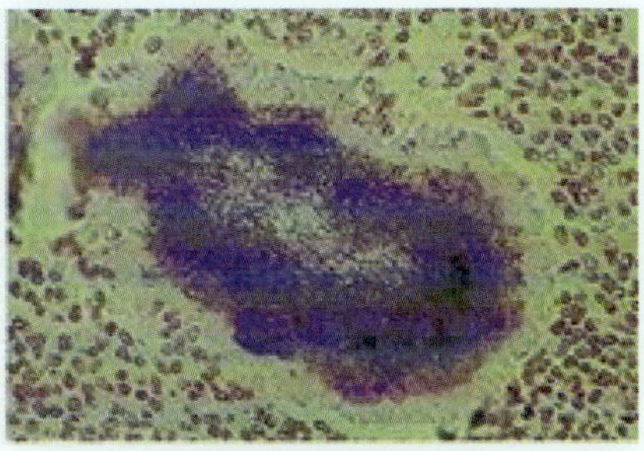

유황과립(sulfur granules)

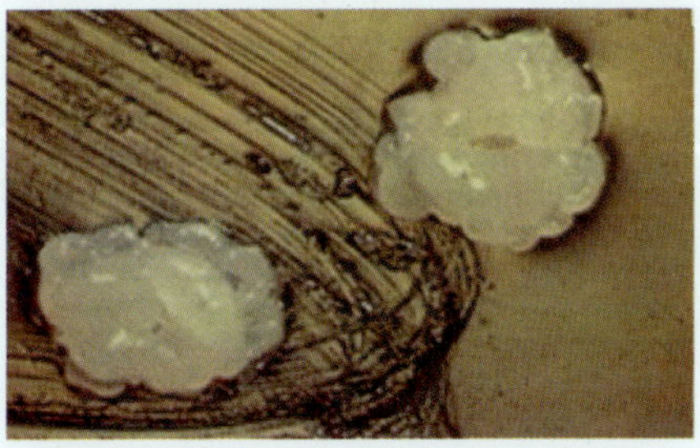

어금니 모양의 집락을 특징으로 한다.

2) 그람염색

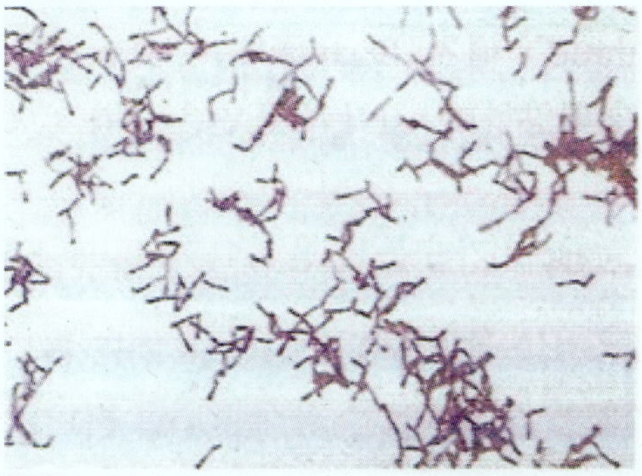

가지가 있는 막대균으로 크기는 0.2~1 × 2~5 μm 이지만 길이가 10~50 μm나 되는 것도 있다.

3) 카탈라아제 시험

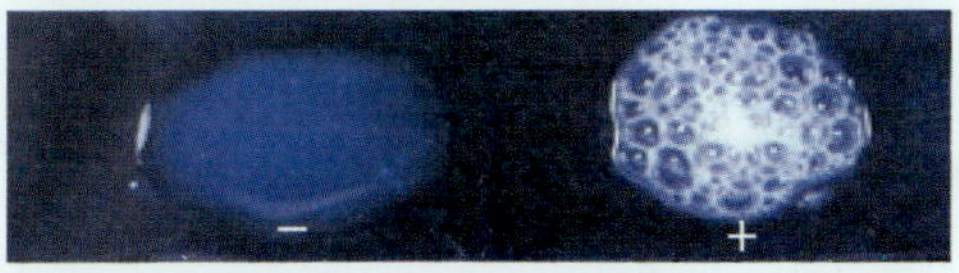

결과: 음성(왼쪽)이라야 한다

4) 생화학적 성상

Catalase	Indole	Nitrate	Esculin	Motility	Urea	Pigment
-	-	+	+	-	-	-

2. *Nocardia asteroides*의 분리 동정 방법은?

1) 검체

2) 배지

3) 세균의 분리

4) 동정시험과 결과

(1) 그람염색

(2) 집락의 성상과 생화학적 시험

동정시험	결과	
	Nocardia asteroides	*N. brasiliensis*
그람염색 염색성과 형태		
항산성 염색		
배지에 발육한 세균의 집락 성상		
생화학적 시험		
카탈라아제		
카제인		
Tyrosine		
Xanthine		
전분		
우레아제		

Nocardia asteroides의 분리와 동정

1. 세균의 분리

1) SBA(면양혈액배지) 배지와 7H11 배지에 검체를 접종(SDA, Lowenstein-Jensen 배지에서도 발육)한다.
2) 멸균한 백금이로 가로긋기를 한다.
3) 배양기에서 25-35℃로 5-7일간 배양한다.

2. 세균의 동정

1) 항산성 염색

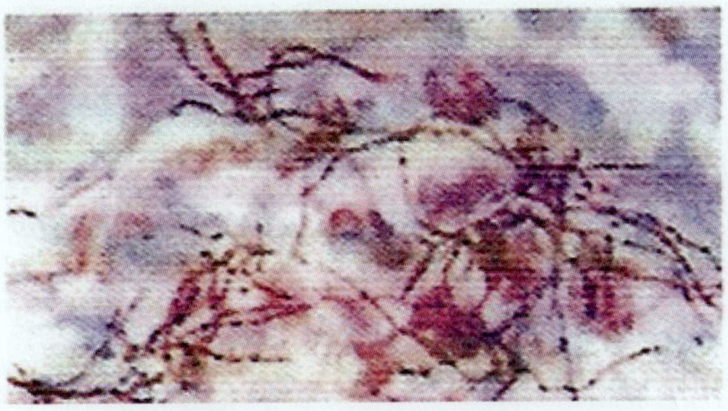

약(부분)항산성, 가지가 있고 기다란 막대균

3) 카탈라아제 시험

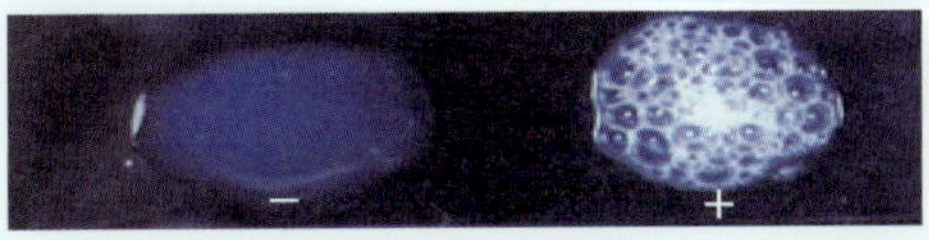

결과 : 양성(오른쪽)이다.

2) 집락 관찰

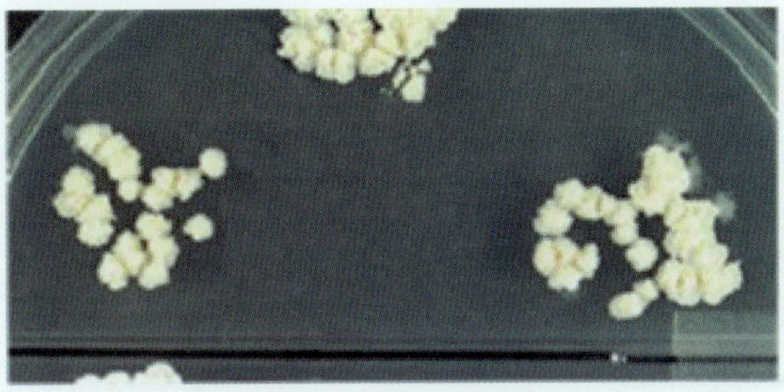

7H11 배지: *Nocardia asteroides*의 집락.
기중균사(aerial hyphae) 때문에 백악질 흰색내지는 오렌지색과 연어 살색의 집락이다.

4) 생화학적 시험과 다른 균종과의 감별

균속	Casein	Tyrosine	Xanthine	Starch	Urease
N. asteroides	-	-	-	−	+
N. brasiliensis	+	+	-	-	+

제16장 포도당 발효성, 그람음성 막대균의 분리와 동정

제1절 맥콘키배지 양성, 포도당 발효성, 옥시다아제 음성, 그람음성 막대균

Ⅰ. 장내세균과의 주요 균종

사람에서 흔히 집락화 되거나 사람의 감염과 관련된 장내세균과의 균속과 균종은 다음과 같다.

Citrobacter freundii	*Citrobacter doseri*	*Citrobacter amalonaticus*
Edwardsiella tarda	*Klebsiella aerogenes*(이전 학명: *Enterobacter aerogenes*)	
Enterobacter cloacae	*Pantoea agglomeranas*	*Enterobacter gergoviae*
Enterobacter sakazakii	*Enterobacter amnigenus*	*Enterobacter taylorae*
Escherichia coli	*Hafnia alvei*	*Klebsiella pneumoniae*
Klebsiella oxytoca	*Klebsiella ozaenae*	*Morganella morganii*
Plesiomonas shigelloides	*Proteus mirabilis*	*Proteus vulgaris*
Proteus penneri	*Providencia rettgeri*	*Providencia stuartii*
Salmonella, all serotypes	*Serratia marcescens*	*Serratia liquefaciens group*
Shigella dysenteriae (group A)	*Shigella flexneri* (group B)	*Shigella boydii* (group C)
Shigella sonnei (group D)	*Yersinia pestis*	*Yersinia enterocolitica*
Yersinia frederiksenii	*Yersinia intermedia*	*Yersinia pseudotuberculosis*

Ⅱ. 장내세균과의 일반적 성상 (Key to the Family Enterobacteriaceae)

1) 그람음성 막대균이며 크기는 0.3~1 x 1~6 μm이다.
2) 아포를 만들지 않는다.
3) 주모성 편모로 운동성이거나 또는 비운동성이다.
4) 영양우무배지와 맥콘키배지에서 발육한다.
5) 조건무산소성균으로 산소성 또는 무산소성으로 발육한다.
6) 포도당을 발효형식으로 분해한다.
7) 옥시다아제 음성이다.
8) 카탈라아제 양성이다.
9) 질산염을 아질산염으로 환원하며 아질산염은 더 환원하지 않는다.

Ⅲ. 장내 병원성 세균의 일반적 성상

1. *Escherichia*의 일반적 성상 (Key to the Genus *Escherichia*)

1) 그람음성 막대균이며 크기는 1.1 ~ 1.5 x 2.0 ~ 6.0 μm이다.
2) 많은 균주에서 협막을 보인다.
3) 주모성 편모로 운동성이거나 또는 비운동성인 균종도 있다.
4) 영양우무배지와 맥콘키배지에서 발육한다.
5) 조건무산소성이며 포도당과 유당을 발효형식으로 분해한다.
6) 질산염을 환원하며 카탈라아제 양성이고 옥시다아제 음성이다.
7) 구연산염은 이용하지 않는다.

2. *Salmonella*의 일반적 성상 (Key to the Genus *Salmonella*)

1) 그람음성 막대균이며 크기는 0.7~1.5 × 2.0~5.0 μm이다.
2) 주모성 편모로 운동성이다.
3) 영양우무배지와 맥콘키배지에서 발육한다.
4) 조건무산소성이며 포도당을 발효형식으로 분해한다.
5) 질산염을 환원한다.
6) 카탈라아제 양성이다.
7) 옥시다아제 음성이다.
8) 인돌과 V-P시험 음성이다.
9) 페닐알라닌 탈아미노효소와 우레아제를 생성하지 않는다.

3. *Shigella*의 일반적 성상 (Key to the Genus *Shigella*)

1) 그람음성 막대균이며 비운동성이다.
2) 영양우무배지와 맥콘키배지에서 발육한다.
3) 조건무산소성이며 포도당을 발효형식으로 분해하여 산을 생성하지만 가스는 생성하지 않는다.
4) 질산염을 환원한다. 메틸레드시험 양성이다.
5) 카탈라아제 양성이고 옥시다아제 음성이다.
6) 페닐알라닌 탈아민반응 음성이다.
7) H_2S를 생성하지 않는다.
8) 구연산염과 말로네이트를 이용하지 않는다.
9) 우레아제를 생성하지 않는다.

4. *Yersinia*의 일반적 성상 (Key to the Genus *Yersinia*)

1) 그람음성 막대균이며 크기는 0.5~0. 8× 1~3 μm이다.
2) 영양우무배지와 맥콘키배지에서 발육한다.
3) 조건무산소성이며 포도당을 발효형식으로 분해한다.
4) 질산염을 환원한다.
5) 카탈라아제 양성이다. 옥시다아제 음성이다.
6) H_2S를 생성하지 않는다.
7) 페닐알라닌 탈아미노효소를 생성하지 않는다.

IV. 생화학적 시험에 의한 장내세균과 동정의 흐름도

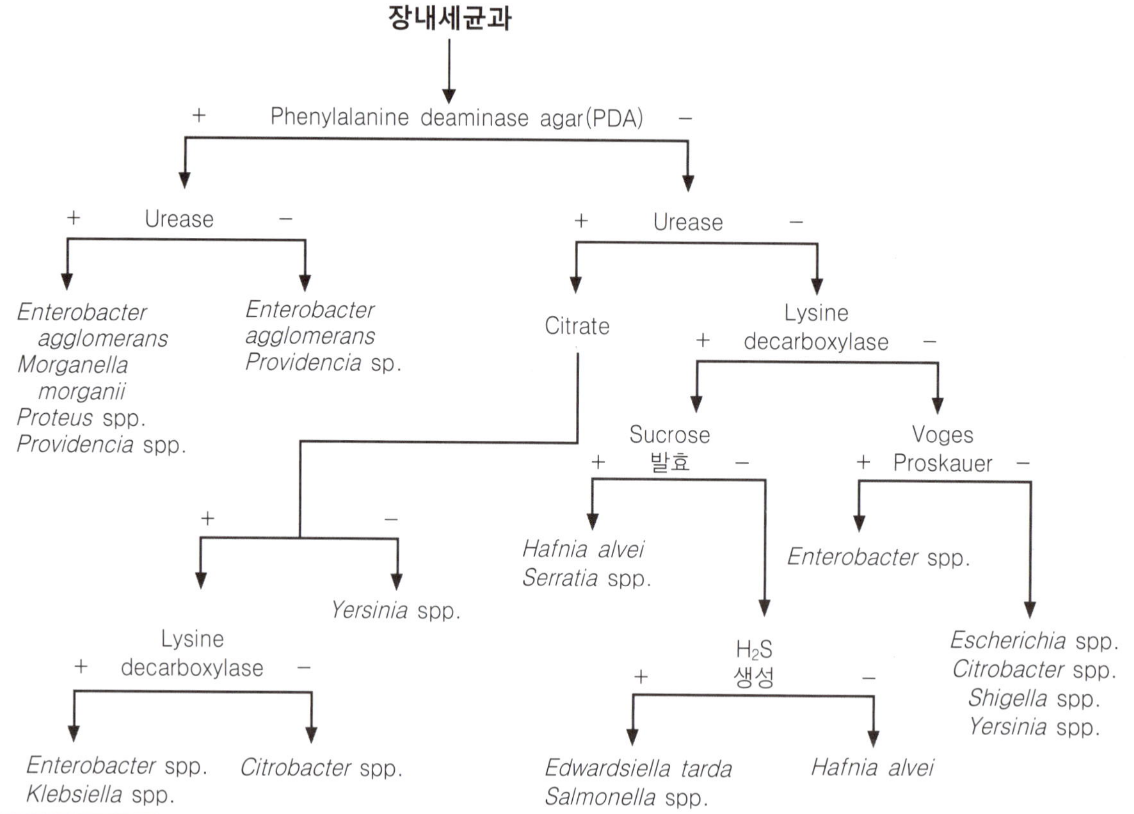

그림 16-1 기본적인 생화학적 반응에 의한 장내세균과 주요 균속과 균종의 동정 흐름도

장내세균과 균종의 동정에 필요한 중요한 생화학적 시험

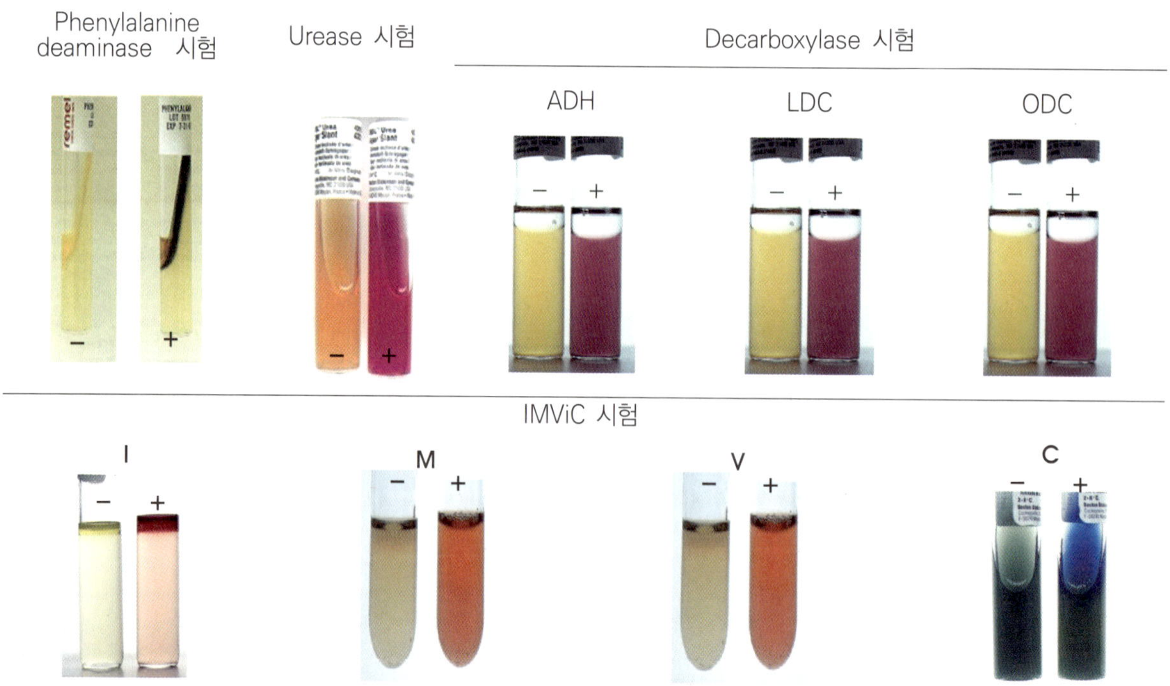

V. 장내세균과 병원성 세균분리를 위한 배지(보고서)

장내세균과 세균의 배양을 위한 배지, 선택배지, 증균배지의 탄수화물의 종류, 지시약, 억제물질, 억제되는 세균, 탄수화물 분해 시 집락의 색깔을 기록하시오.

배지	배지의 조성			
	억제물질과 억제되는 세균	탄수화물	pH와 H_2S의 지시약과 집락의 색깔	집락의 색깔에 따라 예상하는 세균
맥콘키배지				
EMB 배지				
Salmonella Shigella 선택배지				
SS 배지				
HE 배지				
XLD 배지				
Salmonella Shigella 증균배지				
GN 액체배지				
Selenite 액체배지				

VI. 장내세균과 세균의 동정을 위한 생화학적 성상

1. 장내세균과 균속과 균종의 동정에 주로 사용하는 생화학적 성상

1) 장내세균과의 TSI 성상

장내세균과 세균 중 장내 병원성 세균은 물론 장 이외의 임상검체에 잘 분리되는 주요 균속과 균종의 TSI 성상은 표 16-1과 같다.

표 16-1 장내세균과 주요 균속과 균종의 TSI 성상

A/AG	A/AG H_2S^+	ALK/A	ALK/AG	ALK/AG H_2S^+	ALK/A H_2Sw
Citrobacter spp.	***Citrobacter* spp.**	*Escherichia coli*	*Escherichia coli*	*Citrobacter* spp.	***Salmonella enterica* serovar Typhi**
Escherichia coli	***Proteus vulgaris***	*Klebsiella rhinoscleromatis*	*Citrobacter* spp.	*Edwardsiella tarda*	
***Enterobacter* spp.**		***Morganella***	*Enterobacter* spp.	***Proteus mirabilis***	
Hafnia alvei		*Proteus penneri*	*Hafnia*	***Salmonella* spp.**	
***Klebsiella* spp.**		*Providencia* spp.	*Klebsiella* spp.		
Yersinia spp.		***Serratia* spp.**	*Proteus myxofaciens*		
		***Shigella* spp.**	*Proteus alcalifaciens*		
		***Yersinia* spp.**	***Salmonella enterica* serovar Paratyphi**		
			***Serratia* spp.**		
			Yersinia kristensenii		

[a] A, 산성; ALK, 알칼리성; G, 가스; +,양성; w, 약하게.

[b] *Yersinia fadericksenii*는 포도당을 분해하여 가스를 생성하고; *Yersinia enterocolitica*는 포도당과 설탕을 분해하여 산을 생성하지만 가스는 생성하지 않는다.

2) 장내세균과 균속의 동정에 사용하는 생화학적 성상

장내세균과 균속의 동정에 주로 사용하는 페닐알라닌 탈아민 반응, 우레아제 시험, ONPG 시험, 말로네이트 시험, 젤라틴 시험에 관한 생화학적 성상은 표 16-2와 같다.

표 16-2 장내세균과 균속의 동정에 주로 사용하는 생화학적 성상에 대한 양성 반응

Phenylalanine deaminase	Urease	ONPG	Malonate	Gelatin hydrolysis
Morganella	*Citrobacter*	*Cedecea*	*Cedecea*	*Proteus*
Proteus	*Edwardsiella*	*Citrobacter*	*Citrobacter koseri*	*Serratia*
Providencia	*Klebsiella*	*Enterobacter*	*Enterobacter*	
	Morganella	*Escherichia*	*Klebsiella*	
	Proteus	*Hafnia alvei*	*Kluyvera*	
	Providencia rettgeri	*Klebsiella*	*Leclercia*	
	Yersinia	*Kluyvera*	*Serratia rubidaea*	
		Leclercia		
		Serratia		
		Shigella sonnei		
		Yersinia		

3) 장내세균과 균속과 균종의 IMViC 성상

장내세균과 중에서 가장 흔히 검출되는 균속과 균종의 동정에 중요한 젖당의 반응과 IMViC 성상은 표 16-3과 같다.

표 16-3 유당의 반응과 IMViC 성상

젖당의 발효	반응과 균속 또는 균종[a]:				
	++--	--++	-+-+	++-+	-+--
빠르게	*Escherichia*	*Klebsiella* ***Klebsiella oxytoca*** **(+-++)** *Enterobacter*	*Citrobacter*		
느리게	*Escherichia* *Leclercia*	*Cedecea lapagei* *Hafnia alvei* (--+-) *Klebsiella* *Enterobacter* *Serratia*	*Citrobacter freundii* *Cedecea davisae* *Salmonella*	*Kluyvera* *Citrobacter*	*Shigella sonnei* *Klebsiella ozanae* *Klebsiella rhinoscleromatis* *Proteus penneri*
비발효	*Edwardsiella* *Proteus vulgaris* *Morganella*		*Salmonella* *Salmonella enterica* serovar Typhi (-+--) *Proteus mirabilis*	*Providencia*	*Shigella* *Yersinia*

[a]IMViC 반응에 대한 양성 또는 음성

5) *E. coli, Shigella, Salmonella, Yersinia* 균종의 생화학적 특성

장내세균과의 균속 중에서 임상적으로 중요한 장내병원성 세균인 *E. coli* O157:H7, *Shigella, Salmonella, Yersinia* 종의 생화학적 특성은 표 16-4, 16-5, 16-6과 같다.

표 16-4 *E. coli*와 *Shigella* 종의 생화학적 특성

특성	*E. coli*	*E. coli* O157:H7	*Shigella*
TSI	A/AG	A/AG	K/A
Indole	+	+	V
Methyl red	+	+	+
Voges-Proskauer	-	-	-
Citrate	-	-	-
Sorbitol	+	-	V
Lactose	+	+	-/+
Xylose	+	+	-
Lysine	+	+	-
Motility	+	+	-

표 16-5 *Salmonella* 종의 생화학적 특성

특성	*Salmonella* spp.[b]	*Salmonella* serotype Typhi	*Salmonella* serotype Paratyphi A
TSI	K/AG H_2S	K/A H_2S (조금)	K/AG
Indole	-	-	-
Methyl red	+	+	+
Voges-Proskauer	-	-	-
Citrate	+	-	-
Lysine	+	+	-
Ornithine	+	-	+
Arabinose	+	-	+
Rhamnose	+	-	+

A, 산; K, 알칼리; G, 가스; +, 양성 반응(90% 이상); V, +/- (11-89% 양성); -, 음성(10 이하 양성)
b, 분리되는 *Salmonella* 혈청형 대부분에서 양성 반응

표 16-6 *Yersinia* 종의 생화학적 특성

Species	Indole	Methyl red	Urea	Ornithine	Sucrose	Rhamnose	Melibiose
Y. pestis	-	V	-	-	-	-	V
Y. enterocolitica	V	+	V	+	+	-	-
Y. pseudotuberculosis	-	+	+	-	-	+	+
Y. frederiksenii	+	+	V	+	+	+	-
Y. intermedia	+	+	V	+	+	+	+
Y. mollaretii	-	+	-	+	+	-	-
Y. bercovieri	-	+	V	+	+	-	-
Y. rohdel	-	V	V	+	+	-	V
Y. kristensenii	V	+	V	+	-	-	-

*+, 양성반응(≥90% 양성); V, +/- (11 to 89% 양성); -, 음성 반응(≤10% 양성)

6) 혈청학적 응집검사

(1) *Samonella* spp.의 혈청학적 시험 시는 시험세균의 세균부유액을 만들어 우선 다가항혈청에 대한 응집시험을 한다.
S. Typhi는 아주 드문 일이지만 Vi 항원이 없이 다가항혈청과 같이 O 항원 그룹 D에 응집이 되는 일이 있다. 만일 생화학적으로 *S.* Typhi가 동정이 되고 Vi 항원이 검출되지 않고 O 항원 그룹 D에 응집되면 "*S.* Typhi no Vi antigen detected"라고 보고한다.

(2) 만일 Vi 항원에 응집되면 O항원은 가려져서 응집되지 않는다.
만일 분리균이 생화학적으로 *S.* Typhi로 동정이 되고 Vi 항원이 검출되고 O 항원 D에 대한 항혈청에 응집되지 않으면 세균부유액을 끓는 물에 10 - 15분 가온하고 식혀서 다시 다가항혈청과 각각의 항혈청과 응집반응을 시험한다.

(3) 가온 후 반응에서 Vi 항혈청에 응집되지 않고 그룹 D 항체에 응집되면 *S.* Typhi로 추정하고 편모항원에 대한 응집시험으로 확정시험을 한다.

(4) 편모항원 d 항원이 항혈청에 응집되면 *S.* Typhi로 확정한다.

(5) *Shigella* spp.의 혈청학적 시험에서는 세균 부유액과 *Shigella* O 항원 그룹 A에서 D까지 항혈청과 반응시켜 이 중 어느 항원과 응집되는 지를 관찰한다.

(6) 생화학적 시험에서 *Shigella* spp.로 동정되고 만일 O 항원 A 그룹에 대한 항혈청에 응집되면 *Shigella dysenteriae* O group A로 보고한다.

(7) 만일 생화학적 시험에서 *Shigella* spp.로 동정되고 O 항원의 어느 하나에도 응집되지 않으면 세균부유액을 끓는 물에 30 - 60분 가온하여 식힌 후 다시 항혈청과 응집반응을 시험한다. 이 경우에도 응집되지 않으면 *Shigella* spp.는 아닌 것으로 본다.

7) 장내세균과 세균의 감별에 사용하는 TSI 성상

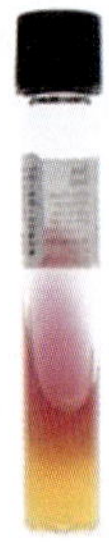

K/A

포도당만 분해
Glucose

↓

발효성 세균

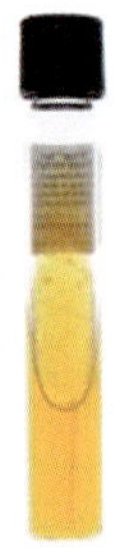

A/A

포도당
젖당/설탕
분해

↓

발효성 세균

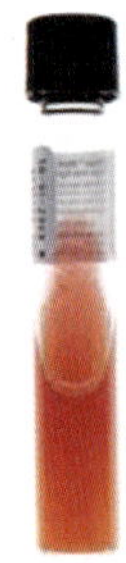

K/NC

포도당 분해
알 수 없다

↓

비발효성 세균

Triple sugar iron agar의 조성

Beef extract	3g
Yeast extract	3g
Peptone	15g
Proteose	5g
Dextrose	1g
Lactose	10g
Sucrose	0.2g
Ferrous sulfate	0.2g
Sodium chloride	5g
Sodium thiosulfate	0.3g
Agar	12g
Phenol red	0.024g
H_2O	1L

Final pH 7.4 +/- 0.2 at 25℃

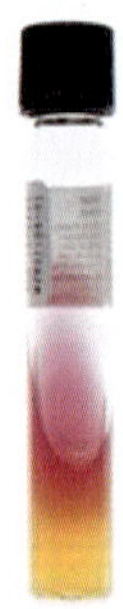

K/A

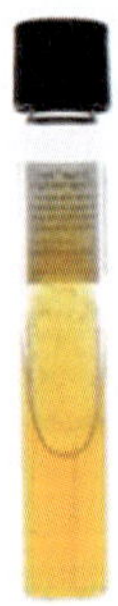

A/A

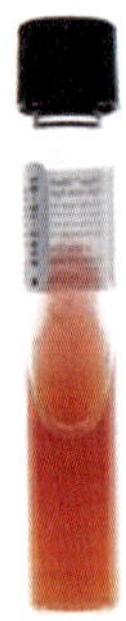

K/NC

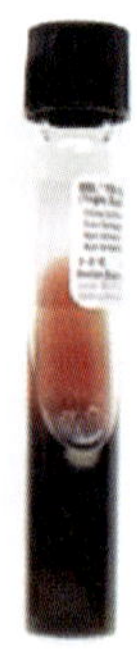

K/A H_2S

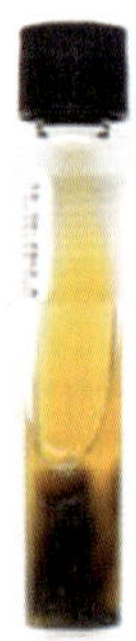

A/A H_2S

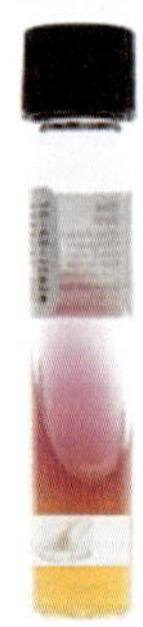

K/AG

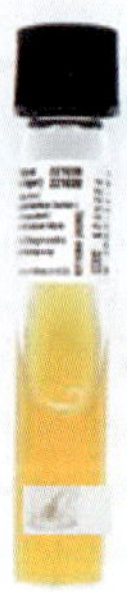

A/AG

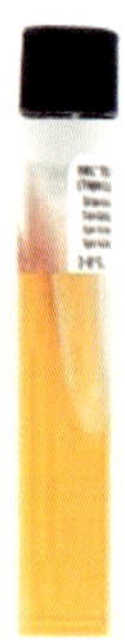

A/A

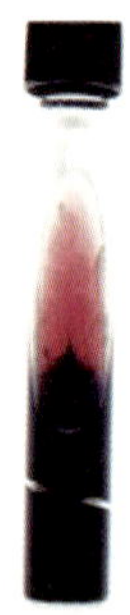

K/A H_2SG

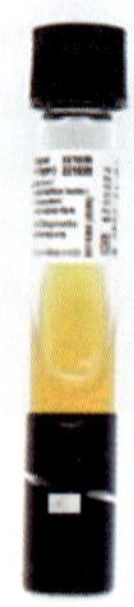

A/A H_2SG

8) 장내세균과 균종의 API 성상

Escherichia coli ATCC 25922

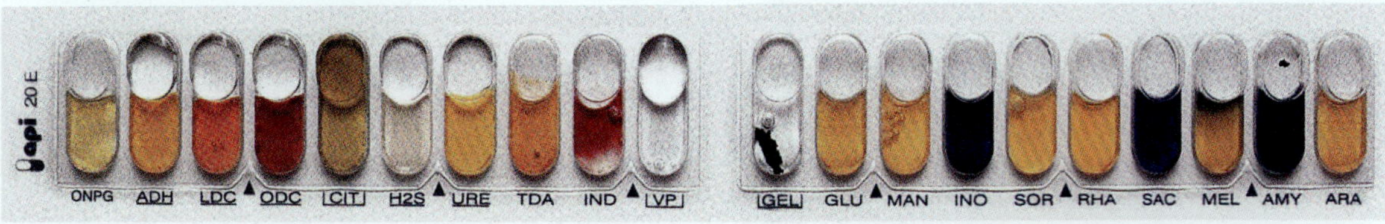

ONPG	ADH	LDC	ODC	CIT	H2S	URE	TDA	IND	VP	GEL	GLU	MAN	INO	SOR	RHA	SAC	MEL	AMY	ARA
+	−	+	+	−	−	−	−	+	−	−	+	+	−	+	+	−	+	−	+

Klebsiella pneumoniae ATCC 35657

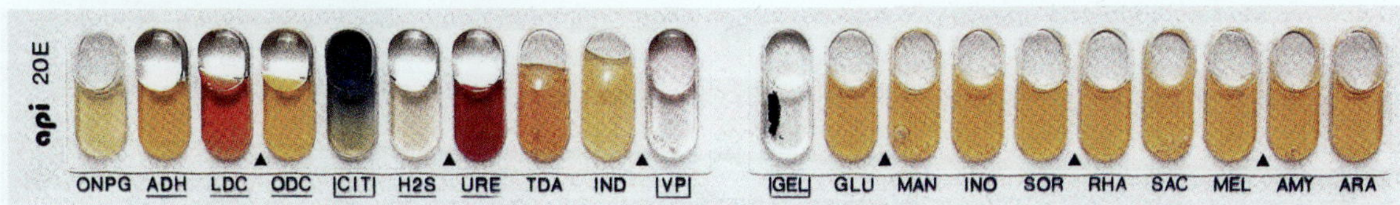

ONPG	ADH	LDC	ODC	CIT	H2S	URE	TDA	IND	VP	GEL	GLU	MAN	INO	SOR	RHA	SAC	MEL	AMY	ARA
+	−	+	−	+	−	+*	−	−	+*	−	+	+	+	+	+	+	+	+	+

Enterobacter cloacae ATCC 13047

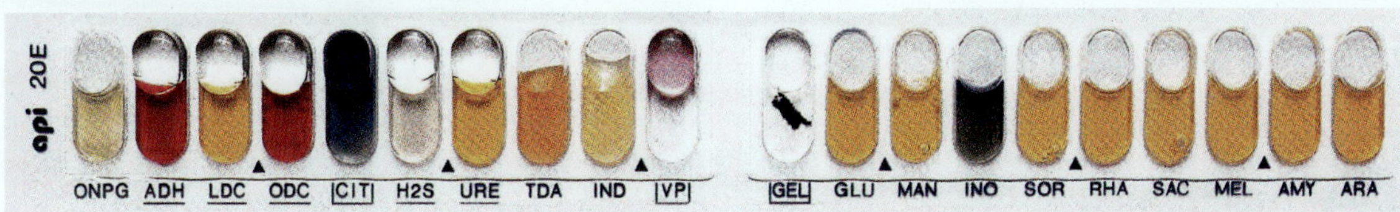

ONPG	ADH	LDC	ODC	CIT	H2S	URE	TDA	IND	VP	GEL	GLU	MAN	INO	SOR	RHA	SAC	MEL	AMY	ARA
+	+	−	+	+	−	−	−	−	+	−	+	+	−	+	+	+	+	+	+

Proteus mirabilis ATCC 35659

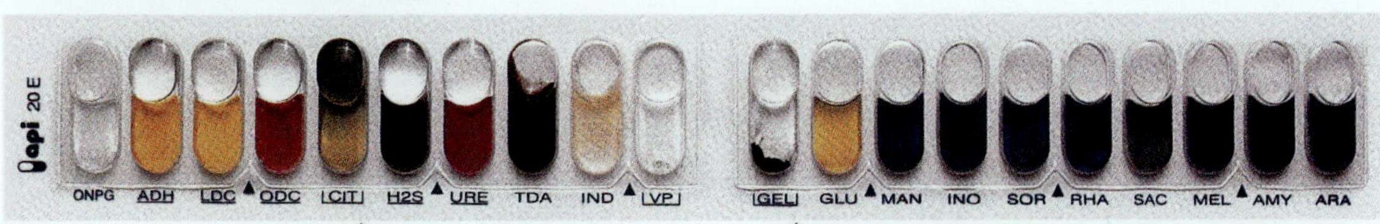

ONPG	ADH	LDC	ODC	CIT	H2S	URE	TDA	IND	VP	GEL	GLU	MAN	INO	SOR	RHA	SAC	MEL	AMY	ARA
−	−	−	+	±*	+	+	+	−	−	−*	+	−	−	−	−	−	−	−	−

Ⅶ. 가장 흔히 발견되는 장내세균과 균종의 생화학적 성상(보고서)

1. TSI의 성상이 다음과 같을 때 예상하는 균속 또는 균종명을 쓰시오.

K/A	
K/AG	
K/AGH_2S	
K/AH_2S^w	
A/AG	
A/AH_2S	

2. Phenylalanine deaminase 시험에 양성인 세균의 균속명을 쓰시오.

3. Urease 양성인 세균명을 쓰시오.

4. Gelatin 양성인 세균

5. H_2S 양성인 세균

6. 다음 세균의 IMViC 성상과 젖당의 분해성을 + 또는 - 로 표시하시오.

세균	I	M	V	C	젖당
Escherichia coli					
Shigella dysenteriae					
Shigella flexneri					
Shigella boydii					
Shigella sonnei					
Salmonella Typhi					
Salmonella Paratyphi A					
Yersinia pseudotuberculosis					
Edwardsiella tarda					
Citrobacter					
Klebsiella aerogenes(이전 학명: *Enterobacter aerogenes*)					
Enterobacter cloacae					
Klebsiella pneumoniae					
Klebsiella oxytoca					
Enterobacter aerogenes					
Enterobacter cloacae					

7. IMViC 성상이 다음과 같을 때 예상하는 균명을 쓰시오.

IMViC 성상	예상하는 세균
++--	
--++	
-+-+	
++-+	
-+--	
+-++	

Ⅷ. 장내세균과 세균의 배양과 동정(보고서)

1. *Escherichia coli*의 분리 동정 방법은?

2. *Escherichia coli* O157:H7의 분리 동정 방법은?

1) 검체

2) 배지

3) 세균의 분리

4) 동정시험과 결과

(1) 그람염색

(2) 배지에 발육한 세균의 집락성성과 생화학적 시험

동정시험	결과	
	Escherichia coli	*Escherichia coli* O157:H7
그람염색 염색성과 형태		
배지에 발육한 세균의 집락 성상		
생화학적 시험		

(3) *Escherichia coli* O157:H7의 API 20E 성상:

(4) *E. coli*의 API 20E 성상

(5) 혈청학적 시험

*E. coli*의 분리와 동정

1. 세균의 분리

1) 맥콘키배지 또는 EMB 배지, SS 배지에 검체를 접종한다.
2) 멸균한 백금이로 가로긋기를 한다.
3) 배양기에서 35℃로 24시간 배양한다.

2. 세균의 동정

1) 집락 관찰

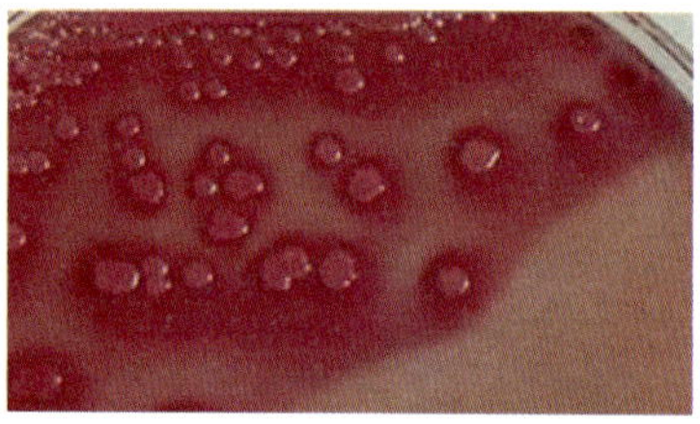

MacConkey 배지 : 집락은 크고 적색, 집락 주위의 배지도 적색

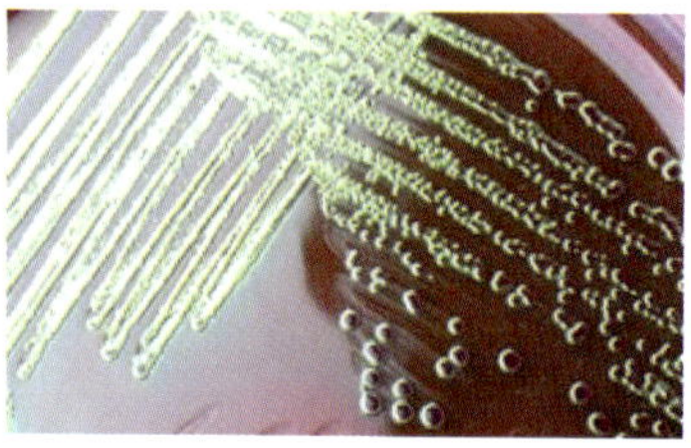

EMB : 금속성 광택의 녹색 집락

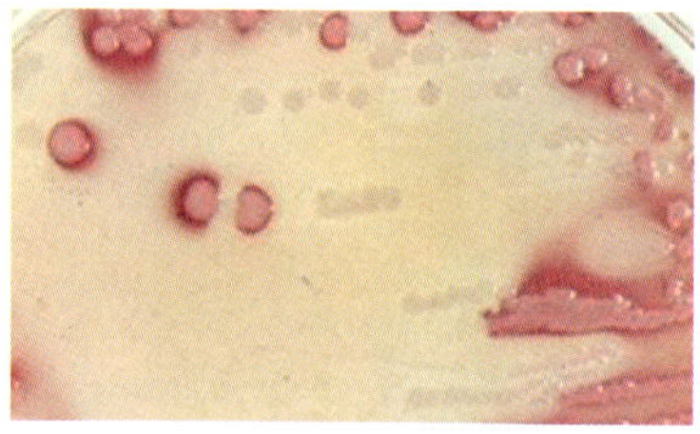

SS agar : 적색 집락

2) 그람염색

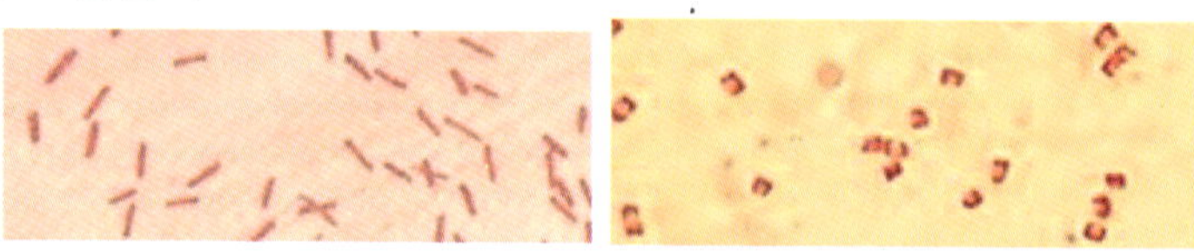

그람음성 막대균으로 크기는 1.1~1.5 × 2~6 ㎛이며, 극염색성을 보이기도 한다.

3) 옥시다아제 시험 :

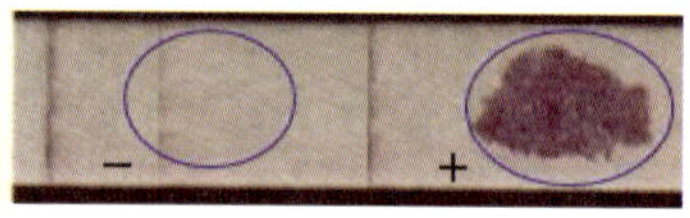

결과: 음성(왼쪽)이라야 한다

4) 주요 생화학적 성상

TSI

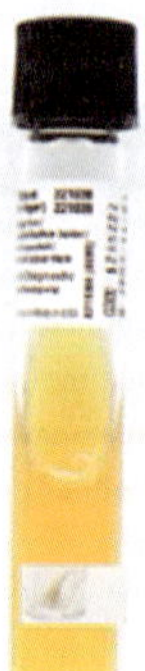

A/AG

IMViC

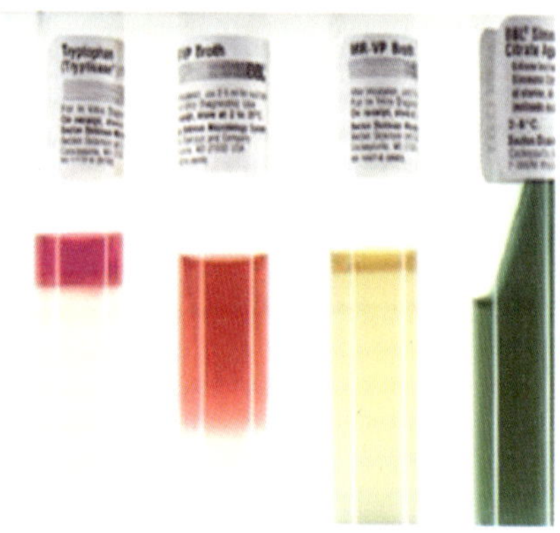

\+ \+ − −

5) 병원성 *E. coli*는 혈청학적 시험으로 최종 동정

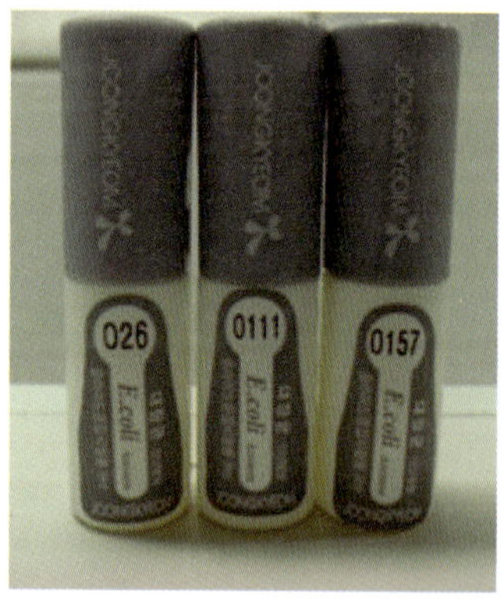

O111: EPEC 항혈청
O26 , O157: EHEC 항혈청

3. *Salmonella* spp.의 분리 동정 방법은?

1) 검체

2) 배지

3) 세균의 분리

4) 동정시험과 결과

(1) 집락의 성상과 생화학적 시험

동정시험	결과	
	Salmonella Typhi	*Salmonella* Paratyphi A
그람염색 염색성과 형태		
배지에 발육한 세균의 집락 성상		
생화학적 시험		

(2) 혈청학적 시험

Salmonella Typhi(*S. enterica* serovar Typhi)의 분리와 동정

1. 세균의 분리

1) 맥콘키배지, SS 배지, XLD 배지, HE 배지에 검체를 접종한다.
2) 멸균한 백금이로 가로긋기를 한다.
3) 배양기에서 35℃로 24시간 배양한다.

2. 세균의 동정

1) 집락 관찰

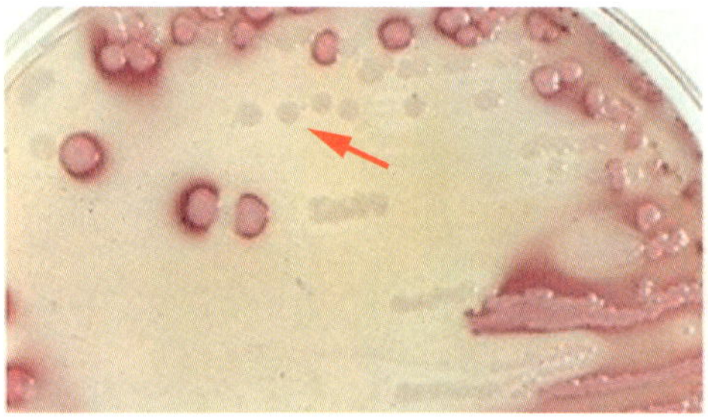

MacConkey 배지: 무색 집락

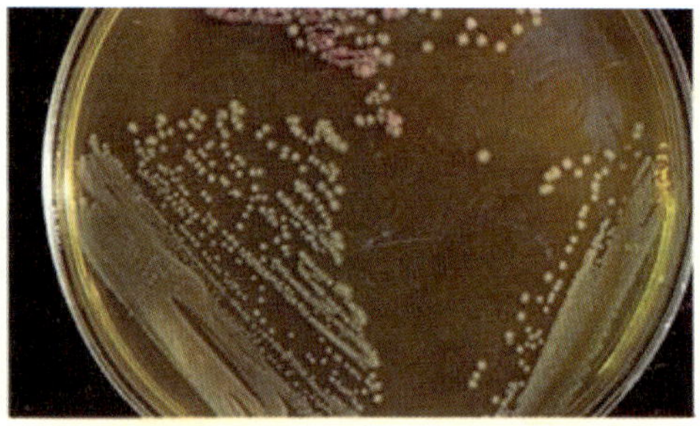

SS 배지: 무색 또는 검은색 집락

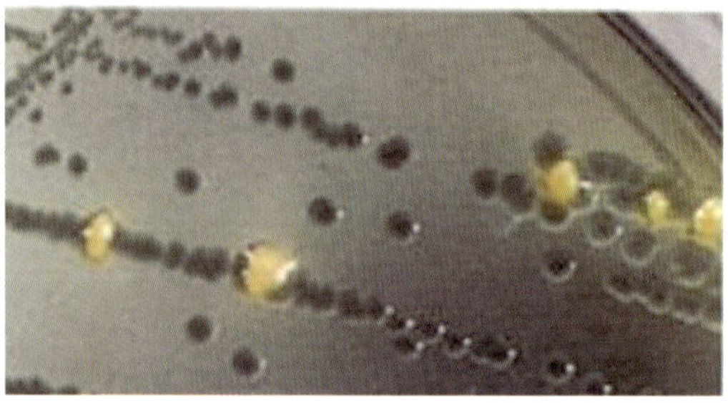

HE 배지: 녹청색 또는 검은색 집락

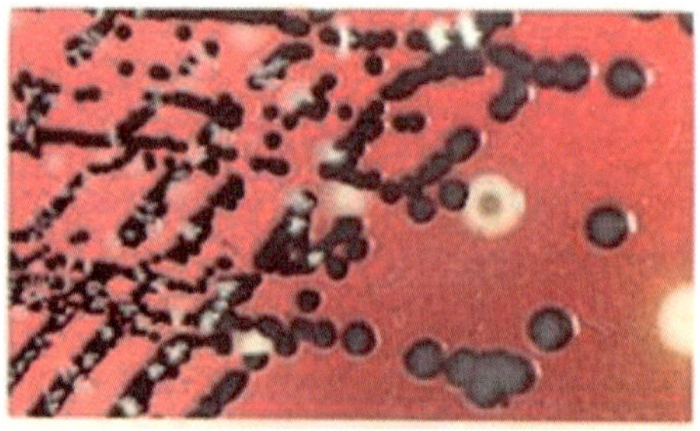

XLD 배지: 적색 또는 검은색 집락

2) 그람염색

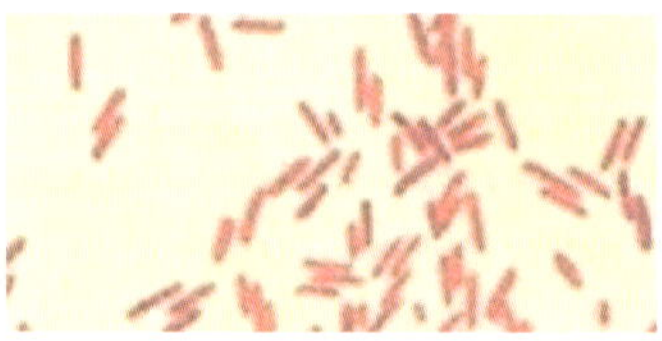

그람음성 막대균

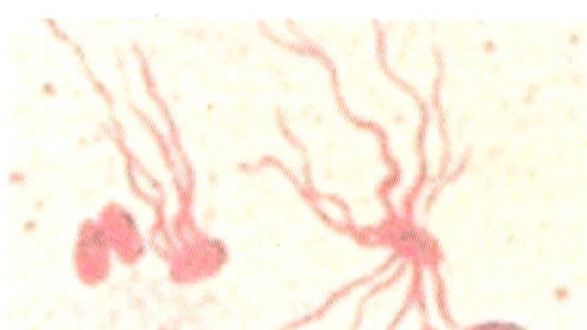

주모성 편모

3) 옥시다아제 시험

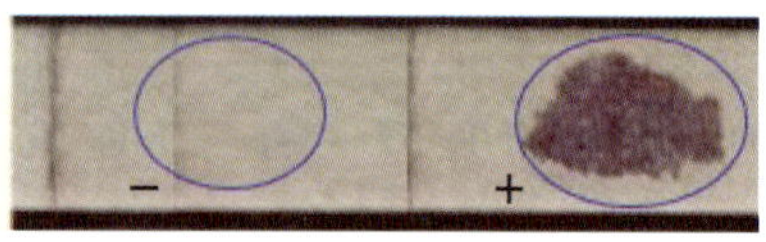

결과: 음성이라야 한다.

4) 주요 생화학적 성상

PDA TSI IMViC

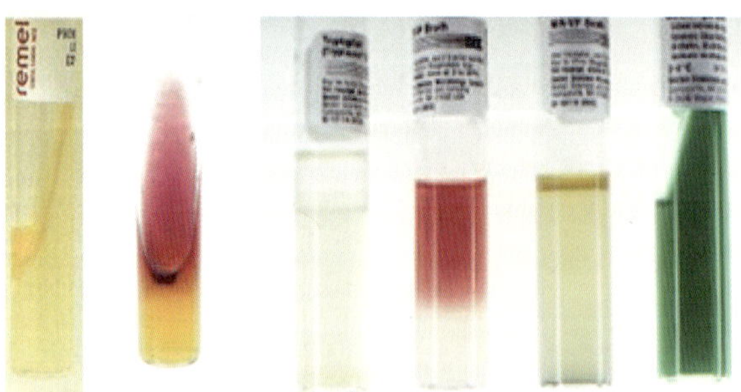

− K/AH_2S − + − −

5) 혈청학적 시험으로 최종 동정

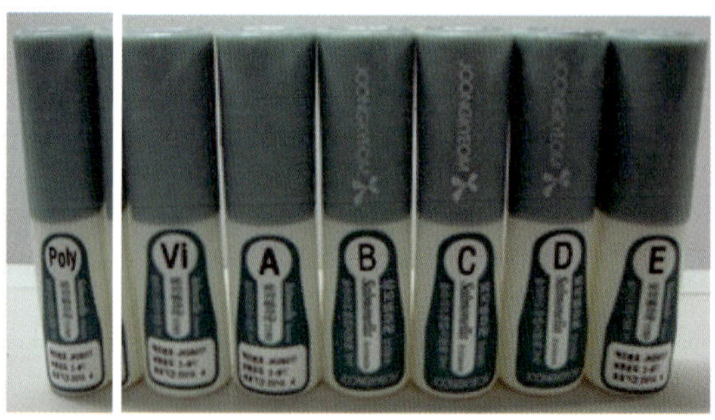

Polyvalent와 O group D, Vi, Hd 항혈청에 응집

Salmonella Paratyphi A(*S. enterica* serovar Paratyphi A)의 분리와 동정

1. 세균의 분리

1) 맥콘키배지, SS 배지, XLD 배지, HE 배지에 검체를 접종한다.
2) 멸균한 백금이로 가로긋기를 한다.
3) 배양기에서 35℃로 24시간 배양한다.

2. 세균의 동정

1) 집락 관찰

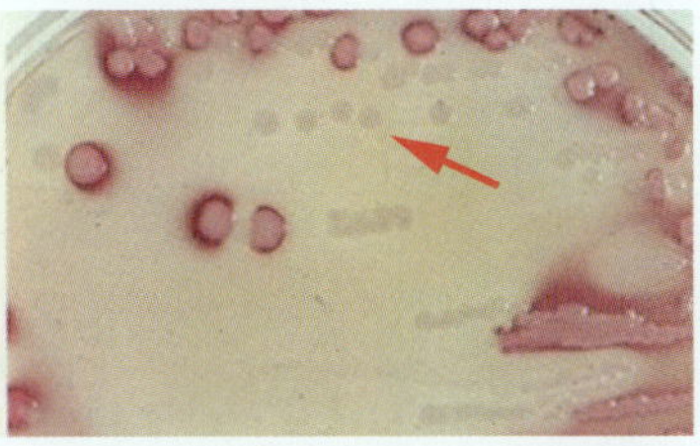

MacConkey 배지: 무색 집락

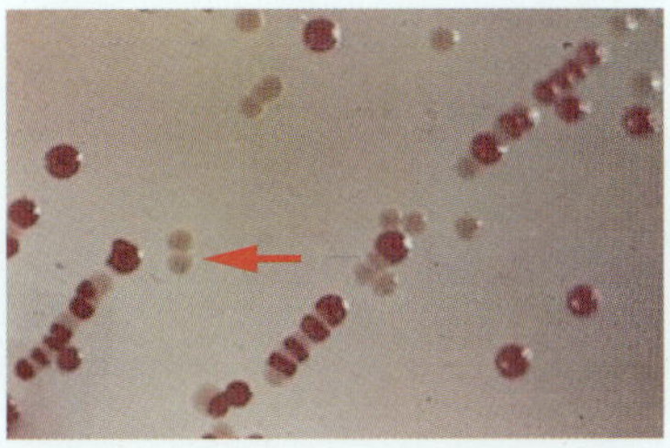

SS 배지: 무색 집락

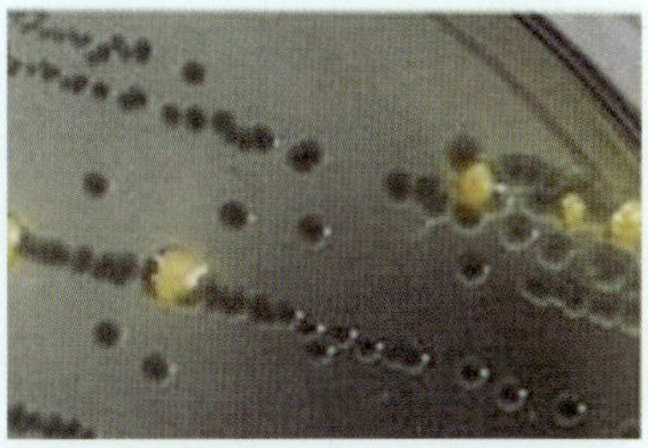

HE 배지: 녹청색 집락

2) 그람염색

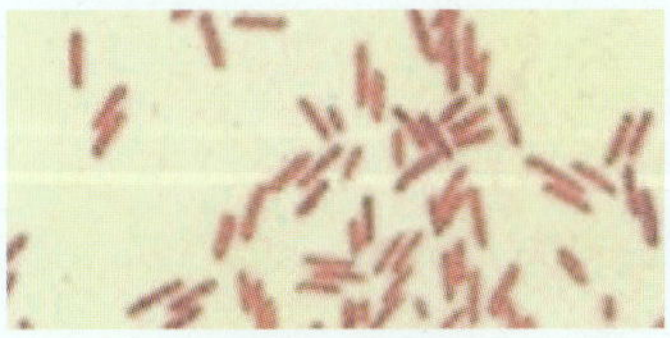

그람음성 막대균

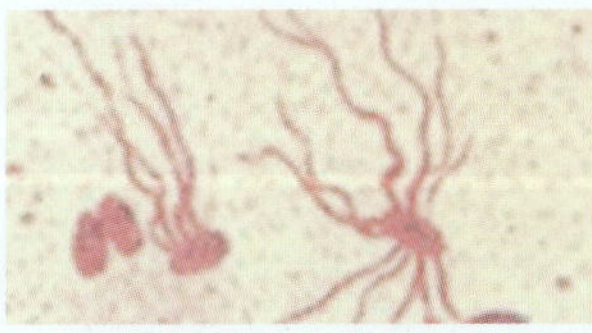

주모성 편모

3) 옥시다아제 시험

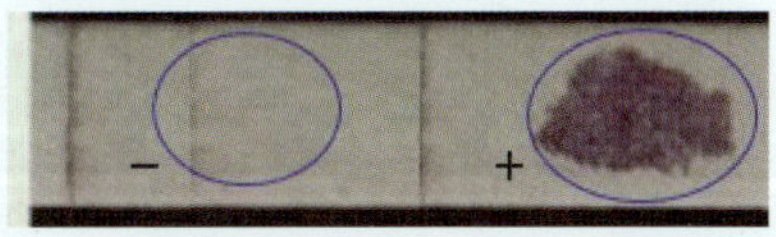

결과: 음성(왼쪽)이라야 한다.

4) 주요 생화학적 성상

PDA TSI IMViC

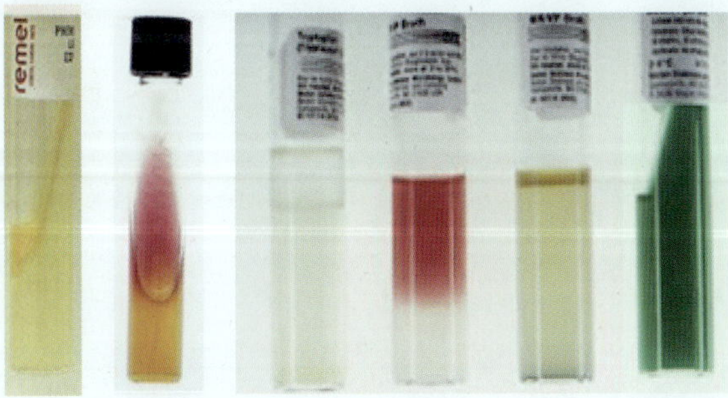

− K/AG − + − −

5) 혈청학적 시험으로 최종 동정

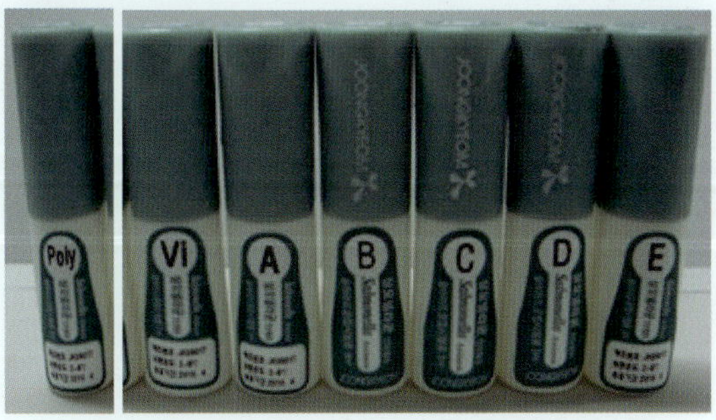

Polyvalent와 O group A 항혈청에 응집

4. *Shigella* spp.의 분리 동정 방법은?

1) 검체

2) 배지

3) 세균의 분리

4) 동정시험과 결과

(1) 집락의 성상과 생화학적 시험

동정시험	결과			
	S. dysenteriae	*S. flexneri*	*S. boydii*	*S. sonnei*
그람염색 염색성과 형태				
배지에 발육한 세균의 집락 성상				
생화학적 성상				

(3) *S. dysenteriae*의 API 20E 성상:

(4) 혈청학적 시험

Shigella spp.의 분리와 동정

1. 세균의 분리

1) 맥콘키배지, SS 배지, XLD 배지, HEA 배지에 검체를 접종한다.
2) 멸균한 백금이로 가로긋기를 한다.
3) 배양기에서 35℃로 24시간 배양한다.

2. 세균의 동정

1) 집락 관찰

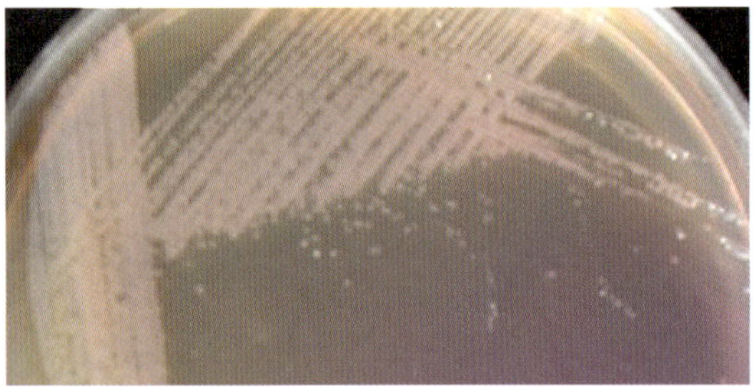

MacConkey 배지: 무색 집락

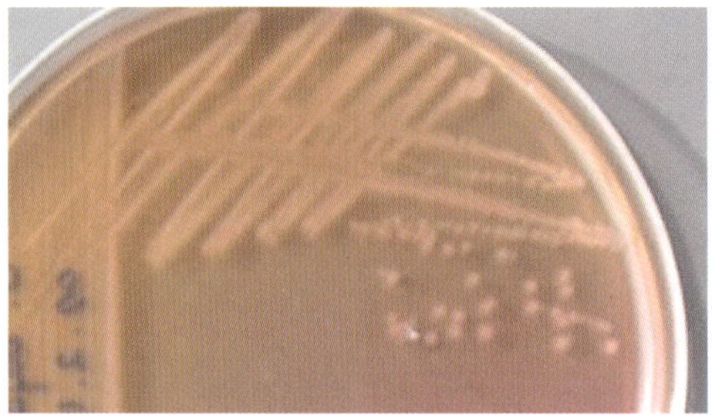

SS 배지: 무색 집락

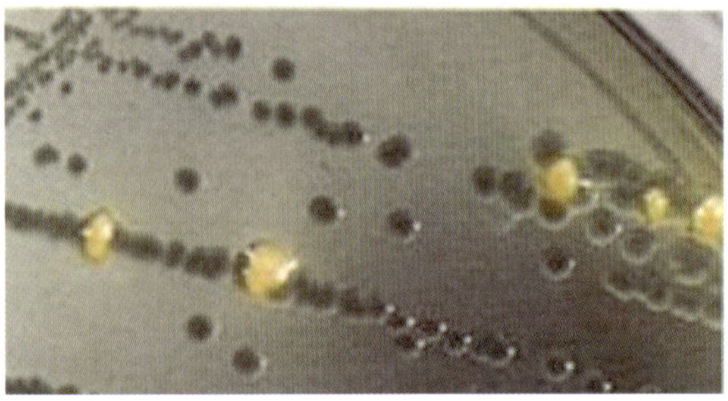

HE 배지: 녹청색 집락

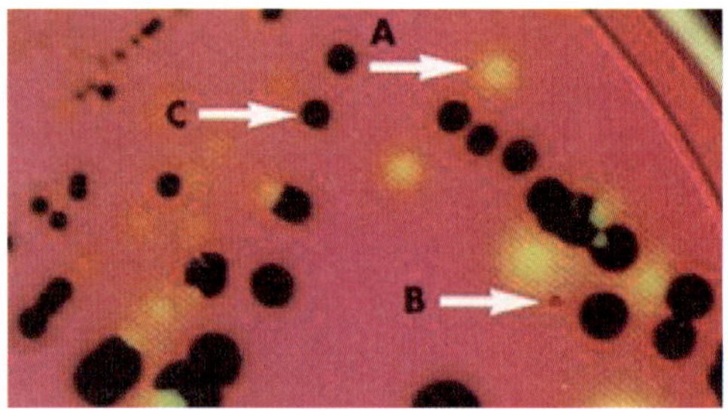

XLD 배지: 적색 집락(화살표 B)

2) 그람염색

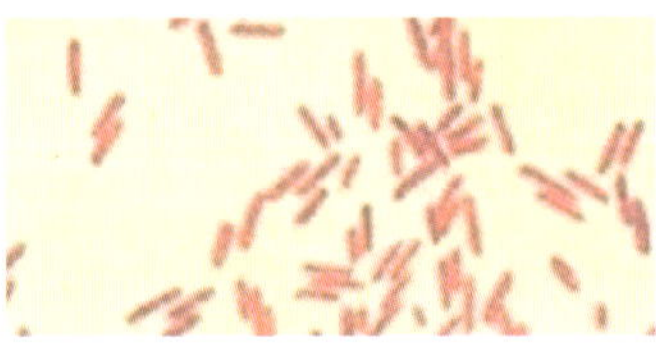

그람음성 막대균

3) 옥시다아제 시험

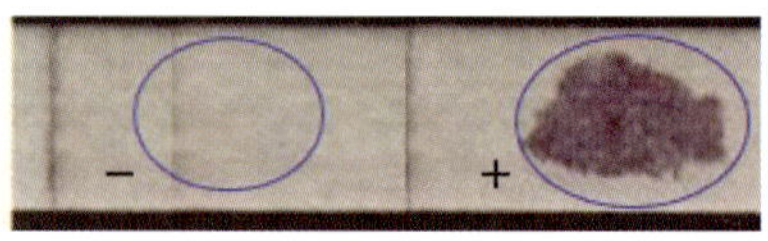

결과: 음성(왼쪽)이라야 한다.

4) 주요 생화학적 성상

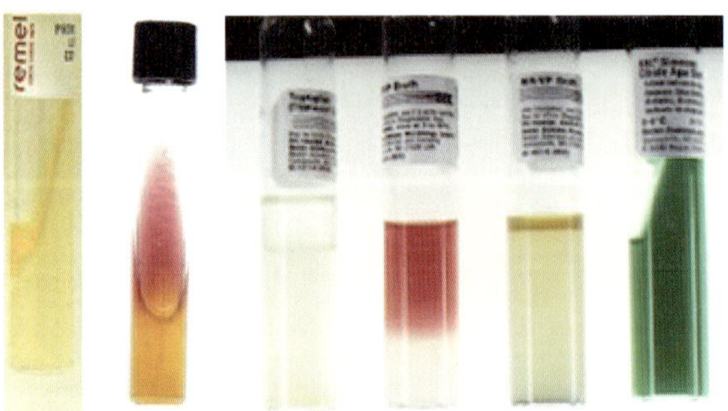

PDA	TSI	IMViC			
–	K/A	+ / –	+	–	–
	S.sonnei	–	+	–	–

5) 혈청학적 시험으로 최종 동정

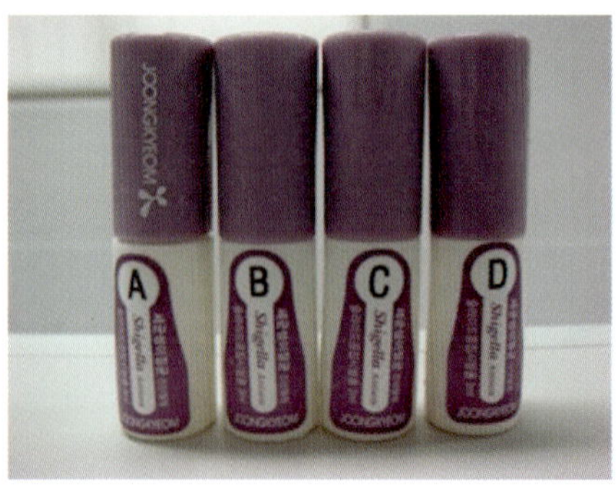

O group A, B, C, D 항혈청에 각각 응집

5. *Klebsiella pneumoniae*의 분리 동정 방법은?

1) 검체

2) 배지

3) 세균의 분리

4) 동정시험과 결과

(1) 집락의 성상과 생화학적 시험

동정시험	결과	
	Klebsiella pneumoniae	*Klebsiella oxytoca*
그람염색 염색성과 형태		
배지에 발육한 세균의 집락 성상		
생화학적 성상		

(2) *Klebsiella pneumoniae*의 API 20E 성상:

*Klebsiella pneumoniae*의 분리와 동정

1. 세균의 분리

1) 맥콘키배지에 검체를 접종한다.
2) 멸균한 백금이로 가로긋기를 한다.
3) 배양기에서 35℃로 24시간 배양한다.

2. 세균의 동정

1) 집락 관찰

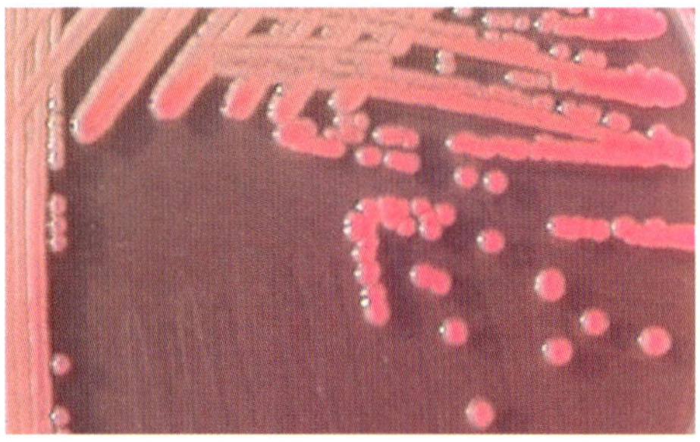

맥콘키배지: 집락은 크고 점조성이며 집락의 중앙부는 분홍색이다.

2) 그람염색

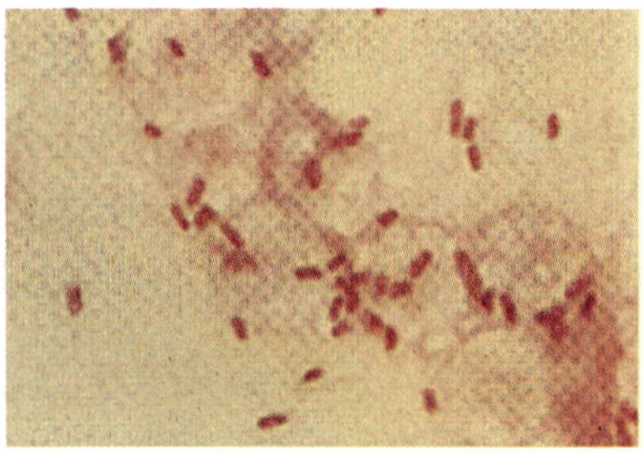

그람음성 막대균

3) 옥시다아제 시험

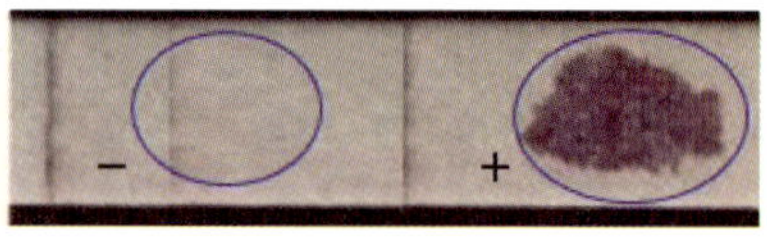

결과 : 음성(왼쪽)이라야 한다.

4) 주요 생화학적 성상

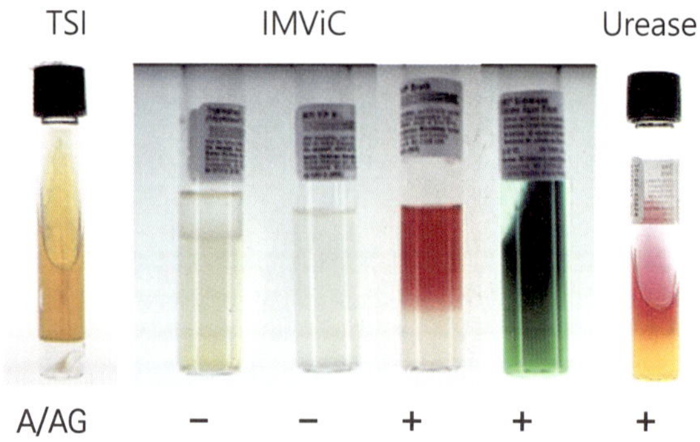

6. *Klebsiella oxytoca*의 분리 동정 방법은?

7. *Yersinia* spp.의 분리 동정 방법은?

8. *Klebsiella aerogenes*(이전 학명: *Enterobacter aerogenes*)의 분리 동정 방법은?

9. *Serratia marcescens*의 분리 동정 방법은?

*Yersinia enterocolitica*의 분리와 동정

1. 세균의 분리

1) 맥콘키배지, CIN 배지에 검체를 접종한다.
2) 멸균한 백금이로 가로긋기를 한다.
3) 배양기에서 35℃로 24시간 배양한다.

2. 세균의 동정

1) 집락 관찰

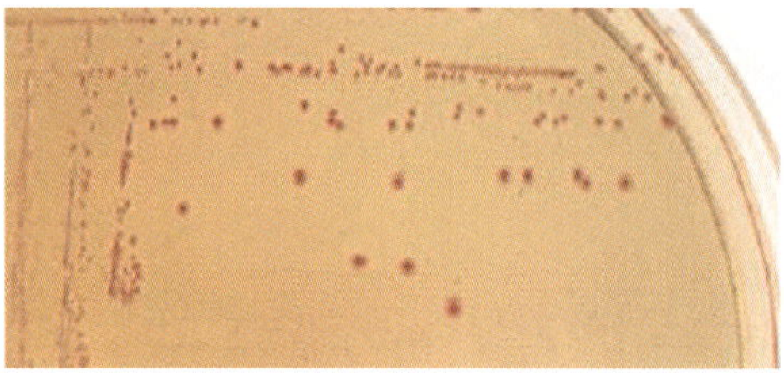

맥콘키배지: 집락은 작고 무색

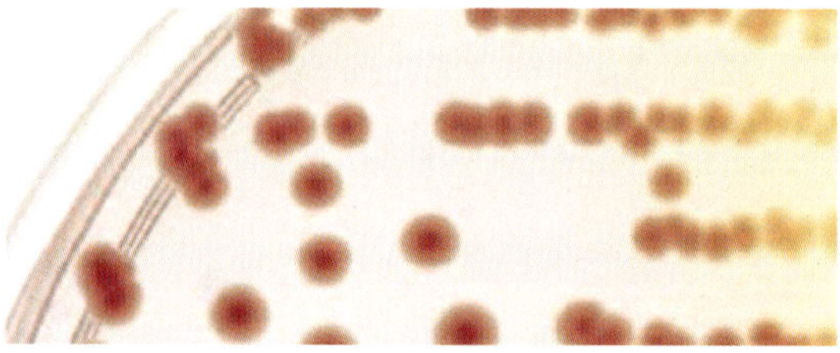

CIN배지: 분홍색이며 중심부는 적색 (황소눈)

2) 그람염색

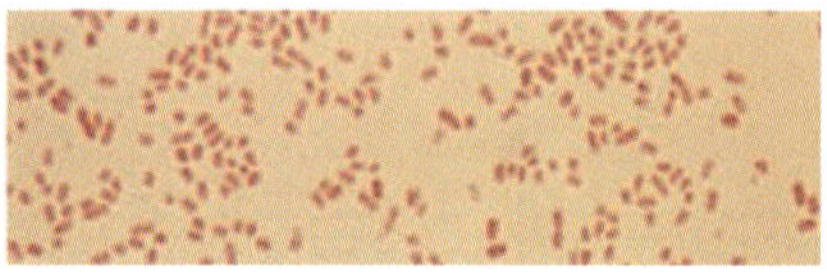

그람음성 막대균이며 0.8 x 2 μm이다.

3) 옥시다아제 시험

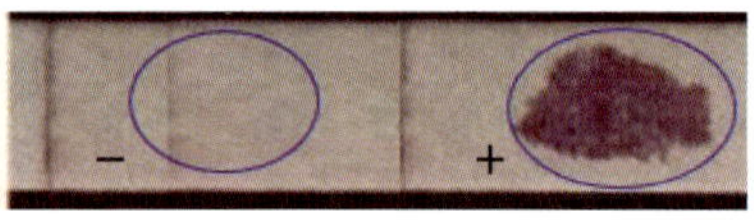

결과: 음성(왼쪽)이라야 한다.

4) 주요 생화학적 성상

TSI IMViC Urease

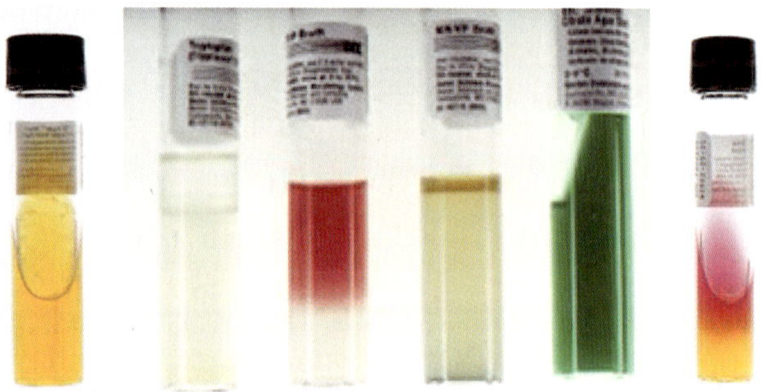

A/A V + − − +

*Serratia marcescens*의 분리와 동정

1. 세균의 분리

1) 맥콘키배지에 검체를 접종한다.
2) 멸균한 백금이로 가로긋기를 한다.
3) 배양기에서 35℃로 24시간 배양한다.

2. 세균의 동정

1) 집락 관찰

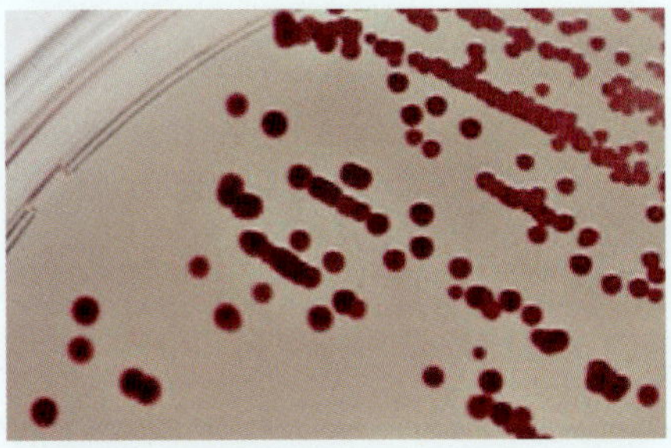

맥콘키배지: 집락은 prodigiosin이라는 색소를 생성하여 적색이다.

2) 그람염색
그람음성막대균

3) 옥시다아제 시험

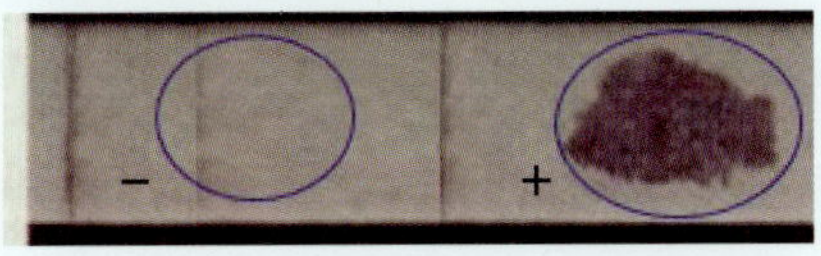

결과 : 음성(왼쪽)이라야 한다.

4) 주요 생화학적 성상
IMViC 시험

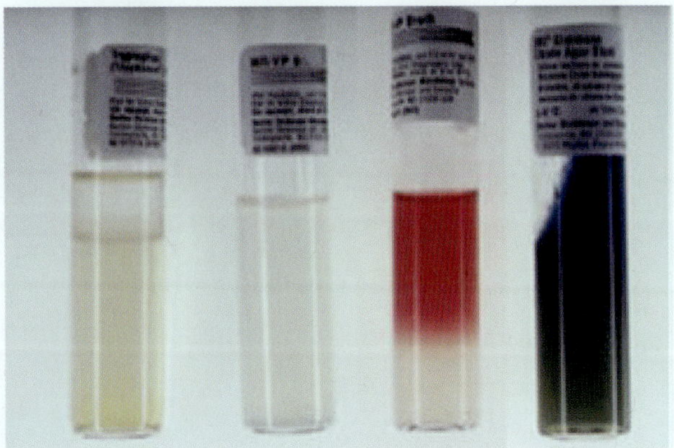

− − + +

Indole	LDC	ODC	Malonate	Sorbitol	Arabinose
-	+	+	-	+	-

10. *Proteus vulgaris*와 *P. mirabilis*의 감별 방법은?

11. *Morganella* spp.의 분리 동정 방법은?

12. *Providencia* spp.의 분리 동정 방법은?

Proteus, Morganella, Providencia spp.의 분리와 동정

1. 세균의 분리

1) SBA 배지와 맥콘키배지에 검체를 접종한다.
2) 멸균한 백금이로 가로긋기를 한다.
3) 배양기에서 35℃로 24시간 배양한다.

2. 세균의 동정

1) 집락 관찰

혈액우무배지: 유주현상을 보인다

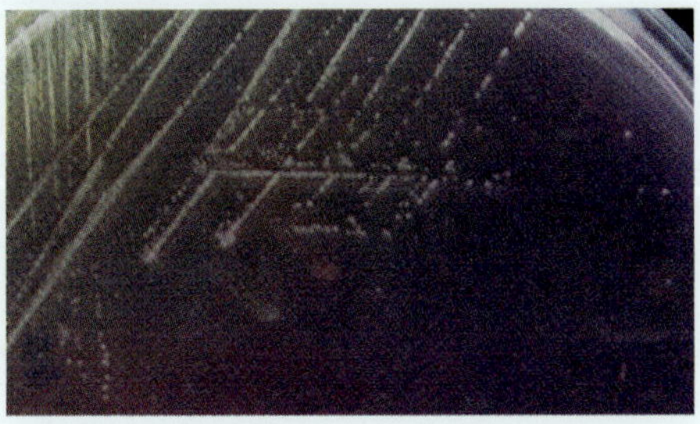

맥콘키배지: 무색 집락

2) 그람염색
그람음성 막대균

3) 옥시다아제 시험

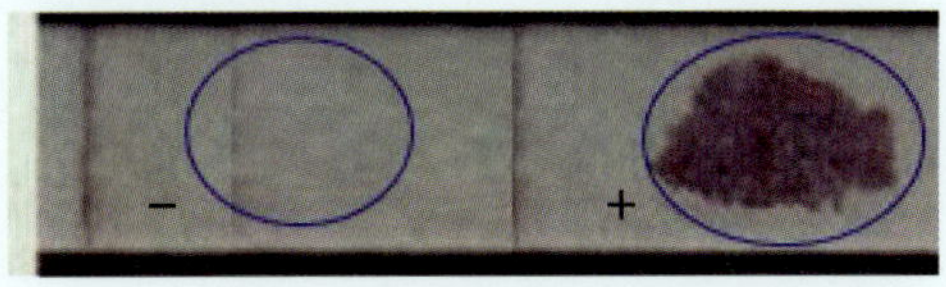

결과: 음성(왼쪽)이라야 한다.

4) 주요 생화학적 성상
(1) PDA 우레아제 TSI

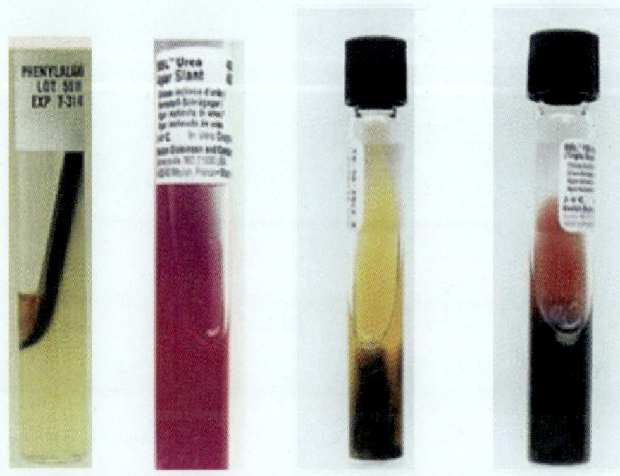

\+ + *P. vulgaris* *P. mirabilis*

(2) *P. mirabilis, P. vulgaris M. morganii. P. alcalifaciens*의 주요 생화학적 성상

균종	Indole	H_2S	Urea	ODC	Maltose	Trehalose	IMViC
P. mirabilis	-	+	+	+	-	+	- + v +/-
P. vulgaris	+	+	+	-	+	v	+ + - -
M. morganii	+	-	+	+	-	-	+ + - -
P. alcalifaciens	+	-	-	-	+	-	+ + - +

제2절 맥콘키배지 양성, 포도당 발효성, 옥시다아제 양성 그람음성 막대균

Ⅰ. *Vibrio, Aeromonas, Plesiomonas, Chromobacterium* 속의 주요 균종

Aeromonas caviae	*Aeromonas hydrophila*	*Aeromonas jandaei*
Aeromonas schubertii	*Aeromonas veronii*	*A. veronii* biovar *sobria*
A. veronii biovar *veronii*	*Chromobacterium*	*Grimontia hollisae*
Plesiomonas shigelloides	*Vibrio alginolyticus*	*Vibrio cholerae*
Vibrio cincinnatiensis	*Vibrio damsela*	*Vibrio fluvialis*
Vibrio furnissii	*Vibrio harveyi*	*Vibrio metschnikovii*
Vibrio mimicus	*Vibrio parahaemolyticus*	*Vibrio vulnificus*

Ⅱ. *Vibrio, Aeromonas, Plesiomonas* 속의 일반적 성상

1. 비브리오 속의 일반적 성상

1) 그람음성 막대균으로 곧거나 굽은 균이며 크기는 0.5~0.8 × 1.4~2.6 μm이다.
2) 액체배지에서 단모성 또는 총모성으로 운동성이 있다.
3) NaCl은 모든 균종의 발육을 촉진하고 대부분의 균종은 발육에 2~3%의 NaCl이 요구된다.
4) 조건무산소성이다.
5) 탄수화물은 발효적으로 분해한다.
6) 옥시다아제 양성이다.
7) 포도당을 발효하여 산은 생성하지만 가스는 생성하지 않는다.

2. 에어로모나스속의 일반적 성상

1) 그람음성 막대균으로 곧고 균체 끝이 둥글며 크기는 0.3~1.0 X 1~3.5 μm이다.
2) 단일, 쌍, 또는 짧은 사슬배열을 한다.
3) 단편모로 운동성이나 비운동성 균종도 있다.
4) 영양우무배지와 맥콘키배지에서 발육한다.
5) 조건무산소성으로 포도당을 발효형식으로 분해하여 산과 가스를 만든다.
6) 옥시다아제 양성, 카탈라아제 양성이다.
7) 질산염을 아질산염으로 환원한다.

3. 플레지오모나스의 일반적 성상

1) 그람음성 막대균으로 끝이 둥글며 곧은 간균이며 크기는 0.8~1.0 X 3 μm이다.
2) 단일, 쌍, 또는 짧은 사슬배열을 한다.
3) 총모성 편모로 운동성이다.
4) 영양우무배지와 맥콘키배지에서 발육한다.
5) 조건무산소성으로 포도당을 발효형식으로 분해하여 산은 생성하지만 가스는 생성하지 않는다.
6) 옥시다아제 양성, 카탈라아제 양성이다.
7) 리신, 오르니틴 탈탄산 시험에 양성이다.

Ⅲ. *Vibrio, Aeromonas, Plesiomonas* 속의 생화학적 성상

1. 비브리오 균종의 생화학적 성상

표 16-7 주요 *Vibrio* 균종의 동정을 위한 생화학적 성상

성상	*V. cholerae*	*V. mimicus*	*V. parahaemolyticus*	*V. alginolyticus*	*V. vulnificus*	*V. fluvialis*	*V. metschnikovii*	*V. dansela*
Oxidase	+	+	+	+	+	+	-	+
Nitrate 환원	+	+	+	+	+	+	-	+
O-1 혈청 응집반응	+	-	-	-	-	-	-	-
Indole	+	+	+	d	+	-	d	-
V-P 반응	d	-	-	+	-	-	+	+
Lysine	+	+	+	+	+	-	d	d
Arginine	-	-	-	-	-	+	d	+
Ornithine	+	+	+	d	d	-	-	-
Glucose (gas)	-	-	-	-	-	d	-	d
Lactose	(d)	(d)	-	-	(+)	-	d	-
Sucrose	+	-	-	+	-	+	+	-
Mannitol	+	+	+	+	d	+	+	-
Arabinose	-	-	d	d	-	+	-	-
Maltose	+	+	+	+	+	+	+	+
Salicin	-	-	-	-	+	-	-	-
NaCl 첨가한 0%	+	+	-	-	-	-	- -	-
peptone 3%	+	+	+	+	+	+	+	+
broth에서의 8%	-	-	+	+	-	+	- d	-
발육 10%	-	-	-	+	-	-	- -	-

( ) : 느리게 분해

2. 에어로모나스와 플레지오모나스 균종의 생화학적 성상

표 16-8 임상검체에서 분리되는 *Aeromonas* 종과 *Plesiomonas shigelloides*의 감별[a]

Species	Beta-hemolysis	ADH	LDH	LDC	ODC	Voges-Proskauer	Arabinose	Lactose	Sucrose	Inositol
Aeromonas										
A. hydrophila	+	+	+	-	+	+	+	+	-	-
A. caviae	-	+	-	-	-	+	+	+	+	-
A. veronii biovar *sorbia*	+	+	+	-	+	-	-	-	+	-
A. veronii biovar *veronii*	+	-	+	+	+	+	-	-	+	-
A. jandaei	+	+	+	-	+	-	-	ND	-	-
A. schuberii	V	+	+	-	V	-	-	-	-	-
A. trota	V	+	+	-	-	-	-	ND	-	-
Plesiomonas shigelloides	-	+	+	+	-	-	-	-	-	+

[a]+, 양성반응 (≥[a]80% 양성); V, +/- (20 to 80% 양성); -, 음성반응 (<20% 양성); ADH, arginine dihydrolase; LDC, lysine decarboxylase; ODC, ornithine decarboxylase; ND, no date available.

IV. *Vibrio* 균종의 배양과 동정(보고서)

1. *Vibrio cholerae*의 분리 동정

1) 검체

2) 배지

3) 세균의 분리

4) 동정시험과 결과

(1) 집락의 성상과 생화학적 시험

동정시험	결과		
	V. cholerae	*V. parahaemolyticus*	*V. vulnificus*
그람염색 염색성과 형태			
배지에 발육한 세균의 집락 성상			

(2) *V. cholerae*의 API 20E 성상:

(3) *Vibrio cholerae*의 혈청학적 시험

혈청형	항원인자	응집반응			
		Poly	Ogawa 형 특이혈청 (Anti-B)	Inaba 형 특이혈청 (Anti-C)	O139
Ogawa 형	AB				
Inaba 형	AC				
Hikojima 형	ABC				
O139					

Vibrio cholerae 의 분리와 동정

1. 세균의 분리

1) 맥콘키배지, TCBS 배지에 검체를 접종 (APW 증균배지에도 접종)한다.
2) 평판배지는 멸균한 백금이로 가로긋기를 한다.
3) 배양기에서 35℃로 24시간 배양한다.

2. 세균의 동정

1) 집락 관찰

TCBS 배지: 설탕을 분해하여 황색 집락

MacConkey agar : 무색 집락 (젖당은 느리게 분해)
알칼리펩톤수에서 발육하면 TCBS 배지에 계대배양한 후 동정한다

2) 그람염색

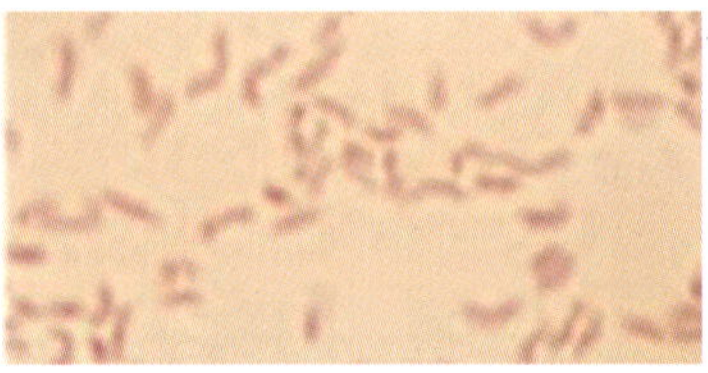

그람음성 막대균, 콤마형

3) 옥시다아제 시험

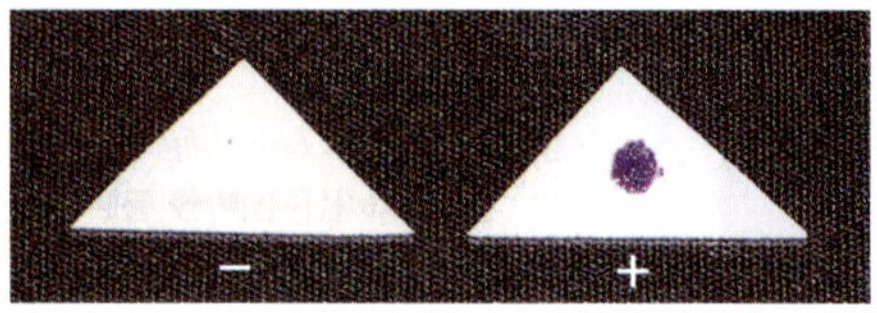

결과: 양성(오른쪽)이라야 한다.

4) 주요 생화학적 성상

KIA TSI IMViC

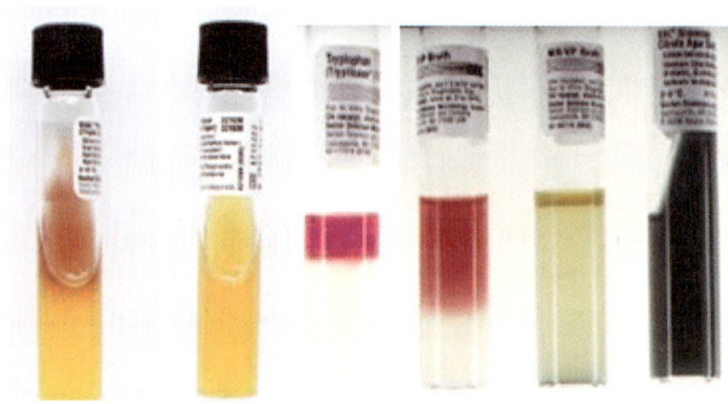

K/A A/A + V V 75%

5) 혈청학적 시험으로 최종 동정
Ogawa, Inaba, Hikojima와 O139 항혈청에 대한 응집 시험

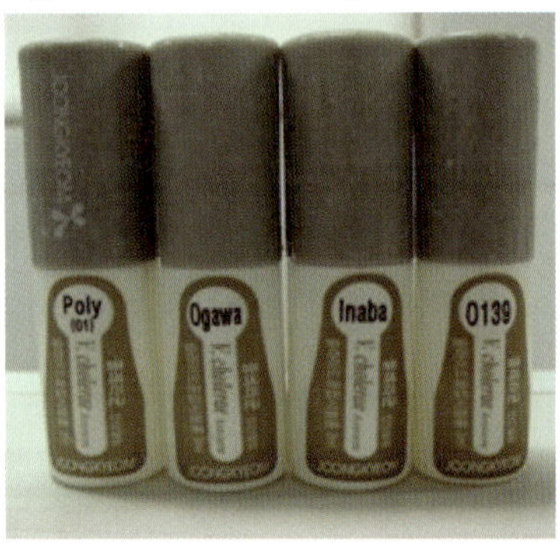

혈청형	항혈청			
	Poly	Ogawa	Inaba	O139
Ogawa	+	+	-	-
Inaba	+	-	+	-
Hikojima	+	+	+	-
O139	-	-	-	+

2. *Vibrio parahaemolyticus*의 분리 동정 방법은?

3. *Vibrio vulnificus*의 분리 동정 방법은?

Vibrio parahaemolyticus 의 분리와 동정

1. 세균의 분리

1) 맥콘키배지, TCBS 배지에 검체를 접종한다.
2) 평판배지는 멸균한 백금이로 가로긋기를 한다.
3) 배양기에서 35℃로 24시간 배양한다.

2. 세균의 동정

1) 집락 관찰

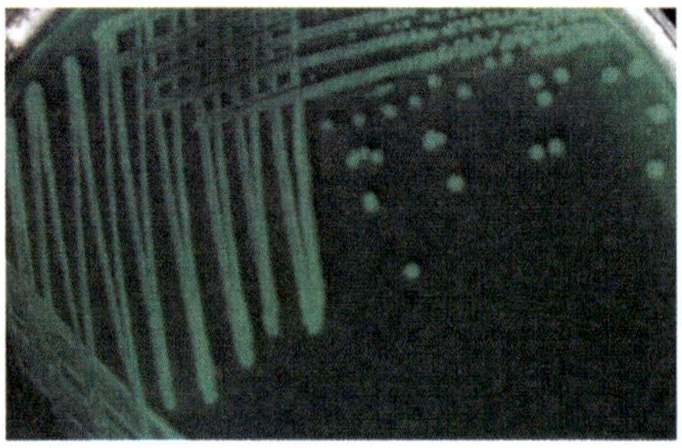

TCBS 배지 : 녹청색 집락
MacConkey 배지에서는 무색 집락

2) 그람염색

그람음성 막대균, 곧은 막대균

3) 옥시다아제 시험

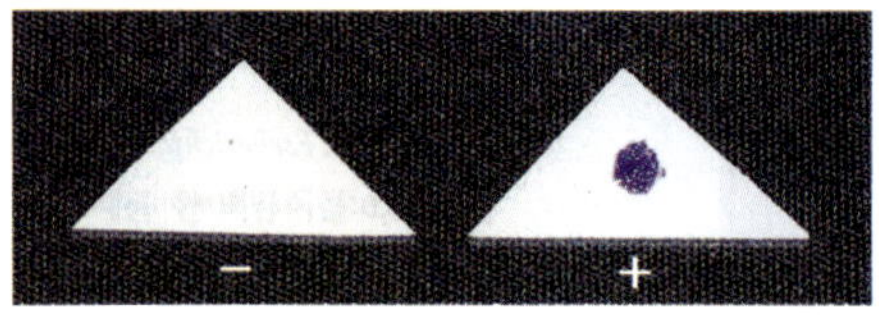

결과: 양성(오른쪽)이라야 한다.

4) 주요 생화학적 성상

TSI　KIA　IMViC 시험

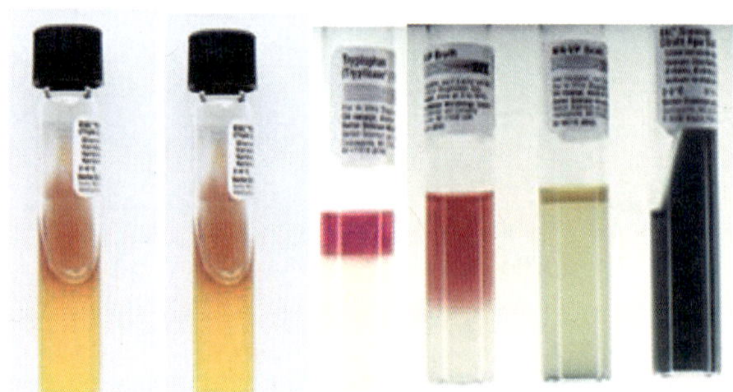

K/A　K/A　+　+　–　V

V. 에어로모나스와 플레지오모나스 균종의 분리와 동정(보고서)

1. *Aeromonas hydrophila*의 분리 동정 방법은?

1) 검체

2) 배지

3) 세균의 분리

4) 동정시험과 결과

(1) 집락의 성상과 생화학적 시험

동정시험	결과	
	Aeromonas hydrophila	*Plesiomonas shigelloides*
그람염색 염색성과 형태		
배지에 발육한 세균의 집락 성상		
생화학적 시험		

(2) *Aeromonas hydrophila*의 API 20E 성상

2. *Plesiomonas shigelloides*의 분리 동정 방법은?

제17장 포도당 비발효성 그람음성 막대균

제1절 맥콘키배지 양성, 포도당 비발효성, 옥시다아제 음성, 그람음성 막대균

Ⅰ. 비발효성, 옥시다아제 음성, 그람음성 막대균의 균종과 일반적 특성

1. 옥시다아제 음성, 그람음성 막대균의 균속과 균종

1) *Acinetobacter* spp.
2) *Stenotrophomonas maltophilia* (이전 학명: *Xanthomonas maltophilia*)
3) *Bordetella parapertussis*
4) *Pseudomonas luteola* (이전 학명: *Chryseomonas luteola*)
5) *Pseudomonas oryzihabitans* (이전 학명: *Flavimonas oryzihabitans*)

2. 옥시다아제 음성, 그람음성 막대균의 임상적 특성

1) 병원 환경에서 흔히 발견되는 세균
2) 정상균무리는 아니지만 흔히 환자의 피부나 호흡기에 집락형성
3) 다재 내성 세균으로 병원감염에 빈번한 유행

3. Genus *Acinetobacter* 일반적 성상

1) 그람음성 막대균이지만 알막대균의 모양(성장 정지기에 알균의 모양).
   주로 쌍으로 간혹 사슬형으로 보임. 뭉쳐있을 경우 탈색이 잘 안되는 경향.
2) 비 운동성. 산소성.
3) 맥콘키배지에서 연한 회색이 섞인 보라색 집락. 젖당 발효균으로 종종 오인.
   . 포도당을 산화적으로 이용하는 비용혈성 균종 : *A. baumannii*
   . 당을 이용하지 않는 비용혈성 균종 : *A. lwoffi*
   . 베타용혈성 균종 : *A. haemolyticus*

4. *Stenotrophomonas maltophilia*의 일반적 성상

1) 곧거나 약간 굽은 막대균. 운동성 양성. DNase 양성, lysine 양성, oxidase 음성으로
   다른 *Pseudomonas* 균속에 속하는 균과 구별된다.
2) 때로 옥시다아제가 매우 느리게 양성으로 보이나 음성으로 판단함(판독 기준 1분 이내).
3) 탄수화물을 산화적으로 분해. 포도당보다 엿당(maltose)을 더 빨리 산화한다.
4) Tyrosine 함유배지에서 갈색색소를 생성한다.
5) 대부분 항균제에 내성. 일차 약제인 trimethoprim/sulfamethoxazolem (SXT)에 대한 감수성 시험을 시행한다.

II. 임상적으로 중요한 *Acinetobacter*와 *Stenotrophomonas*의 분리와 동정(보고서)

1. *Acinetobacter* spp.의 분리 동정 방법은?

2. *Stenotrophomonas maltophilia*의 분리 동정 방법은?

1) 검체

2) 배지

3) 세균의 분리

4) 동정시험과 결과

(1) 배지에 발육한 집락의 성상과 생화학적 시험

동정시험	결과	
	Acinetobacter	*Stenotrophomonas maltophilia*
그람염색 염색성과 형태		
배지에 발육한 세균의 집락 성상		
생화학적 시험		

Work Sheet

*Acinetobacter baumannii*의 분리와 동정

1. 세균의 분리

1) 면양혈액배지(SBA)와 맥콘키배지에 검체를 접종한다.
2) 멸균한 백금이로 가로긋기를 한다.
3) 배양기에서 35℃로 24시간 배양한다.

2. 세균의 동정

1) 집락 관찰

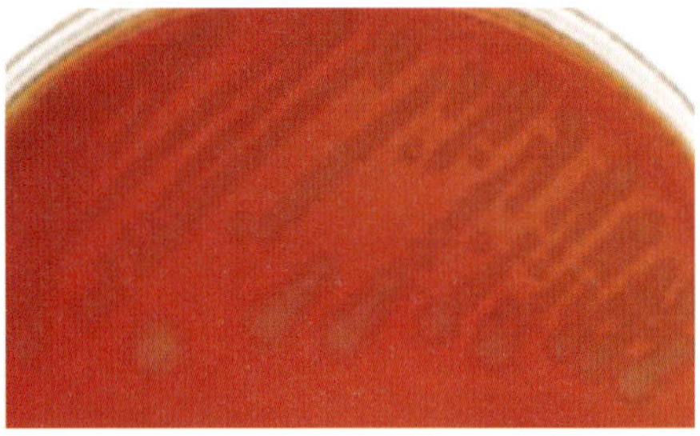

SBA: 집락은 투명 ~ 회백색을 띠고 융기된 원형
맥콘키배지에서는 적색 집락이다.

2) 그람염색

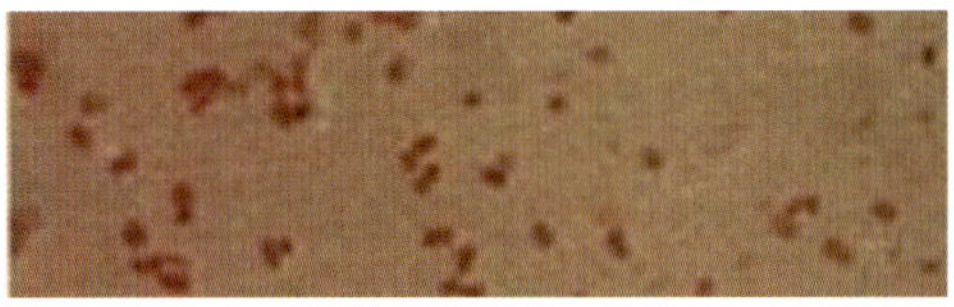

그람음성 막대균에 속하며 크기는 0.9~1.6 × 1.5~2.5 ㎛이며 정지기에는 알균이 된다.

3) 옥시다아제 시험

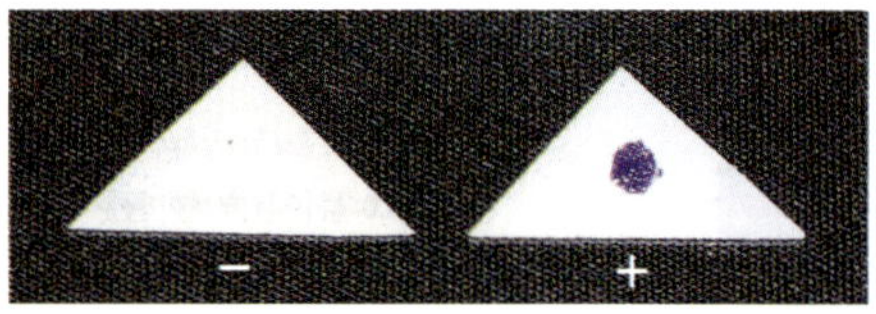

결과: 음성(왼쪽)이라야 한다.

4) 생화학적 시험

OF

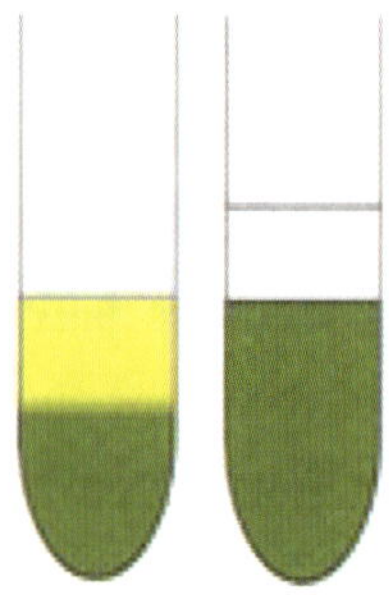

산화

TSI/KIA

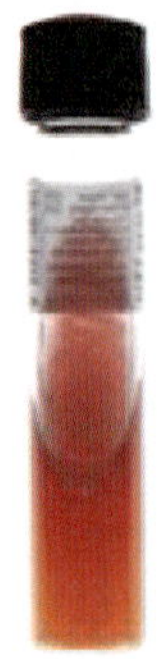

K/K

5) 형태가 유사한 균속과의 감별

균명	옥시다아제	맥콘키배지 발육	포도당 산화
Acinetobacter	−	+	+/−
Moraxella	+	+/−	−
Neisseria	+	−	+

Stenotrophomonas maltophilia 의 분리와 동정

1. 세균의 분리

1) 면양혈액배지(SBA)와 배지맥콘키배지에 검체를 접종한다.
2) 멸균한 백금이로 가로긋기를 한다.
3) 배양기에서 35℃로 24시간 배양한다.

2. 세균의 동정

1) 집락 관찰

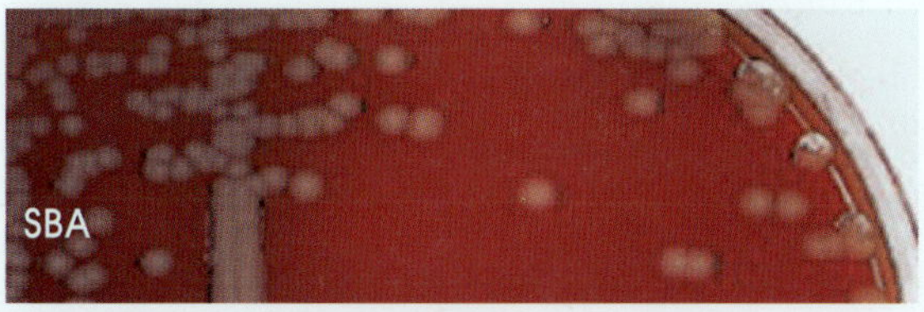

직경 3 mm의 둥글고 불투명하고 비용혈성의 녹색집락이며 강한 암모니아 냄새

DNA 배지

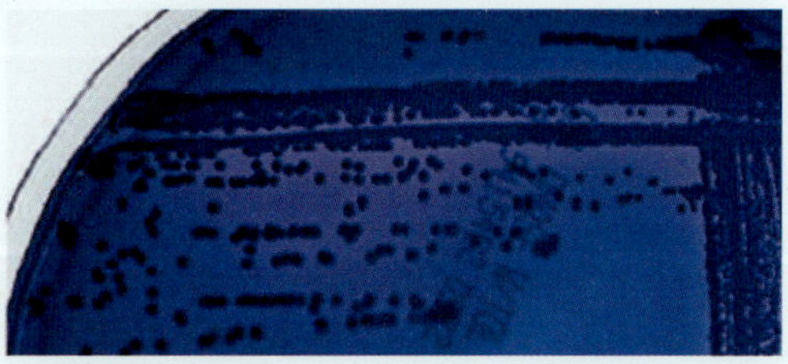

DNase 양성은 대부분의 포도당 산화 그람음성 막대균과 구별되는 특징

Oxidase	TRP	acetamide	esculin	**urea**	**DNase**	**maltose**
−	−	+	+	+	+	+

2) 그람염색

곧거나 약간 굽은 그람음성 막대균

3) 옥시다아제 시험

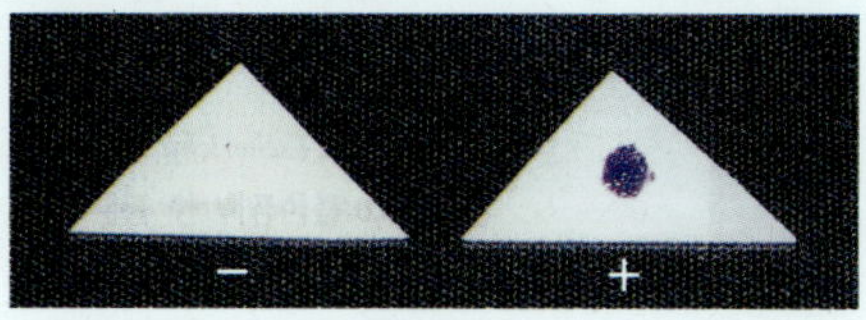

결과: 음성(왼쪽)이라야 한다.

4) 생화학적 시험

OF

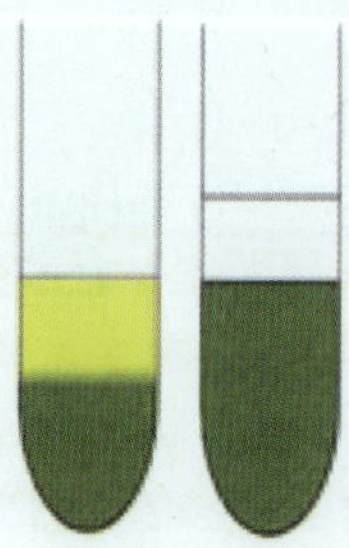

산화

TSI/KIA

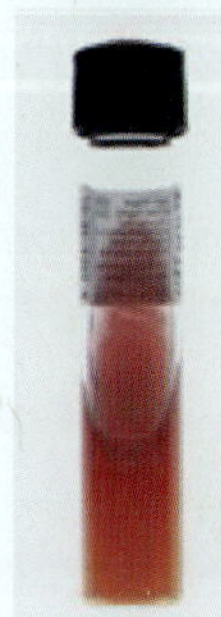

K/K

제2절 맥콘키배지 양성, 포도당 비발효성, 옥시다아제 양성, 그람음성 막대균

Ⅰ. 비발효성, 옥시다아제 양성, 그람음성 막대균의 균종과 일반적 특성

1. 포도당 비발효성, 옥시다아제 양성, 그람음성 막대균

1) 포도당을 산화적으로 분해하며 운동성 양성인 세균
Pseudomonas, Burkholderia, Acidovorax, Brevundimonas, Pandorea, Ralstonia,
B. mallei (운동성 음성)

2) 환경 서식균으로 기회감염균. 포도당을 산화적으로 분해
Achromobacter, Paracoccus, Ochrobactrum. Rhizobium, Shewanella,

3) 포도당을 산화적으로 분해하며 노란 색소를 생성
Chryseobacterium, Sphingobacterium, Elizabethkingia, Empedobacter

4) 탄수화물을 산화적으로나 발효적으로 분해하지 않는 균
Alcaligenes, Bordetella, Delftia, Comamonas, Myroides, Oligella, Roseomonas

2. *Pseudomonas*의 일반적 성상

1) 그람음성 막대균으로 곧거나 약간 굽은 세균이며 크기는 0.5~1.0 X 1.5~5 μm이다.
2) 한 개 또는 여러 개의 극편모로 운동성이며, 비운동성인 균주도 있다.
3) 영양우무배지와 맥콘키배지에서 발육한다.
4) 단수화물은 산화적으로 분해한다.
5) 옥시다아제 양성이며 카탈라아제 양성이다.

3. *Pseudomonas* 주요 균종의 특성

1) *Pseudomonas aeruginosa*

(1) 임상에 분리되는 가장 중요한 비발효 그람음성 막대균 중 하나. Oxidase 양성, TSI는, K/K
(2) MH agar에서 연녹색에서 적색에 이르는 색소 생성(녹농균), 절대 산소성이다.
수용성의 색소를 생산하여 이게 섞이면 녹색의 집락을 형성한다.
. Pyoverdin (yellow-green)
. Pyocyanin (blue)
(3) 장파장 UV하에서 형광을 발함 (*P. aeruginosa, P. fluorescens, P. putida, P. veronii, P. monteilii*). *P. aeruginosa* 만 42℃에서 잘 자란다.
(4) 독특한 냄새, 열대 과일향이 난다.
(5) 점조성 균주도 있음 : 생화학 반응이 느리다.

2) *Burkholderia cepacia*

(1) 병원 환경에서 흔하며 다수의 항균제에 선천적 내성
(2) 소독제에 생존하여 의료기구 흔히 호흡장비에 집락화로 호흡기 감염 유발
(3) BAP에서 진흙(쓰레기) 냄새
(4) 느리게 lactose 분해(4-7일), 늙은 집락에서 분홍색이나 적색

3) *Burkholderia mallei/pseudomallei*

(1) 생물테러균종으로 고위험성 병원균 (의심 균종에 대하여 추가적 검사 불허)
(2) 그람염색에서 매우 작은 안전핀 모양의 특이한 염색상

(3) 대식세포 안에서도 생존
(4) ADH 양성

4) *Bordetella bronchiseptica*
(1) 그람음성 짧은 막대균, 주모성 편모로 운동성, BAP에서 자라고 맥콘키배지 발육은 약하다.
(2) 포도당 비발효성, oxidase 양성, urease 양성이다.

4. 임상에서 분리되는 *Pseudomonas*의 균종의 생화학적 성상

표 17-1 임상검체에서 분리되는 *Pseudomonas*의 균종의 감별 특성인 생화학적 성상

균종	Oxidase	Growth at 42℃	Nitrate		Gelatin hydrolysis	ADH	Glucose	Xylose	Maltose
			NO_2[b]	N_2[c]					
P. aeruginosa	+	+		+	V	+	+	+	0
P. fluorescens	+	-	V		+	+	+	+	-
P. putida	+	-	-		-	+	+	+	V
P. stutzeri	+	V		+	-	-	+	+	+
P. mendocina	+	+		+	-	+	+	-	-
P. pseudoalcaligenes	+	+	+		-	V	-	V	-
P. alcaligenes	+	-	V	+	-	-	-	-	-
Pseudomonas CDC group 1	+	V		+	-	V	-	-	-
P. luteola	-	+	V		V	+	+	+	+
P. oryzihabitans	-	V	-		V	-	+	+	+

[a]+, 양성반응 (≥ 90% positive); V, 양성 혹은 음성 (11 to 89% 양성); -, 음성반응 (≤ 10% 양성); ADH, arginine dihydrolase., [b]질산염 환원, [c]질산염 환원, 질소 가스 생성.

5. *Pseudomonas* 이외의 기타 세균에 대한 생화학적 성상

균종	Mannitol 호기적산화	Indole	Gelatin	요소 분해	질산염 환원	Esculin 가수분해
Agrobacterium yellow group	-	-	-	+	-	(+)
Chryseobacterium spp.	-	+	V	V	V	V
Elizabethkingia meningoseptica	+	+	+	-	-	+
Empedobacter brevis	-	+	+	-	-	-
Sphingobacterium multivorum	-	-	-	+	-	+
Sphingobacterium spiritivorum	+	-	V	+ (+)	-	+
Sphingobacterium thalpophilum	-	-	V	+	+	+

II. 비발효성, 옥시다아제 양성, 그람음성 막대균의 분리와 동정(보고서)

1. *Pseudomonas aeruginosa*의 분리 동정 방법은?

1) 검체

2) 배지

3) 세균의 분리

4) 동정시험과 결과

(1) 집락의 성상과 생화학적 시험

동정시험	결과	
	Pseudomonas aeruginosa	*Burkholderia cepacia*
그람염색 염색성과 형태		
배지에 발육한 세균의 집락 성상		
생화학적 시험		

(2) *Pseudomonas aeruginosa*의 API NE 성상

Pseudomonas aeruginosa 의 분리와 동정

1. 세균의 분리

1) 면양혈액배지(SBA)와 배지맥콘키배지에 검체를 접종한다.
2) 멸균한 백금이로 가로긋기를 한다.
3) 배양기에서 35℃로 24시간 배양한다.

2. 세균의 동정

1) 집락 관찰

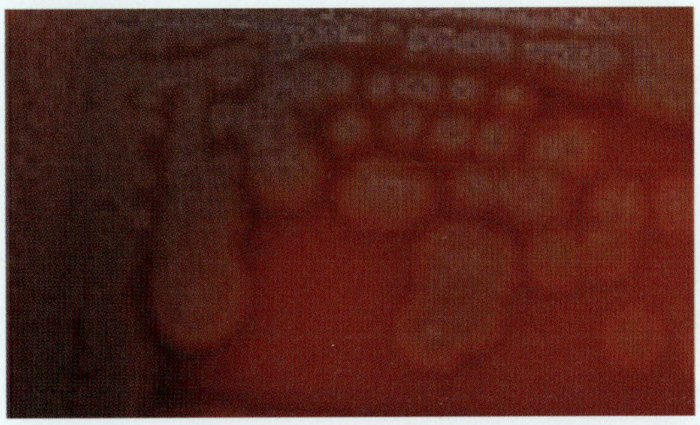

SBA: 집락은 지름이 약 4 mm로 pyoverdin과 pyocyanin 색소에 의해 청록색 색소를 생성, 베타 용혈성이고, 납작하게 퍼져 있으며, 가장자리가 톱니 모양이며 aminoacetophenone 때문에 포도향

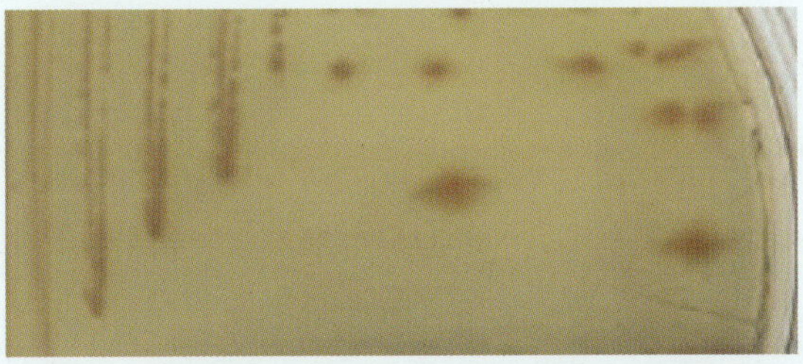

맥콘키배지: 집락들은 지름이 약 2 mm이고, 유당을 발효하지 않으며, 갈색을 띤 녹색으로 착색 불규칙적인 깃털 모양의 가장자리를 보인다.

2) 그람염색

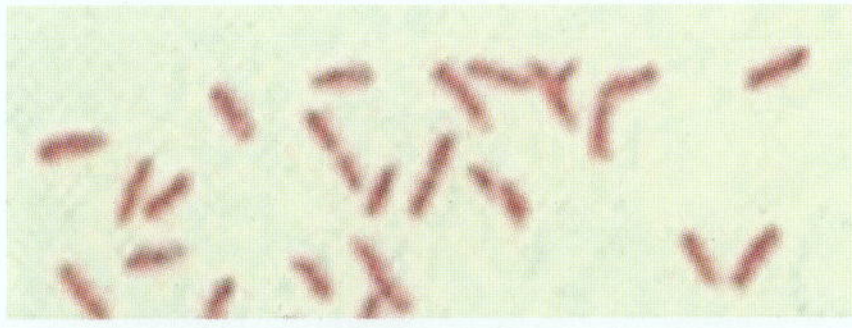

그람음성 막대균 (1x 5-7 μm)

3) 옥시다아제 시험

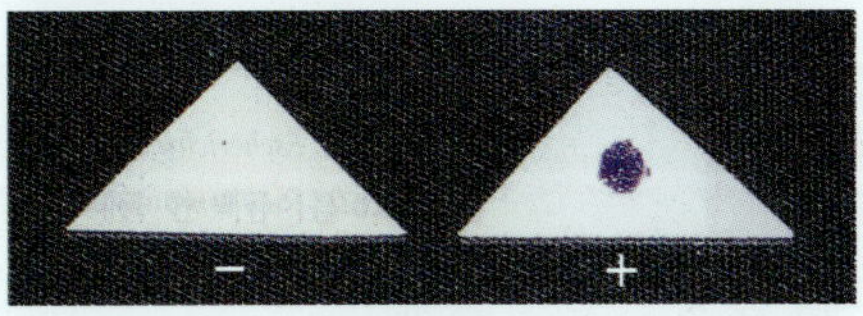

결과: 양성(오른쪽)이라야 한다.

4) 생화학적 시험

OF

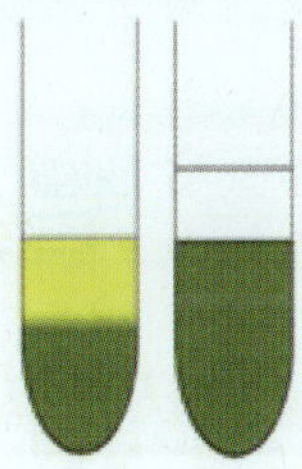

산화

TSI/KIA

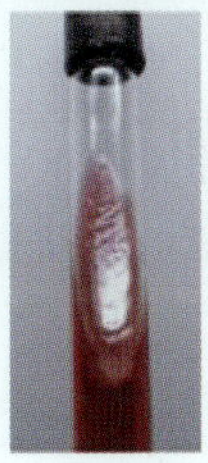

K/K

5) *P. aeruginosa, P. fluorescens, P. alcaligenes* 의 감별

균종	42℃ 발육	NO_2	N_2	Gelatin	ADH	Glucose	xylose
P. aeruginosa	+		+	V	+	+	+
P. alcaligenes	V at 41℃	v		−	v	−	−
P. fluorescens	−	v		+	+	+	+

6) API 20 NE 시험

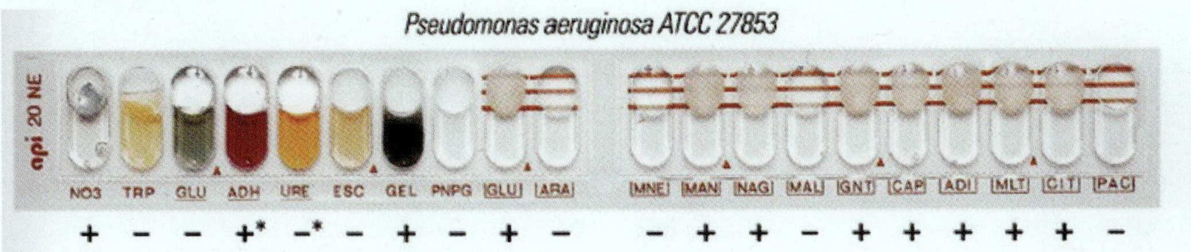

2. *Burkholderia* spp.의 분리 동정 방법은?

3. *Bordetella bronchiseptica*의 분리 동정 방법은?

*Burkholderia cepacia*의 분리와 동정

1. 세균의 분리

1) 면양혈액배지(SBA)와 배지맥콘키배지에 검체를 접종한다.
2) 멸균한 백금이로 가로긋기를 한다.
3) 배양기에서 35℃로 24시간 이상 배양한다.

2. 세균의 동정

1) 집락 관찰

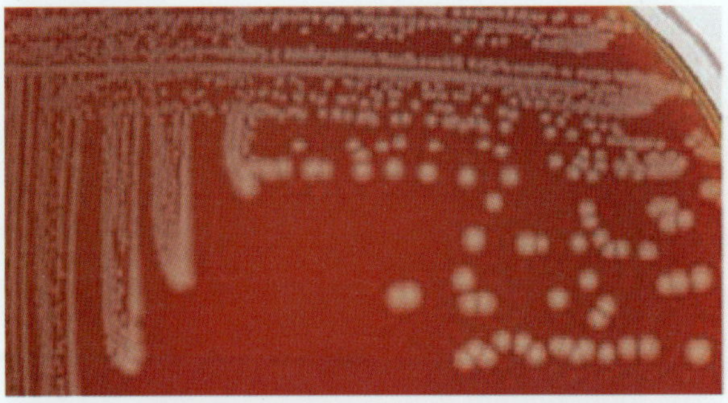

SBA 배지: 집락은 직경 2~3 mm로 매끈하여 둥글고 불투명하며 황갈색이다

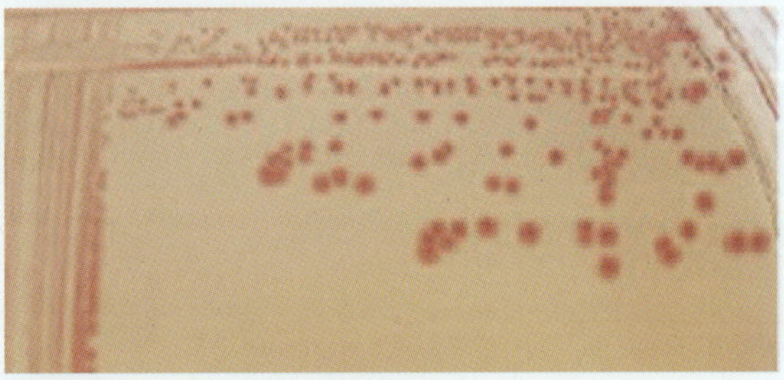

맥콘키배지: 35℃, 4일 배양 후
유당을 산화하여 밝은 분홍색 집락을 나타낸다.

2) 그람염색
그람음성 막대균 (1x 5-7 μm)

3) 옥시다아제 시험

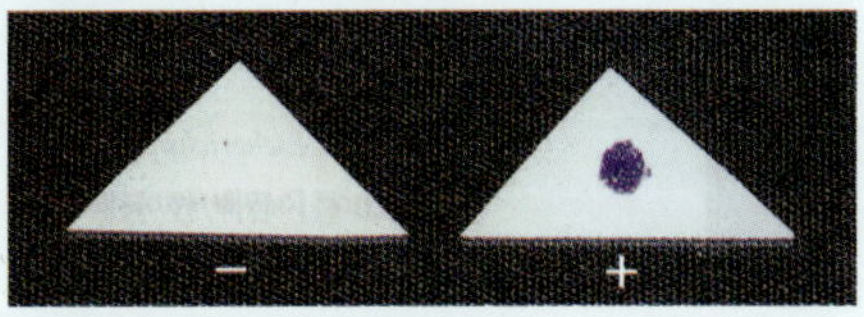

결과: 양성(오른쪽)이라야 한다.

4) 생화학적 시험

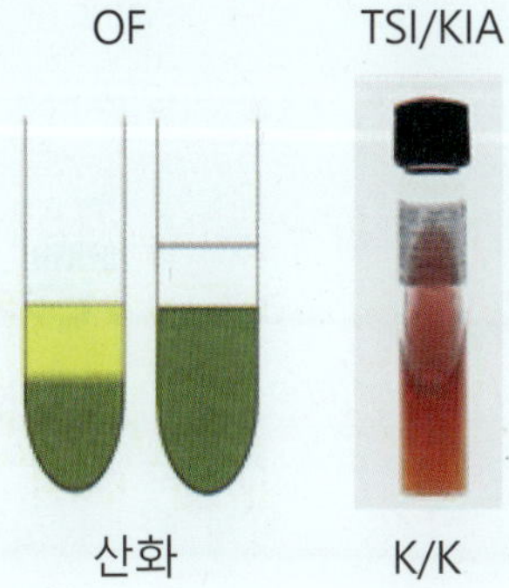

제18장 영양요구성이 까다로운 그람음성 막대균의 분리와 동정

제1절 맥콘키배지 음성, 옥시다아제 양성, 그람음성 막대균 및 알막대균

Ⅰ. 옥시다아제 양성, 그람음성 막대균 및 알막대균의 특성

1. *Sphingomonas paucimobilis*
 1) 포도당을 산화적으로 분해한다.
 2) 18~22℃에서 운동성이 있으며, 37℃에서는 운동성이 없다.
 3) 혈액우무배지에서 노란 색소를 생성한다.

2. HACEK groups (infective endocarditis 원인균)
 1) 그람음성 막대균, MacConkey 배지 음성, 옥시다아제(+, V)
 2) *Haemophilus* 속의 aphrophilus 집단
  H. aphrophilus, H. paraphrophilus, H. segnis
  Genus *Aggregatibacter*로 속명이 바뀜 (2008)
  H. aphrophilus → *A. aphrophilus*, V-factor independent
  H. paraphrophilus → *A. aphrophilus*, V-factor dependent
  H. segnis → *A. segnis*
 3) *Actinobacillus actinomycetemcomitans*
  Genus *Aggregatibacter*로 속명이 바뀜 (2008)
  매우 느리게 자라는 세균. 조건 무산소성. 비운동성. 옥시다아제 양성이다.
  포도당을 느리게 발효형식으로 분해, 우레아제 양성, 질산염 환원 양성이다.
 4) *Cardiobacterium* spp. (*C. hominis*)
  매우 느리게 자라는 세균. 조건 무산소성. 비운동성. 카탈라아제 음성이다.
  포도당을 느리게 발효형식으로 분해, 우레아제 양성, 질산염 환원 음성이다.
 5) *Eikenella corrodens* (락스 냄새)
  oxidase 양성, 비운동성, 질산염 환원 양성, LDC 양성, ODC 양성, ADH 음성, catalase, indol, urease 음성이다.
 6) *Kingella* spp.
  매우 느리게 자라는 세균. 조건 무산소성. 비운동성, 카탈라아제 음성이다.
  포도당을 느리게 발효형식으로 분해, 질산염 환원 양성이다.

3. *Pasteurella*의 일반적 성상 (Key the Genus *Pasteurella*)
 1) 그람음성 막대균으로 구형, 난형, 또는 막대균 형태를 보이며 크기는 0.3~1 × 1~2 μm이다.
 2) 편모가 없어 비운동성이며 극염색성이다.
 3) 단일 또는 드물게 쌍 또는 짧은 연쇄의 배열을 한다.
 4) 영양우무와 맥콘키배지에서는 발육하지 않는다.
 5) 조건무산소성으로 포도당을 발효 형식으로 분해한다.
 6) 옥시다아제 양성이며 질산염을 아질산염으로 환원한다.
 7) 대표 균종 : *P. multocida*의 임상적 의의
  . 동물의 구강, 상부호흡기의 정상균무리이다.

. 개, 고양이에 물려 감염된 상처에서 잘 분리도며 합병증, 사망률이 높다.
. 패혈성 쇼크, 심내막염, 폐렴을 일으킨다.

4. *Pasteurella* 이외의 옥시다아제 양성, 그람음성 막대균의 생화학적 특성

표 18-1 *Actinobacillus, Capnocytopahga, Eikenella, Kingella,* CDC group EF-4, *Cardiobacterium, Suttonella, Chromobacterium,* 및 *Streptobacillus*[a]의 감별 특성

균명	Indole	Oxidase	Catalase	Nitrate	MacConkey 배지 발육성	Urea	Glucose	Mannitol	Sucrose
Actinobacillus	-	-	V	+	V	v	+	V	+[b]
Capnocytophaga	-	V	V	-	-	-	+	V	+
Eikenella	-	+	-	+	-	-	-	-	-
Kingella	-	+	-	V	-	-	+	-	-
EF-4	-	+	+	+	V	-	+	-	-
Cardiobacterium	+	+	-	-	-	-	+	+	+
Suttonella	+	+	V	-	V	-	+	-	+
Chromobacterium	V	V	+	+	+	V	+	-	V
Streptobacillus	-	-	-	-	-	-	+	-	-

[a] +, 양성 반응 (≥ 90% 양성); V, +/- (11 to 89% 양성); -, 음성 반응 (≤ 10% 양성).
[b] *A. actinomycetemcomitans*는 설탕 음성이다.

Ⅱ. 임상적으로 중요한 세균의 분리와 동정(보고서)

1. *Pasteurella multocida*의 분리 동정 방법은?

1) 검체

2) 배지

3) 세균의 분리

4) 동정시험과 결과

(1) 그람염색

(2) 배지에 발육한 집락의 성상과 생화학적 시험

동정시험	결과
그람염색 염색성과 형태	
배지에 발육한 세균의 집락 성상	
생화학적 시험	

*Pasteurella multocida*의 분리와 동정

1. 세균의 분리

1) 면양혈액배지(SBA)와 맥콘키배지에 검체를 접종한다.
2) 멸균한 백금이로 가로긋기를 한다.
3) 배양기에서 35℃로 24시간 배양한다.

2. 세균의 동정

1) 집락 관찰

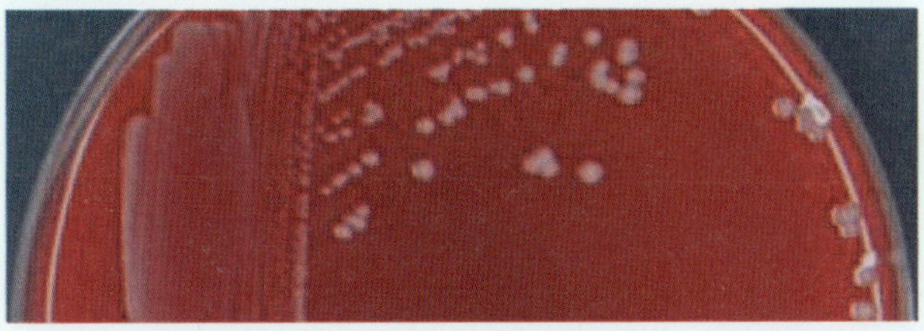

SBA : 작고(1-2 mm) 회백색 집락 맥콘키배지에는 발육하지 않는다.

2) 그람염색

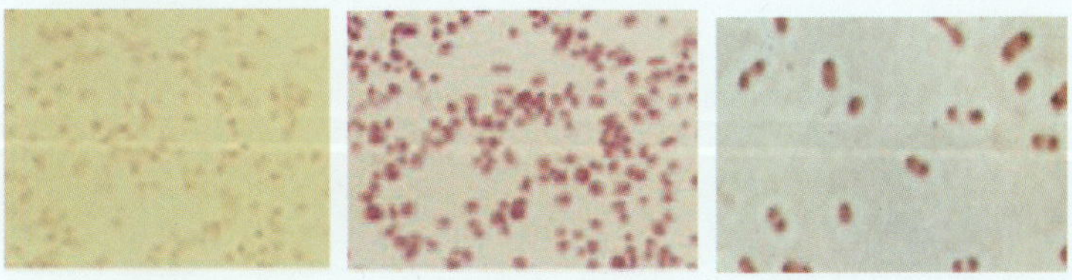

A B C

Safranin(A)과 carbol fuchsin(B)으로 대조염색
이 다형태성 그람음성세균은 0.5~1.0 μm 크기의 난형
또는 알막대균(C)으로 보일 수 있고, 양극성 염색이 되기도 한다.

3) 옥시다아제 시험

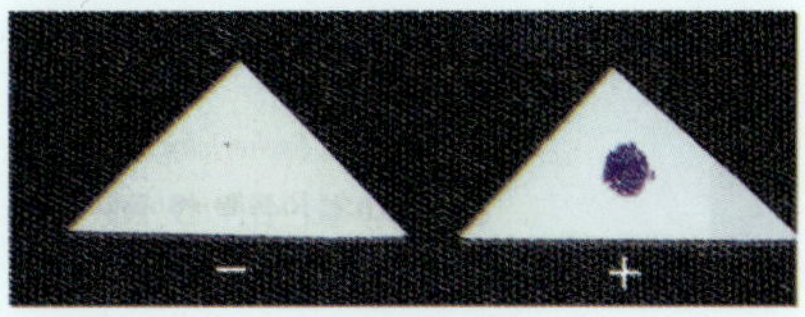

결과 : 양성(오른쪽)이라야 한다.

4) 생화학적 시험

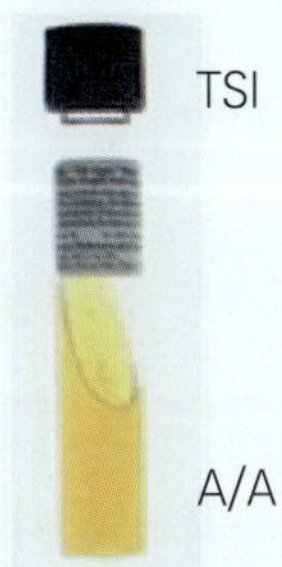

Catalase, oxidase, indole 양성
ornithine decarboxylase 양성

제2절 맥콘키배지 음성, 옥시다아제 부정, 그람음성 막대균

Ⅰ. 맥콘키배지 음성, 옥시다아제 부정, 그람음성 막대균의 특성

1. *Haemophilus* 속의 일반적 성상 (Key to the Genus *Haemophilus*)

1) 그람음성의 알막대균이며 길이는 일정치 않아 심한 다형성을 보인다.
2) 혈액성분이 있어야 증식되며 촉진인자는 X인자(hemin)와 V인자(NAD)이다.
3) 대부분이 oxidase와 catalase 양성이나 oxidase 음성 균종도 있다.
4) 비운동성, 조건 무산소성, 탄수화물을 발효형식으로 분해, 질산염 환원 양성이다.
5) *H. ducreyi* (연성하감균)를 제외하고는 모두 상기도 정상 균무리. 감염은 내인성 균주가 원인일 수 있다.

Ⅱ. *Haemophilus*의 주요 균종의 특성과 배양

1. *Haemophilus influenzae*

1) X인자(hemin)와 V인자(NAD) 모두 요구. 포도당을 발효. 비용혈성이다.
2) 협막을 갖는 균주가 감염 시 협막인자가 항식균 작용, 세포 외피인자가 숙주세포 부착 역할을 하여 수막염, 후두개염, 패혈증을 동반하는 연조직염, 폐렴 등 치명적 감염 유발.
3) 협막 구성 성분의 차이로 6개의 Type (a, b, c, d, e, f)으로 구분. Type b가 가장 심각한 독성을 일으키며 흔히 발견됨. 소아에서 치명적이다.
4) 협막이 없는 균주는 중이염, 결막염, 만성 기관지염 등과 같은 국소감염을 일으킨다.

2. *Haemophilus ducreyi*

1) 성병인 연성하감의 원인균. 임상검체에서 발견되면 감염의 증거가 된다.
2) 주로 열대지방의 저개발 국가에 흔하다.
3) 높은 습도를 유지하면서 검체 채취. 즉시 특수배지에 접종한다.
4) 영양 요구도가 높아 M-H based chocolate agar에 1% IsoVitaleX, 3 μg/mL vancomycin이 첨가된 배지나 BHI에 10% BSA, 3 μg/mL vancomycin이 첨가된 배지를 사용한다.
(5) 33℃, 5-10% CO_2, 100% 습도를 유지, 7일간 배양한다.

3. *Haemophilus* 배양과 동정

1) *H. ducreyi*를 제외한 모든 종이 V 인자를 필요로 함으로 *S. aureus* 주변에 위상현상을 관찰할 수 있으며 위성현상이 없으면 *Haemophilus*를 배제할 수 있다.
2) 초콜릿 배지에서 24시간이면 집락 형성, 음성을 확인하기 위해서는 72시간이 필요하다.
3) 건조와, 저온에 약하여 반드시 검체 수송배지를 사용하고 실온에 보관한다.
4) 35-37℃, 5-10% CO_2, 높은 습도를 유지 배양한다.
5) 그람염색에서 알막대균 혹은 짧은 막대균 모양. 긴 사상형으로 나타나는 균종도 있다. CSF는 cytospin을 하여 염색하면 100배 이상의 검출 예민도를 높일 수 있다.
6) 일반적으로 CSF나 호흡기에서 분리되는 세균들이
   (1) 그람음성 알막대균 혹은 짧은 막대균이다.
   (2) BAP에서 위성현상 양성 혹은 초콜릿 배지 성장, BAP에서는 자라지 않는다.
   (3) X, V 인자 동시 요구성 양성 혹은 porphyrin 음성이다.
   (4) 비용혈성이면 *H. influenzae*로 동정한다.

4. *H. influenzae*의 신속 동정

1) 소아의 수막염 원인균이 *H. influenzae* Type b (Hib)인지 확인하기 위해 검사한다.
2) Latex 응집법을 사용하는 것이 일반적이다.
3) Hib 백신을 맞은 소아의 CSF와 소변에서는 위양성이 가능하다.
4) 일반적으로 *H. influenzae* 감염된 소아 수막염 환자의 CSF에는 그람염색으로 검출할 수 있는 충분한 세균이 존재한다.

Ⅲ. *Haemophilus* 균종의 생화학적 성상

표 18-2 일반적으로 잘 분리되는 *Haemophilus* 균종의 생화학적 감별 특성

Organism	Factor required		Hemolysis of horse blood	Fermentation of :			
	X	Y		Glucose	Sucrose	Lactose	Mannose
H. influenzae	+	+	-	+	-	-	-
H. parainfluenzae	-	+	-	+	+	-	+
H. haemolyticus	+	+	+	+	-	-	-
H. ducreyi	+	-	-	-	-	-	-

[a] +, 양성 -, 음성.

IV. *Haemophilus* 균종의 분리와 동정(보고서)

1. *Haemophilus influenzae*의 분리 동정 방법은?

1) 검체

2) 배지

3) 세균의 분리

4) 동정시험과 결과

(1) 그람염색

(2) 집락의 성상과 생화학적 시험

동정시험	결과	
	Haemophilus influenzae	*Haemophilus ducreyi*
그람염색 염색성과 형태		
배지에 발육한 세균의 집락 성상		
생화학적 시험		

2. *Haemophilus ducreyi*의 분리 동정 방법은?

*Haemophilus influenzae*의 분리와 동정

1. 세균의 분리

1) 초콜릿배지 또는 SBA 배지(Staph. Streak)에 검체를 접종한다.
2) 멸균한 백금이로 가로긋기를 한다.
3) 배양기에서 35℃로 24시간 이상 배양한다.

2. 세균의 동정

1) 집락 관찰

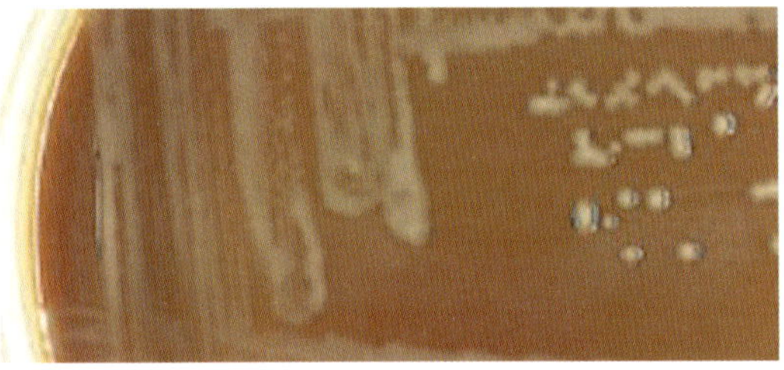

초콜릿배지: 작고 회백색이며 점조성이 있다

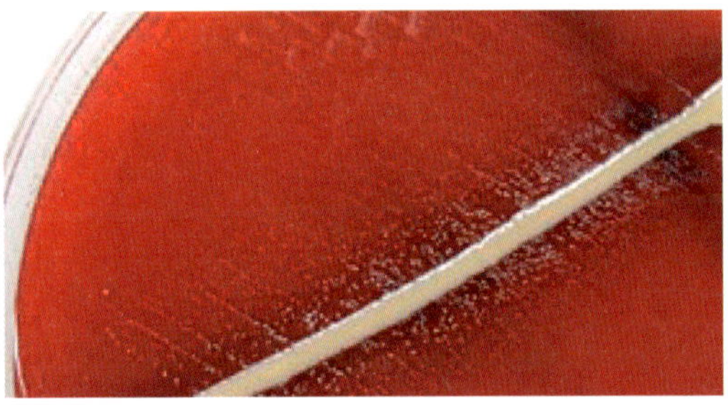

SBA 배지: 포도알균 주위에 발육(위성현상)하며 비용혈성 집락

2) 그람염색

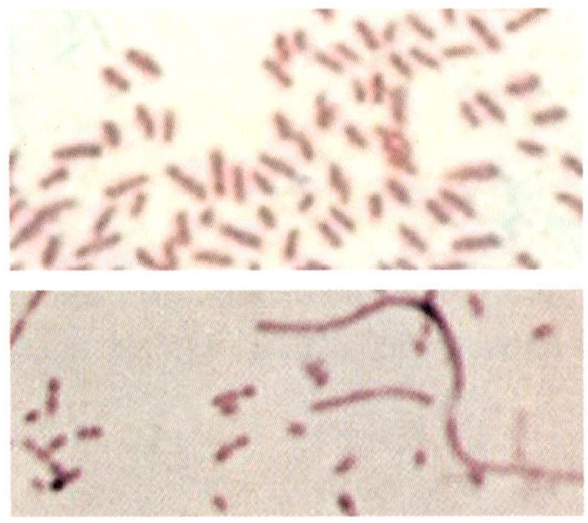

그람음성 알막대균, 일반적으로 다형태성

3) 생화학적 시험

발육에 X와 V factor를 요구
비용혈성
포도당 분해
젖당, 설탕, 만노오스 비분해

4) X와 V 인자 요구성과 포피린 시험

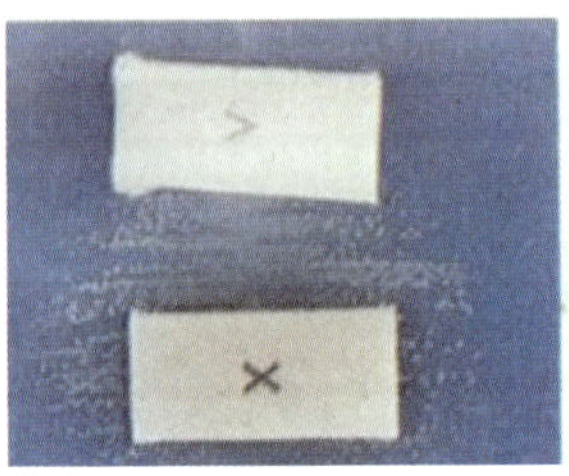

결과: X와 V 인자를 요구한다.

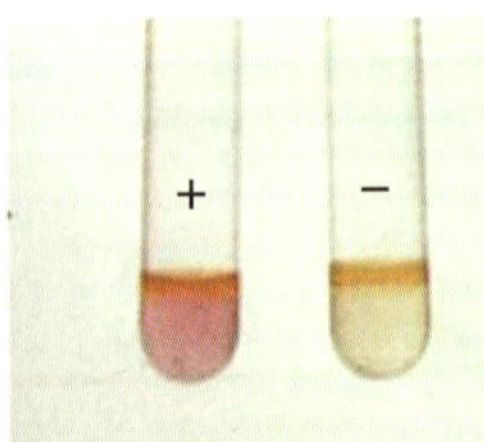

결과 : 음성(오른쪽)이라야 한다.

5) 소아의 수막염 원인균 검사

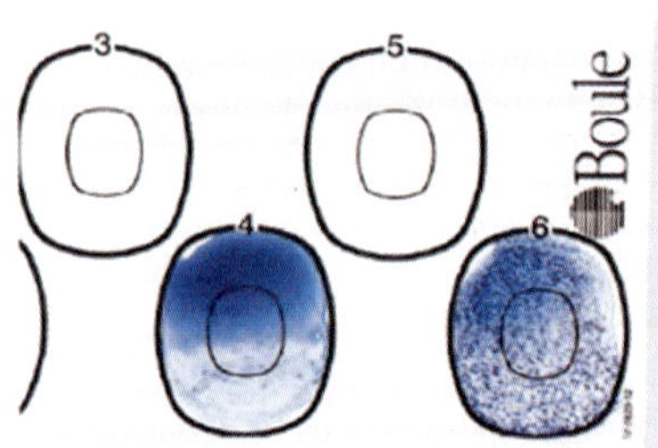

Latex 응집법으로 검사
H. influenzae Type b (Hib) (well 6)에 응집

제19장 특수배지가 요구되는 그람음성 막대균의 분리와 동정

제1절 특수배지가 요구되는 그람음성 막대균

Ⅰ. 특수배지가 요구되는 그람음성 막대균의 특성

1. *Bartonella* 속의 일반적 성상과 배양 특성 (Key to the Genus *Bartonella*)

1) 그람음성 짧은 막대균이며 느리게 성장(2주~6주)한다.
2) 초콜릿배지나 혈액(말이나 토끼)이 풍부한(5%) 배지에서 성장한다.
3) 카탈라아제 음성, 옥시다아제 음성이다.
4) 우레아제 음성, 질산염 환원 음성이다.
5) 고양이가 할퀴거나 이, 벼룩 등에 물려 감염. 만성질환을 일으킨다.
   B. quintana (참호열), *B. henselae* (고양이 할큄병, cat-scratch disease, CSD)
6) 85% 이상의 높은 습도, 5~10% CO_2, 35℃에서 2주 이상 배양한다.

2. *Legionella* 속의 일반적 성상과 배양 특성 (Key to the Genus *Legionella*)

1) 그람음성 막대균으로 그람염색상이 약하며 크기는 0.3~0.9 × 2~20 μm이다.
   한 개, 두 개 혹은 그 이상의 편모를 가지고 있어 운동성이다
2) 영양우무배지와 맥콘키배지에서는 발육하지 않고, L-cysteine과 iron salt를 요구한다.
   도은염색이나 Giemsa 염색이 효과적이다.
3) 산소성, 젤라틴 양성이며 탄수화물은 이용하지 않고 우레아제 음성이다.
4) *L. pneumophila* serotype 1 (재향군인병의 50%)가 주요 감염균. 환경에서 주로 분리된다.
5) 병원 감염에서는 상수도원수를 이용한 가습기가 1차적 감염원이다.
6) 감염 환자의 객담은 비 화농성으로 백혈구가 없고 물처럼 보일 수 있다.
7) 검체는 운송배지(완충액이 들은)를 사용하면 안되며 습기를 유지하여 신속히 운반
8) 즉시 검사할 수 없을 경우에는 냉장고에서 48시간 보관, 혹은 멸균 배양액 1 mL 첨가
9) 검체 전처리 : 객담에 HCl로 처리하면 검출률을 높일 수 있다.
   검체를 농축하는 것이 검출에 도움을 준다.
10) BCYE (buffered charcoal-yeast extract) agar에 L-cystein을 첨가한 배지에 접종하여
    35~37℃, 5~10% CO_2, 높은 습도를 유지 배양 (candle jar 배양이 좋다)한다.
    CO_2가 성장을 촉진한다. 3~4일 이내 집락 관찰 가능, 최대 2주간 관찰한다.
11) 집락은 회백색에서 연한 청녹색. 반짝이고, 둥글고, 집락 안쪽에 과립형의 작은 반점모양이
    특징이다.
12) 동정은 단클론 면역형광염색으로 확진한다.
    생화학적 동정으로 명확치 않다. PCR, ICA 등이 효과적이다.
13) 소변항원검사 : *L. pneumophila* serotype 1 만 검사되는 단점이 있다.
    양성인 사람은 증상 소멸 이후 6개월까지도 양성이 나타날 수 있다.

3. *Brucella* 속의 일반적 성상과 배양 특성 (Key to the Genus *Brucella*)

1) 그람음성 알막대균 또는 짧은 막대균으로 크기는 0.5~0.7 x 0.6~1.5 μm이며 비운동성이다.
2) 영양우무배지와 맥콘키배지에서는 발육하지 않는다.
3) 산소성 또는 미산소성이다.
4) 펩톤 함유배지에서는 탄수화물 분해로 인한 산의 생성을 볼 수 없다.

5) 카탈라아제 양성, 옥시다아제 양성, 우레아제 양성(2시간 이내)이며 MR-VP 음성, 인돌 음성, 젤라틴 음성이다.
6) 고위험성 병원균으로 잠재적 생물테러. 높은 치사율. 세포내 생존 세균이다.
7) 주로 감염된 동물로부터 비말 감염, 저온 살균되지 않은 유제품 섭취 등으로 감염
8) *B. abortus, B. melitensis, B. suis, B. canis* 만 사람 감염
9) 국내에서는 *B. melitensis* 감염만 보고
10) 감염이 의심스러우면 반드시 임상검사실에 알려야 한다. (검사실 감염 예방)
11) 혈액배양이 가장 좋은 검사법이다. 7일 이내 배양 가능하지만 30일까지 관찰하는 것이 요구된다. 7, 14, 30일에 초콜릿배지에 맹계대배양 해야 한다.
초콜릿배지에서 48~96시간에 집락을 관찰한다.
12) 우무배지에 접종한 경우는 높은 습도, 5-10% CO_2, 35℃에서 3주 이상 배양한 후 음성을 판단한다. *B. abortus*는 CO_2가 없는 환경에서는 자라지 않는다.

* 세포내에서도 생존할 수 있는 세균:
Salmonella, Shigella, Brucella, Yersinia, Listeria, Francisella

4. *Bordetella pertussis, B. parapertussis*의 일반적 성상과 배양 특성
1) 그람음성 알막대균으로 극염색성이며 크기는 0.2~0.5 x 0.5~5 μm이며 비운동성이다.
그람염색에서는 2분간 safranin O로 대조염색하는 것이 좋다.
2) 혈액우무배지, 초콜릿배지에서 자라지 않는다. *B. parapertussis*는 약하게 자랄 수도 있다.
3) 편성산소성이며 탄수화물을 발효하지 않는다.
4) 성장에 nicotinamide, organic sulfur (cysteine), organic nitrogen 필요하다.
(Bordet-Gengou 배지, Regan-Lowe 배지)
5) 옥시다아제 양성이며 질산염 환원은 환원하지 않는다.
6) 백일해의 원인균이다
7) 코인두 검체가 적합하며 발병 2주 후부터 병원균 검출 가능하다.
반고체 Rogan-Lowe 배지가 가장 좋은 운송배지이다.
8) 코인두 검체의 직접면역형광염색(DFA)이 효과적이다.
9) 배양은 공기환경에서 습도가 충분한 상태로 35℃에서 12일간 배양한다.
백일해균은 3~5일이면 작고 수은방울과 같은 집락을 볼 수 있다.

5. *Francisella tularensis*의 일반적 성상과 배양 특성
1) 그람음성 막대균 혹은 알막대균으로 크기는 0.2 x 0.2~0.7이며 비운동성이다.
2) 영양우무배지와 맥콘키배지에는 발육하지 않는다. 발육에는 cystine (cysteine)를 요구한다.
3) 편성산소성이다..
4) 옥시다아제 음성 H_2S 양성, 카탈라아제 약양성, 젤라틴 양성이다.
5) 야토병 원인균. 심한 감염 증상, 세포내 생존균. 검체 내 10 CSF/mL만 있어도 감염된다.
6) 감염된 동물이나 지하수를 섭취하여 감염한다.
7) 고위험성 병원균. 반드시 Biosafety level III 환경에서 취급한다.
의심되는 환자 검체의 그람염색을 하지 않는다.
8) GCBA (glucose cystine blood agar), PCA (peptone cysteine agar)에서 2주간 배양관찰한다.
느리게 성장하여 2~4일 정도에 작은 집락 관찰이 가능하다.
9) 혈액배양도 좋은 배양 방법이다. 2~5일 정도에 양성이다.
10) Acridine orange 염색으로 확인 가능하다.

Ⅱ. 특수배지가 요구되는 그람음성 막대균의 선택배지

표 19-1 특수배지가 요구되는 그람음성 막대균의 선택배지와 병원성

균명	배지	병원성
Bartonella(*Rochalimaea*) *B. quintana*	초콜릿배지 BHI (5%사람, 말, 토끼 혈액)	참호열(Trench fever), 패혈증, 심낭염, 림프절염
Legionella *L. pneumophila*	BCYE (buffered charcoal yeast extract) 우무배지, F-G (Feeley-Gorman agar) 우무배지	재향군인병 (Legionnaire's disease)
Brucella *B. melitensis* *B. abortus*	혈액우무배지, 브루셀라우무배지	파상열(undulant fever)
Bordetella *B. pertussis*	Bordet-Gengou 배지 Regan-Lowe 배지	백일해(whooping cough, pertussis)
Francisella *F. tularensis*	GCBA (glucose cystine bloold agar), PCA (peptone cysteine agar)	야토병(tularemia)
Streptobacillus *S. moniliformis*	Thioglycollate액체배지 (10-30%의 복수 첨가)	서교열(rat-bite fever)

Ⅲ. 특수배지가 요구되는 그람음성 막대균의 생화학적 성상

표 19-2 *Legionella* 종의 감별을 위한 생화학적 성상

성상	*L. pneumophila*	*L. bozemani*	*L. dumoffii*	*L. micdadei*	*L. gormanii*
BCYE 배지	+	+	+	+	+
영양우무배지	-	-	-	-	-
자외선 발색	황록	청백	청백	황록	청백
편모	+	+	+	+	+
당분해(산)	-	-	-	-	-
Catalase	+/-	+	+/-	+	+/-
Oxidase	+/-	-	-	+/-	-
Gelatinase	+	+	+	-	+
Hippurate 가수분해	+	-	-	-	-

표 19-3 *Brucella* 종의 감별을 위한 생화학적 성상

균명	색소감수성		요소 가수분해	H_2S 생성	CO_2 요구성
	Basic fuchsin	Thionine			
B. melitensis	R	R	>90 min	None	-
B. abortus	R	S	>90 min	2-5 days	+/-
B. suis	S	R	<90 min	1-6 days	-
B. canis	S	R	<90 min	None	-

[a]R, 내성; S, 감수성; +, 양성반응; -, 음성반응

표 19-4 사람에서 분리되는 *Bordetella* 종의 생화학적 특성

균명	발육성 :		옥시다아제	우레아제	갈색 색소[b]
	혈액우무배지	맥콘키배지			
B. pertussis	-	-	+	-	-
B. parapertussis	+	V (느리게)	-	+ (24h)	+
B. bronchiseptica	+	+	+	+ (4h)	-
B. trematum	+	+	-	-	-
B. holmseii	+	+ (느리게)	-	-	+

[a]+, 양성 반응; -, 음성 반응; V, +/- [b] tyrosine 첨가된 heart infusion 배지에서의 집락

IV. 특수배지가 요구되는 그람음성 막대균의 분리와 동정(보고서)

1. *Legionella pneumophila*의 분리동정 방법은?

1) 검체

2) 배지

3) 세균의 분리

4) 동정시험과 결과

(1) 그람염색

(2) 집락의 성상과 생화학적 시험

동정시험	결과	
	Legionella pneumophila	
그람염색 염색성과 형태		
배지에 발육한 세균의 집락 성상		
생화학적 시험		

2. *Brucella melitensis*와 *B. abortus*의 분리동정 방법은?

1) 검체

2) 배지

3) 세균의 분리

4) 동정시험과 결과

(1) 그람염색

(2) 집락의 성상과 생화학적 시험

동정시험	결과	
	Brucella melitensis	*B. abortus*
그람염색 염색성과 형태		
배지에 발육한 세균의 집락 성상		
생화학적 시험		

3. *Bordetella pertussis, B. parapertussis*의 분리동정 방법은?

1) 검체

2) 배지

3) 세균의 분리

4) 동정시험과 결과

(1) 그람염색

(2) 집락의 성상과 생화학적 시험

동정시험	결과	
	Bordetella pertussis	*B. parapertussis*
그람염색 염색성과 형태		
배지에 발육한 세균의 집락 성상		
생화학적 시험		

*Bordetella pertussis*의 분리와 동정

1. 세균의 분리

1) Bordet-Gengou 배지, Regan Lowe 배지에 검체(코인두)를 접종한다.
2) 멸균한 백금이로 가로긋기를 한다.
3) 배양기에서 습도가 충분한 상태로 35℃에서 3-12일간 배양한다.

2. 세균의 동정

1) 집락 관찰

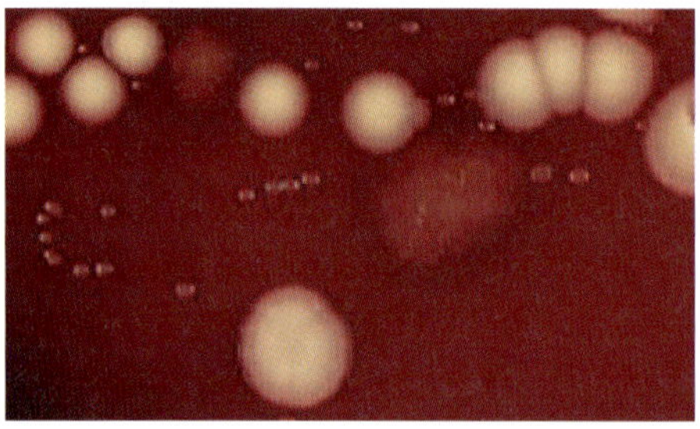

SBA : 2-3일이면 작고 수은방울(화살표)같은 집락을 보인다.

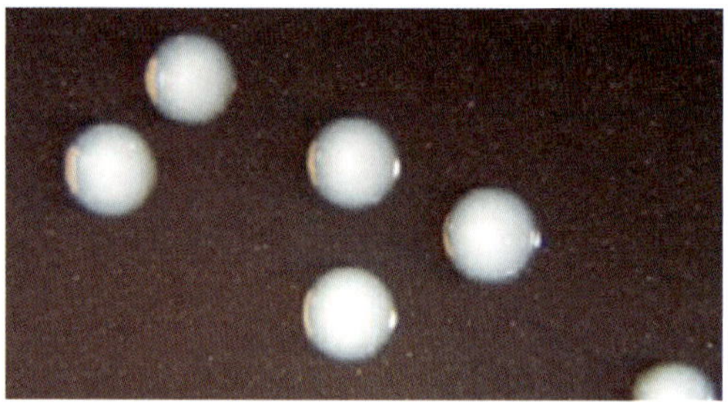

Regan-Lowe 배지: 진주색이며 유백색 광택을 낸다.

2) 그람염색
그람음성 알막대균으로 극염색성을 보인다.

3) 옥시다아제 시험

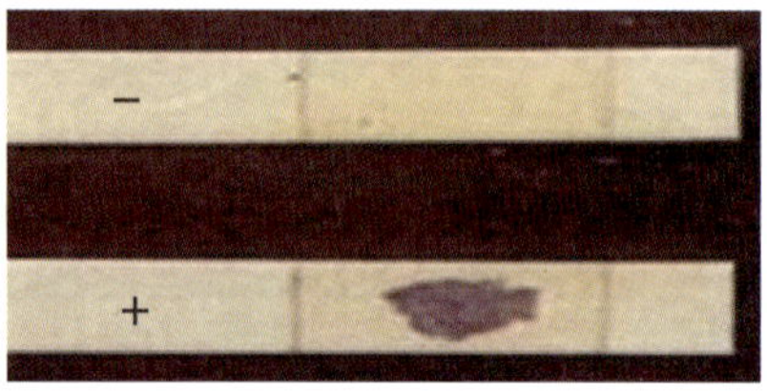

결과: 양성(아래쪽)이다.

4) 생화학적 시험
탄수화물 비발효, 질산염 환원
표 22-6 참고

5) 코인두 검체의
직접면역형광염색(DFA)이 효과적이다.

4. *Francisella tularensis*의 분리동정 방법은?

*Francisella tularensis*의 분리와 동정

1. 세균의 분리

1) GCBA(glucose cystine blood agar), PCA(peptone cysteine agar) 배지에 검체를 접종한다.
2) 멸균한 백금이로 가로긋기를 한다.
3) 5% CO_2 배양기에서 습도가 충분한 상태로 35℃에서 2-4일 배양한다.

* 반드시 Biosafety level III 환경에서 취급. 의심되는 환자 검체의 그람염색 금지한다.

2. 세균의 동정

1) 집락 관찰

GCBA 배지

작고, 파랗고, 점성이 있으며 좁은 알파 용혈성을 보이기도 한다

2) 그람염색

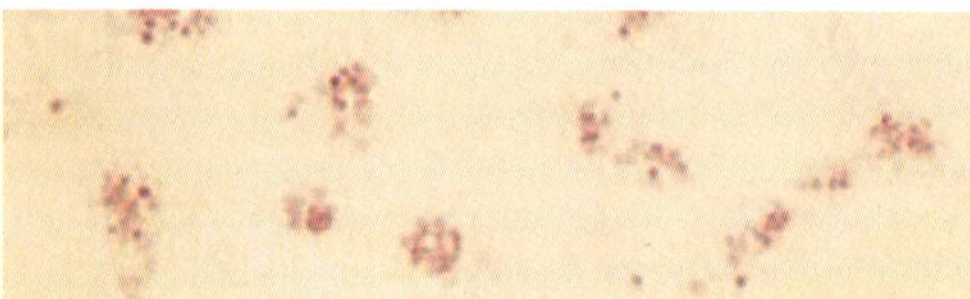

그람음성 알막대균으로 크기는 0.2 x 0.2-1 ㎛로 아주 작다

3) 옥시다아제 시험

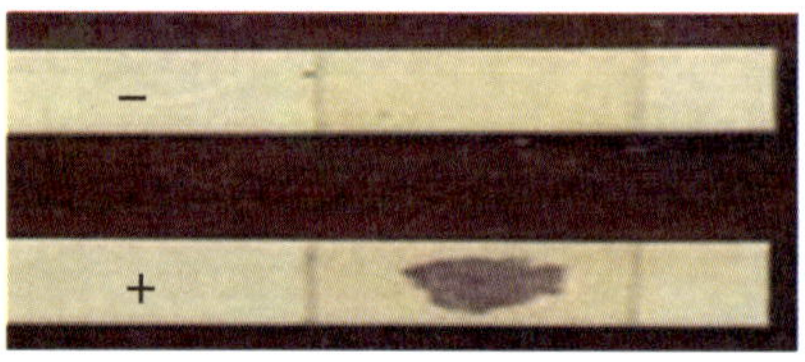

결과: 음성(위쪽)이라야 한다.

4) 생화학적 시험

H_2S	catalase	gelatin	6% NaCl
(+)	약양성	(+)	(+)

5) 직접면역형광염색(DFA)

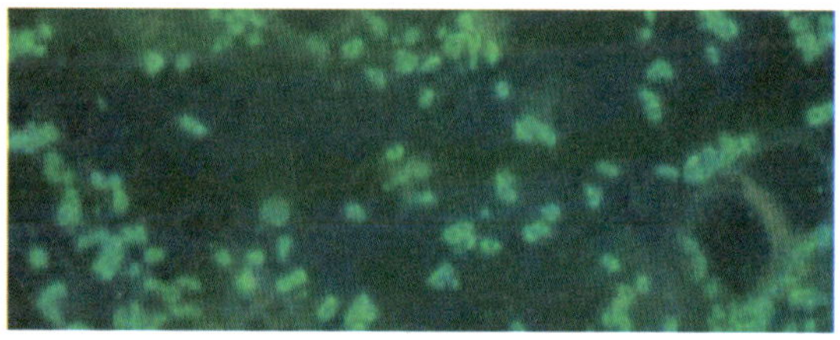

다클론성 토끼 항체(polyclonal rabbit antibody)가 *F. tularensis*의 검출에 사용된다. 이 세균의 다형태적 구조가 잘 나타난다

제2절 특수배지가 요구되는 만곡형 또는 나선형 그람음성 막대균

Ⅰ. 만곡형 또는 나선형 그람음성 막대균의 특성

1. *Campylobacter* 속의 일반적 성상과 배양 특성

1) 그람음성 만곡된 긴 막대균, 운동성 양성. 미산소성, 탄수화물은 산화도 발효도 하지 않는다. 옥시다아제 양성, MR-VP 음성, 젤라틴 음성, 우레아제 음성, 질산염 환원 양성
2) 위장관 감염에 흔하고 감염된 식수나 우유 등을 섭취하여 감염. 운동성으로 내장 점막을 침투할 수 있음.
3) *C. jejuni* 는 혈청의 비특이적인 세균사멸 효소에 감수성으로 균혈증에서 분리되기 어렵다. 균혈증의 경우 *C. fetus*가 흔하다.
4) 대변이나 혈액검체. 대변 배양이 2시간 이상 지체 될 경우는 Cary-Blair 수송배지에 채취하는 것이 요구된다.
5) 전형적인 물 설사변은 membrane filter (0.6-0.8 μm, cellulose acetate) 여과법을 사용하면 비선택배지에서 운동성이 큰 *Campylobacter*의 선택적 배양이 가능하다.
6) 대변의 정상균무리로부터 균분리를 용이하게 하기 위하여 기초혈액배지에 많은 항균제가 포함된 배지를 선택배지로 사용한다 : Butzler's BAP, Skirrow's BAP, Campy-BAP
7) 성장 온도에 따른 감별을 위해 두 개의 배지에 접종하여 25℃와 42℃에서 동시에 미산소성 상태(candle jar, Campy-pouch 등)에서 습도를 유지하고 5-7일간 관찰한다.
8) 자란 균집락이 그람음성 만곡형 막대균으로 갈매기 모양을 하고 옥시다아제 양성, 우레아제 음성이면 *Campylobacter*로 동정한다.

2. *Helicobacter* 속의 일반적 성상과 배양 특성

1) 그람음성 만곡된 긴 막대균, 운동성 양성, 미산소성, 카탈라아제 양성, 옥시다아제 양성, 우레아제 강한 양성, 포도당 비발효이다.
2) 강한 우레아제 양성으로 *Campylobacter*와 감별한다.
3) 위점막에 서식하기에 위생검조직이 주요 검체이다.
4) 생검조직을 조심스럽게 균질화하여 이 것 한 방울을 우레아제 배지에 넣어 *H. pylori*를 추정할 수 있다.
5) Brucella 배지나 Skirrow 배지가 유용하며 가습조건에서 미산소성, 35-37℃, 7일 이상 배양으로 집락을 확인한다.

Ⅱ. 만곡형 또는 나선형 그람음성 막대균의 배양을 위한 선택배지

균명	배지	병원성
Campylobacter *C. jejuni, C. coli*	Butzler's BAP, Skirrow's BAP, Campy-BAP	감염성 장염, 설사
Helicobacter *H. pylori*	Brucella 배지, Skirrow 배지, 혈액우무배지에 IsoVitaleX 첨가 vancomycin, nalidixic acid, amphotericin B 첨가	만성위염, 위궤양,
Arcobacter butzleri		균혈증, 심내막염, 복막염 환자에서 분리 보고
Spririllum minus		서교열(rat-bite fever)

Ⅲ. 만곡형 또는 나선형 그람음성 막대균의 생화학적 특성

표 19-5 임상적으로 관련 있는 *Campylobacter, Arcobacter* 및 *Helicobacter* spp.의 감별 특성

균명	성장성		마뇨산 가수분해	Catalase	TSI에서 황화수소	Indoxyl Acetate 가수분해	질산염 환원	30㎍ 디스크 감수성	
	25℃	42℃						CEP	NAL
C. coli	-	+	-	+	-	+	+	-	+
C. concisus	-	+	-	-	+	-	+	-	-
C. curvus	-	+	-	-	+	+	+	ND	+
C. fetus subsp. *fetus*	+	-/+	-	+	-	+	+	+	-
C. hyointestinalis	+/-	-	-	+	+	-	+	+	-
C. jejuni subsp. *jejuni*	-	+	+	+	-	+	+	-	+
C. jejuni subsp. *doylei*	-	+/-	+	+/- or weak +	-	+	-	+	+
C. lari	-	+	-	+	-	-	+	-	-
C. rectus	-	Slight +	-	-	+	+	+	ND	+
C. sputorum	-	+	-	-/+	+	-	+	+	-/+
C. upsaliensis	-	+	-	-/weak+	-	+	+	+	+
A. butzleri	+	-	-	-/weak+	-	+	+	-/+	+/-
A. cryaerophilus	+	-	-	+/-	-	+	+	-/+	+/-
H. cinaedi	-	-/+	-	+	-	-/+	+	+/-	+
H. fennelliae	-	-	-	+	-	+	-	+	+
H. pylori	-	+	-	+	-	-	+/-	+	-

Ⅳ. 만곡형 또는 나선형 그람음성 막대균의 분리와 동정(보고서)

1. *C. jejuni*와 *C. coli*의 분리동정 방법은?

1) 검체

2) 배지

3) 세균의 분리

4) 동정시험과 결과

(1) 그람염색

(2) 집락의 성상과 생화학적 시험

동정시험	결과	
	C. jejuni	*C. coli*
그람염색 염색성과 형태		
배지에 발육한 세균의 집락 성상		
생화학적 시험		

2. *Helicobacter pylori*의 분리동정 방법은?

제20장 무산소성 세균의 분리와 동정

Ⅰ. 무산소성 세균속의 일반적 특징

1. 무산소성 그람양성 알균의 일반적인 특징

1) *Peptococcus*의 일반적 성상

(1) 그람양성 알균으로 크기는 0.3~1.2 μm이다.
(2) 비아포성이며, 편모가 없어 비운동성이다.
(3) 배열은 다양해서 쌍알균, 사련 알균 또는 짧은 사슬이나 포도송이 모양의 배열을 한다.
(4) 혈액우무배지에 발육한다.
(5) 무산소성 균으로 탄수화물을 이용하지 않고 펩톤을 이용한다.
(6) 인돌 음성이며 질산염을 환원하지 않는다.

2) *Peptostreptococcus*의 일반적 성상

(1) 그람양성 알균으로 구형 때로는 난원형이며 크기는 0.5~1.2 μm이다.
(2) 비아포성이며, 편모가 없어 비운동성이다.
(3) 배열은 다양해서 쌍알균, 사련 알균 또는 사슬모양의 배열을 한다.
(4) 혈액우무배지에 발육한다.
(5) 무산소성 균으로 탄수화물을 이용하지 않고 펩톤을 이용한다.

2. 무산소성 그람음성 알균의 일반적인 특징

1) *Veillonella*의 일반적인 성상

(1) 그람음성 알균으로 크기는 0.3~0.5 μm이다.
(2) 비아포성이며, 비운동성이다.
(3) 혈액우무배지에서 발육한다.
(4) 무산소성이며, pyruvate, lactate, malate, fumarate, oxaloacetate 발효하고 탄수화물은 발효하지 않는다.
(5) 카탈라아제 음성, 옥시다아제 음성이다.
(6) 유산염으로부터 acetate, propionate, CO_2, H_2를 생성한다.

3. 무산소성 그람양성 아포형성 막대균의 일반적인 특징

1) *Clostridium*의 일반적인 성상

(1) 그람양성 막대균으로 크기는 0.3~2.0 × 1.5~20.0 μm이다.
(2) 난형 또는 구형의 내성 아포를 만들고 균체 끝이 둥글거나 때로 뾰족하다.
흔히 쌍 또는 짧은 사슬모양의 배열을 한다.
(3) 주모성 편모로 운동성 또는 비운동성이다.
(4) 혈액우무배지에서 발육한다.
(5) 무산소성이다. 카탈라아제와 옥시다아제는 생성하지 않는다.

2) 주요 균종의 일반적 성상과 배양 특성

(1) *C. botulinum*

생물테러의 잠재적 병원균. 혈청, 배설물, 위삼출액 등에서 신경독소 검출로 진단한다.

(2) *C. difficile*

항생제와 관련된 설사와 위막성 대장염(pseudomembranous colitis)을 일으키는 무산소성 세균이다. 독성이 있는 균주와 없는 균주가 있으며, 독성균주는 toxin A와 B가 있으며, 전통적인 검사 방법은 세포배양으로 cytopathic effect (세포변성효과)로 검사를 하였으나, 최근에는 면역학적 방법으로 toxin A와 B를 동시에 검사할 수 있다.

* ***C. difficile* 배양을 위한 대변검체 알코올 전처리 법**

① 70% ethanol 2 mL에 대변 검체 0.2 mL (약 0.2 g) 을 넣어 10초 이상 vortex한다.
② Shaking rotator에 장착하여 실온에서 30분간 혼합한다.
③ Brucella blood agar나, CCFA 배지에 접종한다.
④ 48시간 동안 무산소 배양을 한다.

(3) *C. perfringens*

무산소성 혈액우무배지에서 이중용혈이 특징이며, reverse CAMP 양성, lecithinase 양성, lipase 음성, indole 음성, urease 음성이다.
임상검체에서 가장 흔하게 분리되고, 독소에 의한 식중독, 알파독소에 의한 가스괴저, 괴사성 장염을 일으킨다. *C. perfringens* Type A는 오염된 덜 익은 고기를 먹은 후 7~15 시간 만에 이 균주가 생성하는 독성에 의해 설사와 복통이 일어난다. *C. perfringens* Type C는 정상균무리이지만 베타독소를 생성하는 균주는 주로 소아에서 괴사성 장염을 일으킨다. 대부분 다음 항균제에 감수성: 페니실린, 클린다마이신, 메트로니다졸을 포함하는 β-lactam 항균제이다.

(4) *C. tetani*

집락은 회색이고 반투명하고 불규칙한 뿌리 모양을 보이고 유주현상으로 배지를 덮고 있다. 그람염색에서 드럼채 모양을 한다. Tetanospasmin이라는 toxin에 의한 파상풍을 일으키며 신경독소작용의 구성물과 결합하여 뉴런작용을 억제한다.

4. 무산소성 그람양성 무아포 막대균의 일반적인 특징

1) *Propionibacterium, Cutibacterium, Actinomyces, Bifidobacterium, Eubacterium, Lactobacillus* 등이 있다.

2) *Propionibacterium* spp.는 피부, 눈의 결막, 관절, 뼈, 중추신경계의 감염을 일으킨다.
이 균에 의한 감염은 외과수술, 인공치아의 보철물, 인공판막과 관련이 있다.
Cutibacterium acnes(이전 학명: *Propionibacterium acnes*)는 여드름에 중요한 역할을 한다.

3) *Actinomyces*는 곧거나 만곡 된 간균으로 분지를 갖는 진균이다. 그람염색에서는 불규칙한 염색성 때문에 구슬같은 모양을 한다. *A. israelii*는 어금니 모양의 집락형태를 보인다.

4) *Lactobacillus*는 곧거나 구부러지거나 만곡된 다양한 형태를 가진다. 대부분 미산소성이나 몇몇 균주는 조건무산소성 균주 (vancomycin: R)도 있다.

5) *Cutibacterium acnes*(이전 학명: *Propionibacterium acnes*)
. 작고 흰색의 광택을 가진 불투명한 융기된 집락이다.
. 오래 배양하면 노란색으로 변하며 약한 베타용혈을 일으킨다.
. 피부 정상 균무리이나 여드름의 원인균이 된다.
. 그람양성의 다양한 모양을 나타낸다(Chines letter(한자) 모양).

5. 무산소성 그람음성 막대균의 일반적인 특징

1) *Bacteroides* 속의 일반적 성상

(1) 그람음성 막대균이며 다형태성이며 안전핀 모양의 염색상을 한다.
(2) 비운동성 또는 주모성 편모로 운동성이다.

(3) 혈액우무배지에서 발육한다.
(4) 무산소성이다.
(5) 탄수화물이나 펩톤을 분해하여 초산, 유산, 호박산, 프로피온산을 생성한다.
(6) Esculin 분해. 20% bile에서 성장한다.
(7) *B. fragilis* group은 독특한 냄새 (간장 졸인 냄새)가 나며 *B. ureolyticus* group은 집락이 배지를 파고드는 현상 (pitting)을 나타낸다.

2) *Prevotella* 속의 일반적 성상

(1) 그람음성 막대균으로 다형태성이며 비아포성, 비운동성이다.
(2) 혈액우무배지에서 발육한다.
(3) 무산소성 세균으로 무산소성 조건에서 발육하며 포도당, 젖당, 자당을 발효한다.
(4) 20% 담즙에 의해 발육이 억제된다.
(5) 탄수화물 분해 산물은 초산, 호박산과 저농도의 이소낙산 이소길초산과 유산이다.
(6) 비 색소성은 kanamycin에 내성, catalase 음성, spot indole 음성이다.
(7) 색소성은 붉은 벽돌색 형광, 갈색이나 흑색 집락을 만들며 심한 악취 (*P. melaninogenica*)가 난다.

3) *Fusobacterium* 속의 일반적 성상

(1) 그람음성 막대균으로 방추상으로 가늘고 끝이 뾰족한 모양이며 아포와 편모는 없다.
(2) 혈액우무배지에서 발육한다.
(3) 무산소성으로 무산소성 배양으로 발육한다
(4) Kanamycin에 감수성. 연두색 형광을 띤다.
(5) 대사의 주 종말 산물은 낙산이며 흔히 초산, 유산을 생성하며 저농도의 프로피온산, 호박산, 개미산도 생성한다.
(6) 이소낙산, 이소길초산은 생성하지 않는다.

6. 무산소성 세균 감염증의 일반적인 특성

1) 인체의 정상균무리로 산소성보다 1000배가 많다.
2) 위장관계, 비뇨생식기계, 구강, 상부호흡기계의 점막 표면과 피부에 서식한다.
3) 인체의 무균부위에 침투할 경우 기회 감염균이 된다.
4) 수술 등에 의한 조직손상, 혈액공급의 불충분, 조직의 괴사, 기존 질환 등으로 무산소성 세균이 증식되어 감염증을 일으킨다.
5) 장기 표면에 많은 세균이 집락화 되면 조직에 침투하여 균혈증을 일으킨다.
6) 검체에서 악취가 나고 가스가 발생되며 그람염색에서는 다양하고 독특한 형태를 나타낸다.
7) 대부분의 무산소성 감염 검체는 다양한 미생물이 혼합되어 있어 산소성 또는 무산소성 세균보다 늦게 자라는 특징이 있다.

II. 무산소성 세균의 주요 균속과 균종

1. 그람양성 알균

Peptostreptococcus anaerobius
Anaerococcus prevotii (이전 학명: *Peptostreptococcus prevotii*)
Finegoldia magna (이전 학명: *Peptostreptococcus magnus*)
Parvimonas micra (이전 학명: *P. micros = Micromonas micros*)

Peptococcus niger

Peptoniphilus asaccharolyticus

(이전 학명: *Peptostreptococcus asaccharolyticus* = *Schleiferella asaccharolytica*)

2. 그람음성 알균

Veillonella 속

3. 그람양성 아포형성 막대균

Clostridium botulinum, C. difficile, C. perfringens, C. septicum, C. tetani

4. 그람양성 비아포성 막대균

Cutibacterium acnes(이전 학명: *Propionibacterium acnes*)

Propionibacterium acnes *Eubacterium*

Bifidobacterium *Atopobium parvulum*

Eggerthella (= *Eubacterium lentum*)

Actinomyces israelii, *A. odontolyticus*

5. 그람음성 막대균

Bacteroides fragilis group, *B. ureolyticus*

Fusobacterium *Prevotella* *Porphyromonas*

III. 무산소성 세균의 배양

1. 무산소성 세균의 배양을 위한 검체

적합한 검체	부적합 검체
혈액 및 골수	인두, 비인두, 구강점막 검체
심부 농양(뇌, 폐, 간, 복강 등) 흡인	객담, 기관지 세척액 검체
관절액, 복강액, 흡인	위와 소장의 내용, 변, 직장면봉
만성부비동염 검체	소변, 도뇨관으로 채취한 뇨
만성중이염 검체	질과 자궁 경부에서의 면봉검체
치주염 검체	뇌척수액
당뇨성 족부 괴저 검체	욕창 표면이나 점막 표면의 검체
난소 난관염 검체	
가스괴저 검체	
물린 상처의 감염 검체	
경기관 흡인액, 폐 천자 흡인액	
조직 생검	
치골 상부 흡인뇨	

2. 무산소성 세균 감염이 의심되는 검체의 특성과 의심되는 항목

1) 악취가 나는 고름, 분비물, 괴사조직과 폐쇄강내의 농양(부비강염, 뇌종양 등)
2) 가스 또는 유황과립이 검출되는 경우
   (*Actinomyces* spp., *Propionibacterium* spp., *Eubacterium nodatum*과 관련)
3) 장파장 UV하에서 벽돌색 형광 (*Prevotella, Porphyromonas*와 관련).
4) 항균제 투여에 의한 설사(*C. difficile*)
5) 교통사고 등으로 인한 조직의 괴사를 동반하는 감염증
6) 산소성 세균과의 혼합감염

3. 무산소성 세균의 배양을 위한 배지

배지 종류	설명	사용 목적
무산소성혈액배지 Brucella 혈액배지 Columbia 혈액배지 CDC 혈액배지	5% 면양혈액과 0.5% yeast extract, L-cystine, vitamin K1과 hemin이 포함되어 있음	조건무산소성과 무산소성균 분리를 위한 비선택배지
Phenylethyl alcohol agar (PEA)	영양우무 배지에 5% 면양혈액과 phenylethyl alcohol 첨가	무산소성 세균의 기초 배지로 장내세균의 성장 억제와 일부 *Clostridium* 균종의 유주현상을 억제
Bacteroides bile esculin agar (BBE)	TSA를 기본으로 ferric ammonium citrate, hemin 첨가 억제제: bile salts, gentamicin	*Bacteroides fragilis* group의 선택배지로 분리와 예비 동정 가능
Kanamycin-vancomycin-lacked blood agar (KVLB)	Brucella 배지에 항균제와 vit-K1, 5% laked blood 첨가. Kanamycin: 그람음성 막대균 억제 *B. ureolyticus* group, *Porphyromonas* spp. 억제 vancomycin: 그람양성균 억제	*Bacteroides* spp., *Fusobacterium* spp. *Prevotella* spp. 선택적 증식
Egg yolk agar (EYA)	난황 기본배지, Lecithinase와 lipase 측정 배지	*Clostridium* spp.와 *Fusobacterium*의 lecithinase 와 lipase 측정을 위한 비선택배지
Cycloserine-cefoxitin-fructose agar (CCFA)	난황 기본배지에 cycloserine, cefoxitin, fructose를 첨가	*Clostridium difficile* 선택배지
Thioglycollate broth	Pancreatic digested casein broth에 포도당 : 대부분 세균성장 Thioglycollate와 약간의 우무가 산화-환원 전위를 감소 Hemin, Vit-K1 첨가	증균배지로 사용하는 비 선택배지

4. 무산소성 배양 방법

1) 무산소성 조건을 만들기 위한 기구와 장비
   Anaerobic Jar, anaerobic pouch, anaerobic chamber
2) 배양조건: 35℃, 48시간 (72 시간 배양하여야 잘 관찰할 수 있다.)
3) 무산소성 지시약: methylene blue 또는 resazurin strip
4) 무산소성 챔버 (anaerobic chamber)의 주요 사항
   (1) 혼합가스 : CO_2 5%, H_2 10%, N_2 balanced (85%), 혼합가스를 사용한다.
   (2) Catalyst (촉매제) : palladium을 입힌 알루미늄 입자로, 주 1회 160℃에서 2시간 동안 건조하거나 또는 불꽃으로 가열하면 활성화 된다.
   (3) 지시약: 주로 resazurin과 methylene blue strip을 사용한다.

5. 무산소성 세균의 동정

1) 예비 동정 (표 24-1, 2, 3, 4, 5 참조)

(1) 그람염색의 형태

(2) 집락 성상

(3) 감별용 항생제 디스크에 대한 감수성 (potency disk test)

(4) 간단한 생화학적 반응

. Spot indole test

. Catalase (15% H_2O_2)

. Bile growth (BBE 배지)

표 20-1 무산소성 그람양성 알균의 생화학적 성상

그람양성	*Peptostreptococcus anaerobius*	*Schleiferella asaccharolytica*	*Finegoldia magna*	*Parvimonas micra*	*Peptococcus niger*
세균 모양	C, CB	C	C†	C‡	C
포자 관찰	-	-	-	-	-
Kanamycin (1 mg)	R^{S}	S	S	S	S
Vancomycin (5 μg)	S	S	S	S	S
Colistin (10 μg)	R	R	R	R	R
Spot Indole	-	+	-	-	-
SPS	S	R	R	V$^{\|}$	R
카탈라아제	-$^{+}$	V	V	-	-

B, 막대균; C, 알균; CB, 알균 모양 막대균; R, 내성; S, 감수성; V, 다양함; +, 양성; -, 음성; 윗 첨자는 일부 균주의 반응을 의미함. * Cycloserine cefoxitin fructose agar (CCFA). † 세균크기 〉 0.6 ㎛., ‡ 세균크기 〈 0.6 ㎛.
‖ 일부 균주는 억제됨에도 대개 〈 12 mm 정도의 억제대를 보인다.

표 20-2 그람음성 알균의 생화학적 성상

	세균 모양	카나마이신 (1 mg)	반코마이신 (5 μg)	콜리시틴 (10 μg)	담즙에서 발육	신속 인돌검사	카탈라아제	집락 색소	붉은벽돌색 형광	리파아제	배지파고드는 집락	질산염 환원	우레아제	운동성
Veillonella	C	S	R	S	-	-	V	-	-$^{+}$	-	-	+		-

표 20-3 무산소성 아포 형성 그람양성 막대균의 생화학적 성상

그람양성 막대균	Nagler 반응 양성				Nagler 반응 음성	
	Clostridium perfringens	*C. baratii*	*C. sordellii*	*C. bifermentans*	*C. difficile*	*C. septicum*
아포 관찰	-	+	+	+	$+^{-}$	+
Boxcar 모양	+	-	-	-	-	-
이중용혈	$^{-}+^{-}$	-	-	-	-	-
Kanamycin (1 mg)	S	S	S	S	S	S
Vancomycin (5 μg)	S	S	S	S	S	S
Colistin (10 μg)	R	R	R	R	R	R
Spot Indole	-	-	+	+	-	-
SPS						
카탈라아제	$-^{+}$	-	$-^{+}$	$-^{+}$	$-^{+}$	$-^{+}$
Ethanol에서 포자생존력	$-^{+}$	+	+	+	+	$+^{-}$
Lecithinase	+	+	+	+	-	-
Nagler 반응	+	$+^{w}$	$+^{w}$	$+^{w}$	-	-
Strong Reverse-CAMP	+	-	-	-	-	-
Urease	-	-	$+^{-}$	-		-
질산염 환원	$+^{-}$	V	-	-	-	V
CCFA* 노란색집락	-	-	-	-	+	-

B, 막대균; C, 알균; CB, 알균 모양 막대균; R, 내성; S, 감수성; V, 다양함; w, 약한반응; +, 양성; -, 음성; 윗 첨자는 일부 균주의 반응을 의미함. * Cycloserine cefoxitin fructose agar (CCFA).

표 20-4 무산소성 무아포성 그람양성 막대균의 생화학적 성상

그람양성 막대균	*Propionibacterium acnes*	*Eggerthella lenta*	*Bifidobacterium* spp.	*Eubacterium* spp.
세균 모양	B, CB	B	B[§]	B
Kanamycin (1 mg)	S	S	S	S
Vancomycin (5 μg)	S	S	S	S
Colistin (10 μg)	R	R	R	R
Spot Indole	$+^{-}$	-	V	V
카탈라아제	$+^{+}$	$-^{+}$	-	-
Arginine자극	-	+		
Urease	-	-		
질산염 환원	+	+	-	-

B, 막대균; C, 알균; CB, 알균 모양 막대균; R, 내성; S, 감수성; V, 다양함; +, 양성; -, 음성; 윗 첨자는 일부 균주의 반응을 의미함. .* Cycloserine cefoxitin fructose agar (CCFA). § 하나의 두 갈래로 갈라진 말단을 가지거나 혹은 가지지 않은 막대균.

표 20-5 무산소성 그람음성 막대균의 생화학적 성상

그람음성 막대균	*Bacteroides fragilis* group	*Bacteroides ureolyticus*	Pigmented spp.	*Prevotella intermedia*	*Prevotella loescheii*	Other *Prevotella* spp.	*Prophyromonas* spp.	*Bilophila* spp.	*Fusobacterium* spp.	*F. nucleatum* subsp. *nucleatum*	*F. necrophorum* subsp. *necrophorum*	*F. mortiferumvarium*	*Leptotrichia* spp.
세균 모양	B	B	B, CB	B, CB	B, CB	B, CB	B, CB	B	B	B[¶]	B	B	B
말단이 뾰족하고 가는 모양	-	-	-	-	-	-	-	-	V	+	-	-	+[**]
Kanamycin (1 mg)	R	S	R	R	R	R	R	S	S	S	S	S	S
Vancomycin (5 μg)	R	R	R	R	R	R	[‡]S[‡]	R	R	R	R	R	R
Colistin (10 μg)	R	S	V	S	$^{S}R^{S}$	V	R	S	S	S	S	S	S
담즙에서 발육	+	-	-	-	-	-	-	+	V	-	$-^{+}$	+	V
신속 인돌검사	V	-	V	+	-	V	+	-	V	+	+	V	-
카탈라아제	V	-	-	-	-	-	-	+	-	-	-	-	-
집락 색소	-	-	+[*]	+	+[*]	–[†]	+	-	-	-	-	-	-
붉은 벽돌색 형광	-	-	V	+	+	-	+[§]	-	-	-	-	-	-
Lipase	-	-	V	+	$-^{+}$	-	-	-	V	-	$+^{-}$	-	-
배지 파고드는 집락	-	$+^{-}$	-	-	-	-	-	-	-	-	-	-	-
Formate -Furmarate 요구성	-	+	-	-	-	-	-	-	-	-	-	-	-
질산염 환원	-	+	-	-	-	-	-	+	-	-	-	-	-
우레아제	-	+	-	-	-	-	-	$+^{-}$	-	-	-	-	-
운동성	-	-	-	-	-	-	-	-	-	-	-	-	-

B, 막대균; C, 알균; CB, 알균 모양 막대균; R, 내성; S, 감수성; V, 다양함; +, 양성; -, 음성; 윗 첨자는 일부 균주의 반응을 의미함. [*] *P. melaninogenica* group은 흔히 색소 관찰을 위해 좀 더 오래 배양해야 한다.
[†]*P. bivia*는 배양기간을 늘리면 색소를 생성한다. [‡] Vancomycin에 감수성이기 때문에 LKV 배지에서 자라지 않는다.
[§] *P. gingivalis*는 형광을 발하지 않는다. [¶] 가늘고, 뾰족한 방추형 세균
[**] 한쪽 끝은 뾰족하고 다른 한쪽 끝은 뭉툭하다.

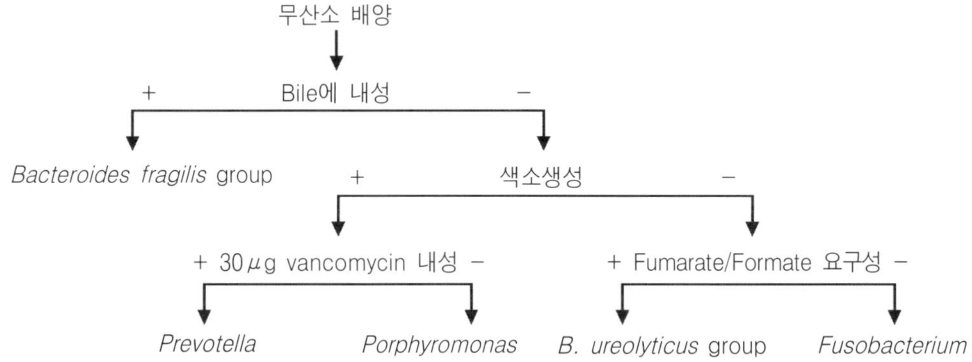

그림 20-1 무산소 환경에서 발육하는 무산소성 그람음성 막대균 동정의 흐름도

6. 무산소성 세균의 배양을 위한 기구와 장비

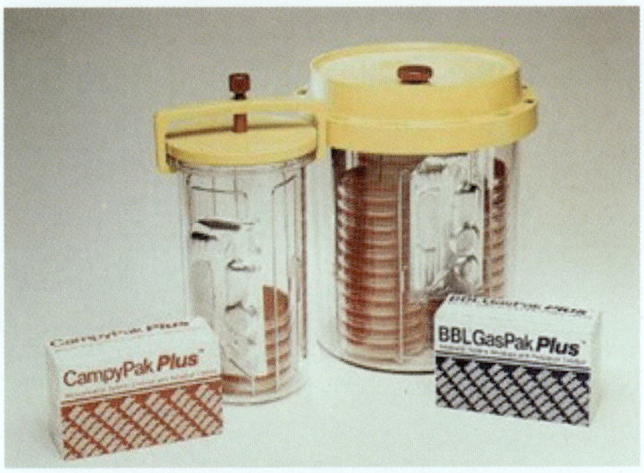

Anaerobic jar

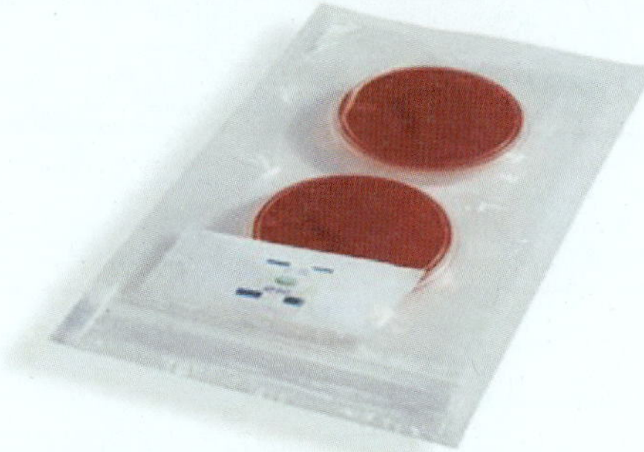
Anaerobic pouch

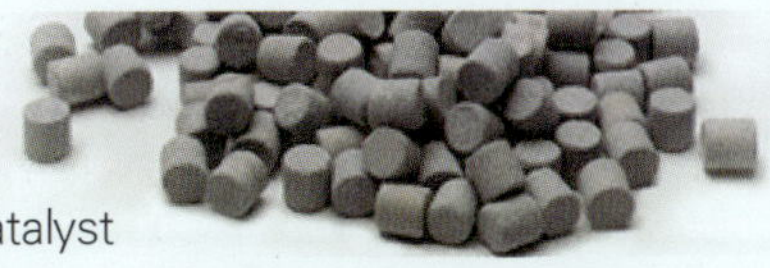
Catalyst

Catalyst (palladium)는 주 1회 160℃에서 2시간 동안 굽거나 불꽃으로 가열하여 사용해야 성능이 유지된다.

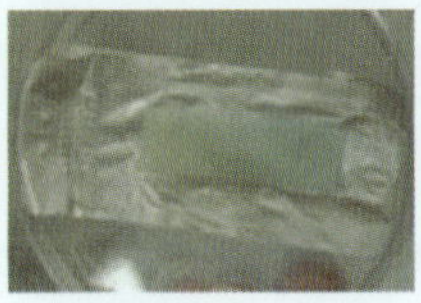
Indicator
Methylene blue

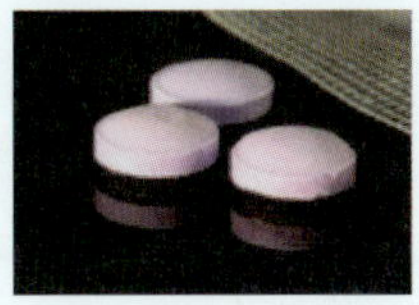
Resazurin

Anaerobic Chamber (Bactron)의 구성

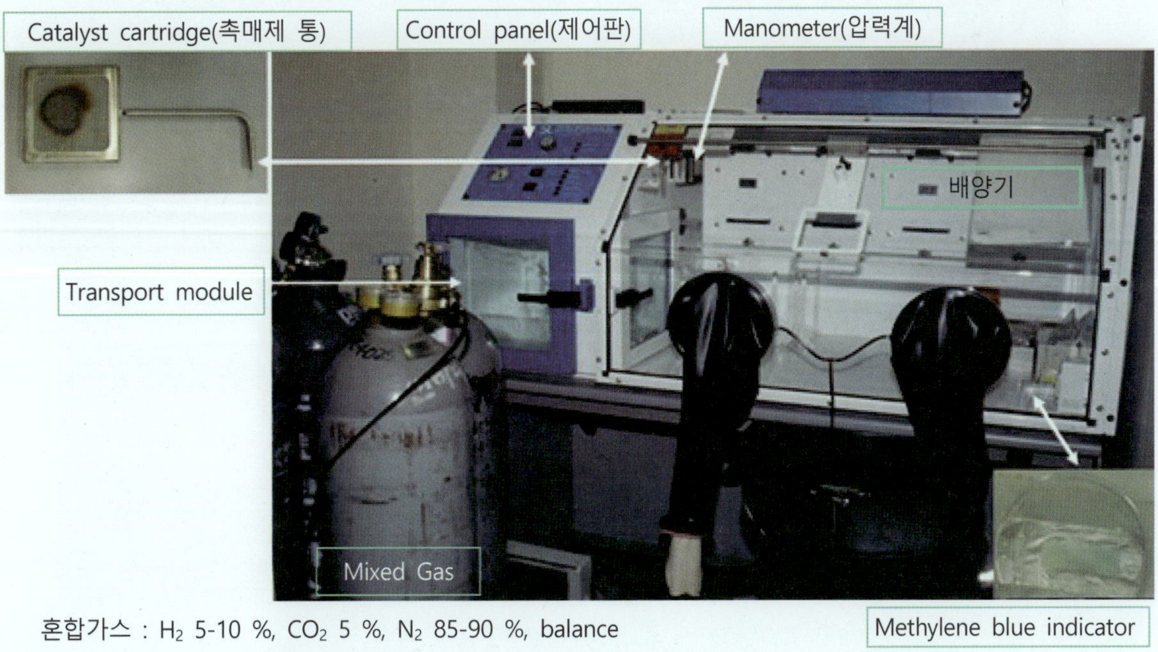

혼합가스 : H_2 5-10 %, CO_2 5 %, N_2 85-90 %, balance

그림 20-2 무산소성 배양을 위한 기구와 장비

7. 무산소성 세균의 형태

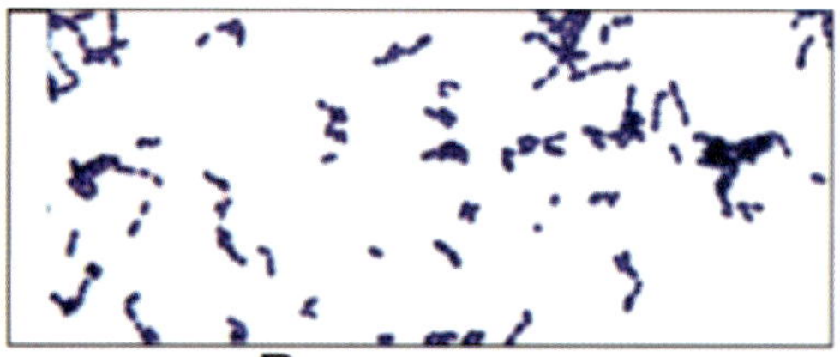

그림 20-3. *Finegoldia* (*Peptostreptococcus*) *magna*의 그람 염색.
그람양성 알균으로 구형, 때로는 난원형으로 크기는 0.5-1.2 ㎛이다.

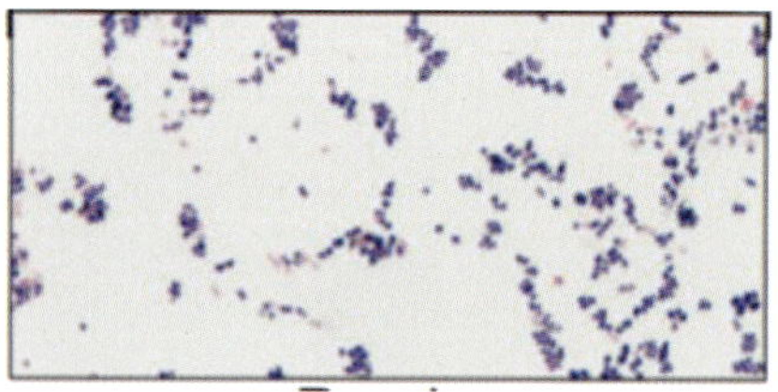

그림 20-4. *Parvimonas micra*의 그람 염색
그람양성 알균으로 크기는 0.6 ㎛ 이하로 작다.

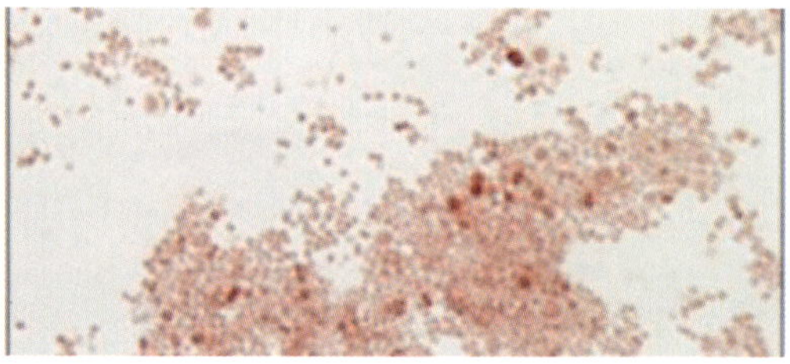

그림 20-5. *Veillonella* spp.의 그람염색.
그람음성 알균이며 크기는 0.3-0.5 ㎛이다.

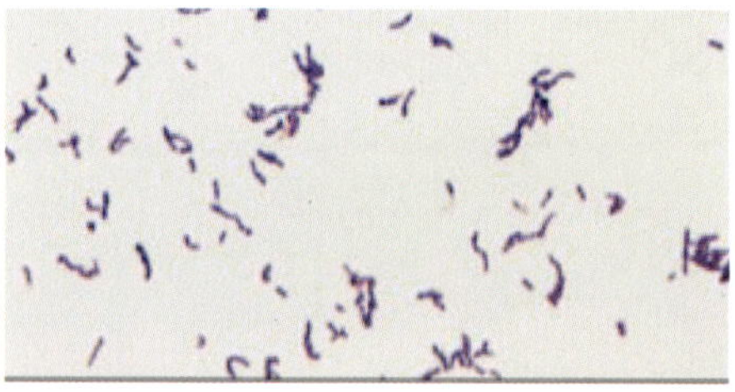

그림 20-6. *Propionibacterium* spp.의 그람염색.
그람양성 막대균으로 작고, 가늘며 다형태성이다.

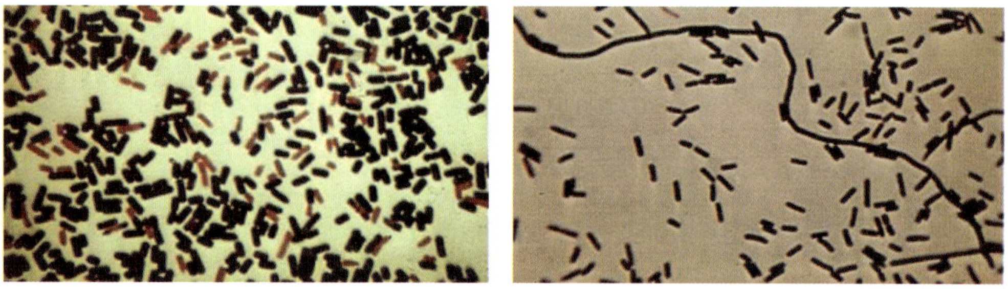

그림 20-7. *Clostridium perfringens*의 그람염색.
혈액우무배지에서 24시간 배양된 *C. perfringens*는 아포가 잘 형성하지 않으며 적색으로 염색되기도 한다(왼쪽). Thioglycollate broth에서 24시간 배양 한 것은 필라멘트 모양의 형태를 보이기도 한다.

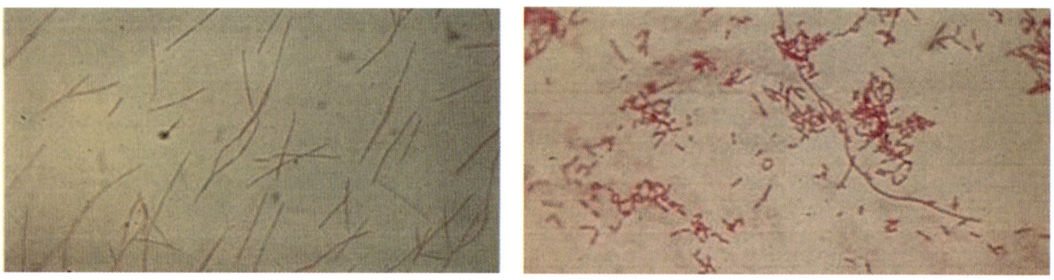

그림 20-8. *Fusobacterium nucleatum*과 *F. necrophorum*의 그람 염색.
*F. nucleatum*은 가늘고 끝이 뾰족한 그람음성 막대균(왼쪽)이며 *F. necrophorum*은 가늘고 불규칙한 모양의 다형태성 그람음성 막대균이다(오른쪽).

8. 무산소성 세균의 집락과 생물학적 성상

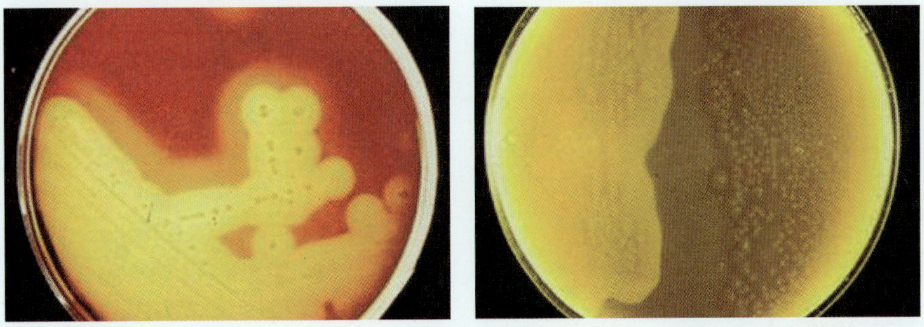

그림 20-9. 혈액우무배지에서 35℃, 24시간 배양한 *Clostridium perfringens*의 집락.
안쪽의 완전용혈(왼쪽 그림)은 theta toxin에 의한 것이고 바깥쪽의 불완전 용혈은 α-toxin (lecithinase activity)에 의한 것이다. 오른쪽 그림은 Nagler 반응으로 균을 접종하기 전에 egg yolk agar의 한쪽(이 배지의 오른쪽)에 *C. perfringens*-type antitoxin을 바르고 균을 접종 하였다. 오른쪽에 lecithinase 반응이 없는 것은 Nagler 반응 양성을 의미한다.

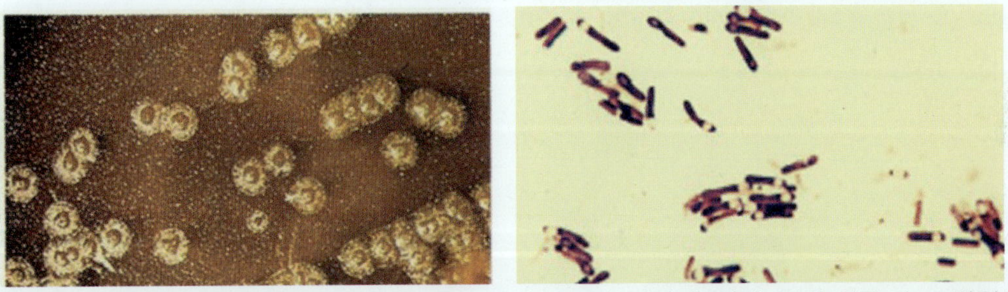

그림 20-10. Egg-yolk agar에서 *Clostridium botulinum*의 리파제 생성 집락(왼쪽)과 그람염색(오른쪽). 집락의 표면과 집락주위가 진주빛 광택을 나타낸다. 그람양성 막대균으로 빠르게 아포를 형성하고 난원형, 편재성 아포를 만들고 균체를 부풀게 한다.

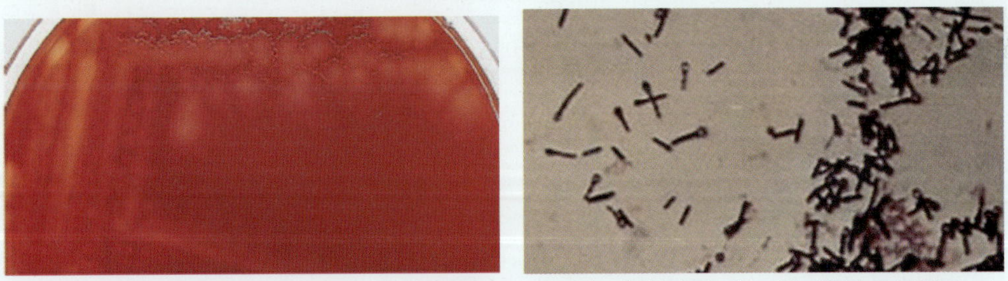

그림 20-11. 혈액우무배지에 발육한 *Clostridium tetani*의 집락(외쪽)과 그람 염색(오른쪽).
집락은 회색이고 반투명, 용혈성이며 유주현상을 나타낸다. Chopped meat 포도당 액체배지에서 발육한 세균의 그람염색에서는 둥글고 단재성의 아포를 보이는 북채 모양을 나타내는 그람양성 막대균이다.

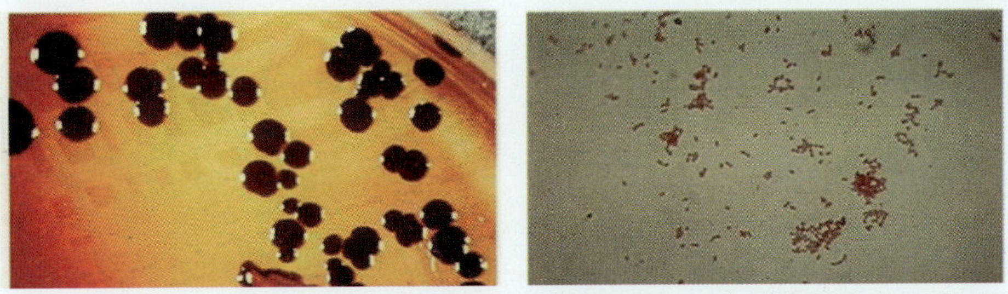

그림 20-12. 혈액우무배지에서 발육한 *Prevotella melaninogenica*의 집락(왼쪽)과 그람 염색(오린쪽).
35℃, 5일간 배양한 *P. melaninogenica*의 집락은 용혈성이 있으며 흑색을 나타낸다. 48시간 배양된 집락의 그람염색에서는 그람음성 알균처럼 보이는 그람음성 막대균다.

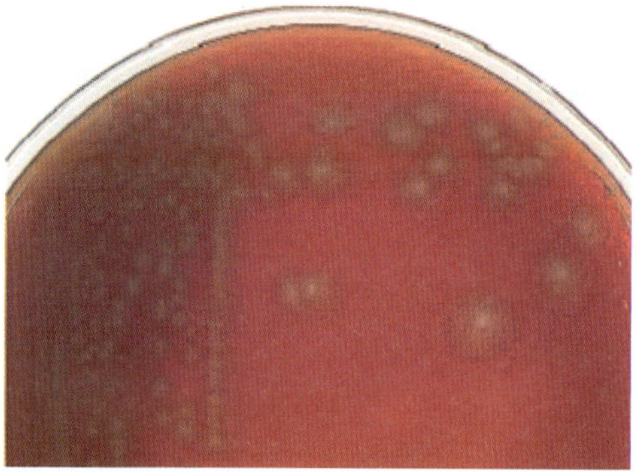

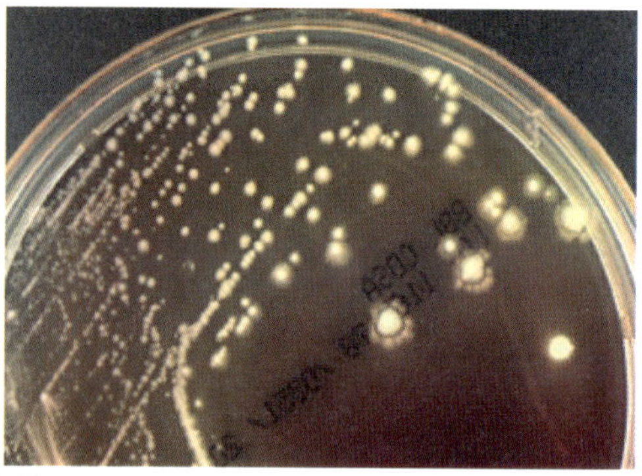

그림 20-13. 혈액우무배지(왼쪽)과 CDSA에 발육한 *Clostridium difficile* 집락.
집락은 회백색이고 납작하며 가장자리는 뿌리 모양으로 비용혈성이다. 선택배지인 CDSA (BD)에서 집락은 담황색이고, 표면은 굵은 유리 같으며 가장자리는 나무뿌리 모양으로 p-cresol 냄새가 난다.

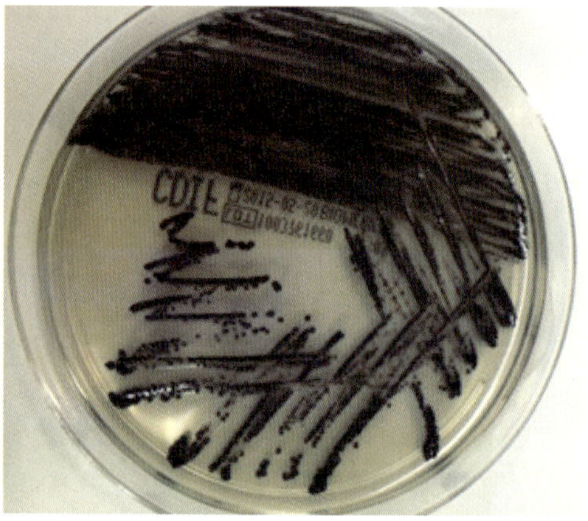

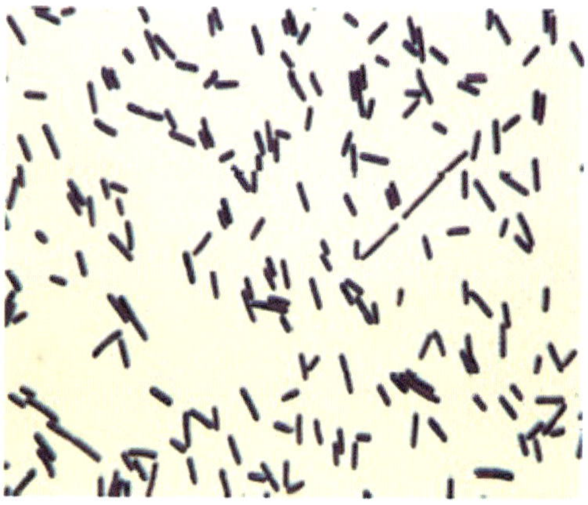

그림 20-14. 크롬배지에 발육한 *Clostridium difficile*의 집락과 그람 염색.
크롬배지인 CDIF (bioMerieux)에서 집락은 검은색으로 나타난다. 곧은 그람양성 막대균으로 짧은 사슬배열을 한다. 그람음성으로도 염색되며, 아포는 드물게 편재성으로 관찰된다.

IV. 무산소성 세균의 분리와 동정(보고서)

1. *Clostridium* spp.의 분리와 동정 방법은?

1) 검체

2) 배지

3) 세균의 분리

4) 동정시험과 결과

(1) 그람염색

(2) 집락의 성상과 생화학적 시험

동정시험	결과			
	C. perfringens	*C. botulinum*	*C. tetani*	*C. difficile*
그람염색 염색성과 형태				
배지에 발육한 세균의 집락 성상				
생화학적 시험				

2. *Bacteroides fragilis*의 분리 동정 방법은?

1) 검체

2) 배지

3) 세균의 분리

4) 동정시험과 결과

(1) 그람염색

(2) 집락의 성상과 생화학적 시험

동정시험	결과	
	Bacteroides fragilis	
그람염색 염색성과 형태		
배지에 발육한 세균의 집락 성상		
생화학적 시험		

제21장 마이코박테리아의 분리와 동정

Ⅰ. *Mycobacterium* 속의 일반적 특성

1. 일반적 특성

1) 그람양성 막대균, 항산성 막대균(acid-fast bacilli) : 그람염색에 염색이 어렵다.
2) 약간 굽거나 곧은 막대균, 분지형으로도 보인다.
3) 운동성과 아포가 없다.
4) 산소성이며 발육이 느리다.

2. 독특한 세포벽 구조

1) Peptidoglycan을 구성하는 N-acetylmuramic acid 대신에 N-glycocylmuramic acid를 함유한다.
2) 세포벽에 지질이 많은 구조물이다.
3) 소수성 표면으로 영양분 공급이 느리고 성장이 느리며 응집력이 있다.
4) Crystal violet의 침투가 어렵고 basic fuchsin에 염색이 쉽다.
   산성 알코올에 탈색이 되지 않는다(acid-fast).
5) 풍부한 mycolic acid를 함유 : Auramine-Rhodamine 염색에 밝은 주황색 형광을 발한다.

Ⅱ. 마이코박테리아의 분류 (질병과 연관지어서)

1. *Mycobacterium tuberculosis complex*

사람감염 : *M. tuberculosis, M. bovis, M. bovis* BCG
M. africanum (아프리카 지역에서만 발견)
동물감염 : *M. bovis, M. microti, M, canetti, M. pinnipedii*

2. Nontuberculosis *Mycobacterium* (NTM) (Runyon 분류)

: *Mycobacterium* other than tuberculosis (MOTT)

1) Slow grower (느린 발육균, 지연발육균)
   고체배지에서 집락을 형성하는 데 7일 이상이 걸리는 NTM

(1) Chromogen (발색균)

Photochromogen (광발색균) : Runyon group Ⅰ
고체배지, 암소에서 발육한 후 빛에 노출되면 색소가 나타나는 NTM
M. kansasii *M. marinum* *M. intermedium* *M. asiaticum*

Scotochromogen (암발색균) : Runyon group Ⅱ
고체배지, 암소에서나 빛에 노출되거나 색소가 나타나는 NTM
M. szulgai *M. scrofulaceum* *M. godonae*
M. ulcerans *M. xenopi, old colony* *M. leprae*

(2) Nonchromogen (비발색균) : Runyon group III

고체배지, 암소에서나 빛에 노출되거나 색소가 나타나지 않는 NTM

M. avium complex (MAC) *M. avium-intracellulare* complex

M. ulcerans *M. xenopi,* young colony

M. terrae complex

2) Rapid grower (빠른 발육균, 신속발육균)

: 고체배지에서 7일 이내에 집락을 형성하는 NTM

대부분 Nonchromogen (비발색균). 그람염색에서 diphtheroid 형 약한 그람염색을 보인다.

M. fortuitum *M. chelonae* *M. abscessus* *M. mucogenicum*

3) *M. leprae* : 배양되지 않는다. 한센병(Hansen's disease)을 일으킨다.

III. 항산균의 검체 처리 및 염색

1. 결핵균 배양 검사법 선택 지침 (CDC, 1992)

1) 민감도, 특이도가 높고 신속한 방법을 선택해야 한다 (형광염색, 액체배양)

2) 빠르고 정확한 방법을 사용해야 한다. (DNA probe, PCR)

3) 5종류의 기본 약제 감수성검사를 해야 한다.

항결핵제: INH, RIF, pyrazinamide, ethambutol, SM

2. 검체처리 흐름도

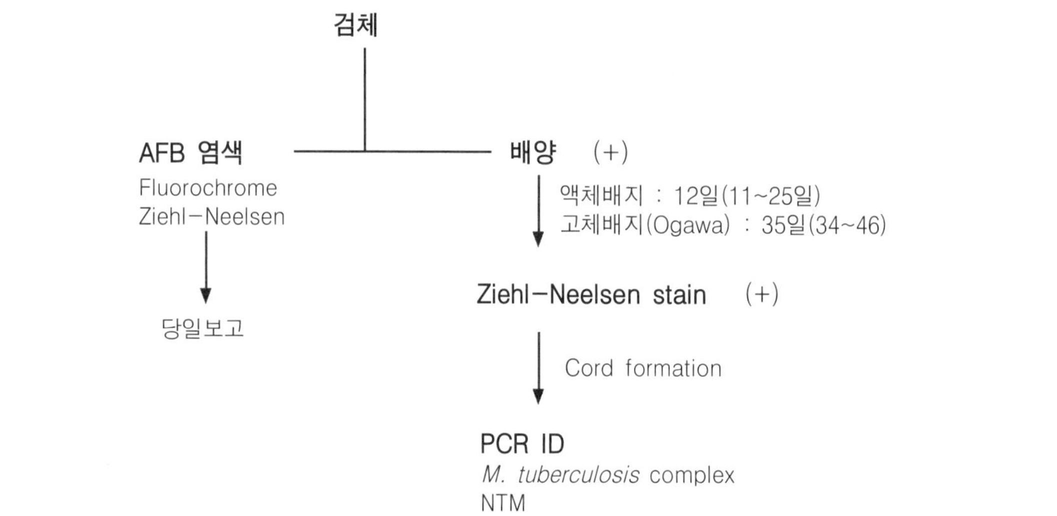

그림 21-1 항산균의 분리와 동정 흐름도

3. 검체의 처리

1) 정상균무리가 존재하는 검체 : 탈오염 및 균질화

(1) 4% NaOH법

① 오염균을 제거하고 점액을 용해한다.
② 50 mL tube에 검체와 4% NaOH를 동량 혼합, vortex 10-30초
③ 20분 정도 방치하여 aerosol을 방지한다.
④ 30분 이상 노출되면 항산균(특히 신속 발육균)도 죽을 수 있다.
⑤ 60분이 넘으면 대부분 사멸한다.

(2) NALC-2% NaOH 법

① NALC (N-acethyl-L-cysteine) : 점액질을 강력하게 용해한다.
② 저농도 NaOH에서 오염균 사멸 용이하다.
③ NALC는 제조 당일 사용하므로 번거로움이 있다.
④ 50 mL 시험관에 검체와 동량 혼합하여 20초간 vortex 한다.
⑤ 15분 실온 방치한다.

(3) Oxalic acid 법

오염제거가 까다로운 그람음성막대균 (*P. aeruginosa, Proteus* 등) 제거

(4) 위세척액은 검체 채취 후 4시간 이내 처리 혹은 채취 후 10% sodium carbonate로 중화 후 냉장보관한다.

(5) 소변은 최대 4개의 50 mL 코니칼 시험관에 나누어 농축한 후 탈오염한다.

(6) 대변검체는 멸균 증류수 11 mL에 대변 0.2 g을 넣어 vortex하고 세워두어 상층액을 객담과 같이 처리한다.

(7) 면봉검체는 50 mL 코니칼 시험관에 10 mL액체배지를 넣고 면봉을 넣은 후 vortex. 상층액을 객담과 동일한 방법으로 처리한다.

2) 오염되지 않은 검체 : 그대로 사용한다.

3) 중화

(1) NALC-2% NaOH 법을 사용할 때는 액화, 탈오염 처리된 검체 부피를 20 mL 정도, 4% NaOH 법을 사용할 때는 약 10 mL 정도 만 남긴다.

(2) 멸균 PBS 또는 멸균 증류수로 50 mL가 되도록 희석, Vortex (반드시 시행)한다.

4) 농축

(1) >3000x g, 4°C에서 15~20 분 간 원침한다.

(2) 상층액을 버리고 침사를 1 mL 인산완충액으로 부유한다.

4. 도말과 항산균 염색

1) 도말

(1) 슬라이드 당 침사 1 검체씩 도말한다.

(2) 1 cell 두께로, 지름 1~2 cm 정도이다.

(3) 반드시 70~80°C에서 2시간 처리하면 균이 사멸하고 70°C 이하에서는 균 생존할 수 있다.

(4) 배양하지 않을 때는 5% sodium hypochlorite(락스 원액)를 검체와 동량 섞어 10~15분 방치 후에 원침한다. 이때 균은 사멸하므로 배양은 할 수 없다.

(5) 4% NaOH로 처리한 검체를 중화하지 않으면 염색에 실패할 수 있다.

2) 항산균 염색

(1) Ziehl-Neelsen 염색(가열법)

(2) Kinyoun 염색(비가열법)

(3) 형광염색 (auramine-rhodamine)

: 위양성(다른 그람양성 막대균), 위음성(신속발육균) 가능성이 있다.

(4) 주의

① 도말검체에 NaOH 함량이 높으면 검체의 결정화로 인해 염색과정에서 씻겨 없어질 수 있다.

② 항산균이 유침렌즈의 오일에 부유하여 슬라이드 간에 옮겨 다닐 수 있으므로 주의한다.

3) 판독

(1) Ziehl-Neelsen/Kinyoun 염색

: 1000배율, 300 시야 판독(1 x 2 cm 전시야에 해당)

(2) 형광염색 : 450배율 70시야, 혹은 250배율, 50시야

Report*	Fluorescence		Z-N
	X250	x450	x1000
Negative	0	0	0
+/-	1-9/30F	1-2/70F	1-2/300F
1+	1-9/10F	2-18/50F	1-9/100F
2+	1-9/F	4-36/10F	1-9/10F
3+	10-90/F	4-36/F	1-9/F
4+	>90/F	>36/F	>9/F

* CDC 판독기준

IV. 항산균의 배양

최적의 배양조건은 하나의 고체배지와 액체배지에 접종 배양하는 것이다.

1. 고체배지

1) 계란 배지 : CO_2 없어도 배양 가능하며 8주간 배양한다.

(1) Loewenstein-Jensen (L-J) 배지

(2) Ogawa 배지

① *M. tuberculosis*가 더 잘 자라도록 조성되어 있다.

② 인산염의 양에 따라 1% Ogawa, 3% Ogawa를 사용한다.

1% Ogawa : 검체 탈오염 후 반드시 중화한다.

3% Ogawa : 검체 탈오염 후 중화하지 않아도 된다.

(3) Malachite green이 오염균 성장을 억제한다.

(4) Glycerol이 탄소영양소 제공한다.

2) 우무 배지 : Middlebrook 7H10, 5% CO_2 필요하다.

항결핵균제 감수성 검사에 사용한다.

2. 액체배지

1) Middlebrook 7H9

2) 결핵균 액체 배양장비

(1) MGIT 960 (BD 사 전용제품) : 혈액이 포함된 검체는 사용하지 못한다.

(2) BacT/ALERT (bioMerieux사 혈액배양장비 사용): 혈액 검체 사용 가능.

(3) 배양기간 : 6주 간 배양한다.

3) MGIT (Mycobacteria Growth Indication Tube)

(1) Middlebrook 7H9 broth + Growth supplements

① Oleic Acid : 항산균 대사에 필수물질이다.

② Albumin (bovine) : 유리 지방산에 결합한다.

③ Dextrose : 에너지원

④ Catalase : 검체 내 toxic peroxides를 제거한다.

⑤ Polyoxyethylene stearate (POES) : 결핵균 성장을 촉진한다.

(2) 용존산소의 소모를 형광으로 측정한다.

(3) 항균제 첨가로 오염균 성장 억제 (PANTA)

: Polymyxin B, amphotericin B, naladixic acid, trimethoprim, Azlocillin

V. 항산균의 동정

모든 항산균을 동정할 것인가? 하는 것은 각 검사실의 정책에 따른다.

*M. tuberculosis*의 여부는 모든 배양검사실에서 실시되어야 한다.

1. 표현형적 동정

1) 성장속도

2) 색소 생성 시험

2. 생화학적 동정

1) 니아신 시험 (Niacin test)

2) 질산염환원 시험 (Nitrate reduction test)

3) 카탈라아제 시험과 열안정성 카탈라아제 시험 (68℃)

3. 분자유전학적 동정

(1) DNA hybridization (Gen-Probe)

(2) PCR, RFLP

(3) DNA 염기서열

Nontuberculosis *Mycobacterium*의 분류

Nontuberculosis *Mycobacterium* (NTM), slow grower

Lowenstein-Jensen 배지 또는 Ogawa 배지

Nonchromogen (비발색균)

- *M. avium* complex (MAC)
  - *M. avium*
  - *M. intracellulae*
- *M. ulcerans, M. xenopi,*
- *M. terrae* complex

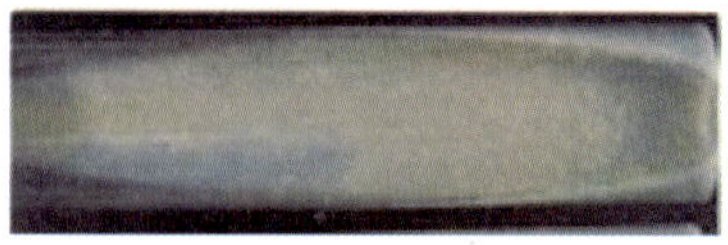

빛에 노출 전

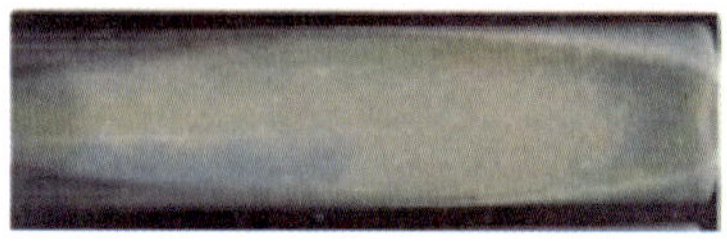

빛에 노출 후 배양

Chromogen (발색균)

Photochromogen (광발색균) :
빛에 노출되면 색소를 생성하는 균종

- *M. kansasii, M. marinum,*
- *M. intermedium* 등,

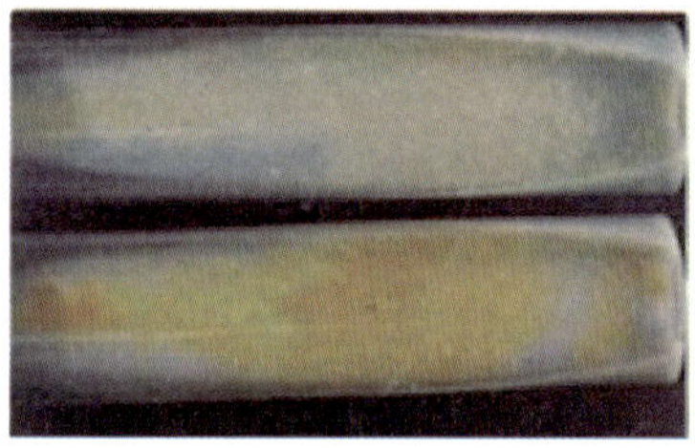

빛에 노출 전

빛에 노출 후 배양

Scotochromogen (암발색균) :
빛에 상관없이 색소를 생성하는 균종

- *M. godonae, M. szulgai, M. scrofulaceum*
- *M. ulcerans, M. xenopi*, old colony

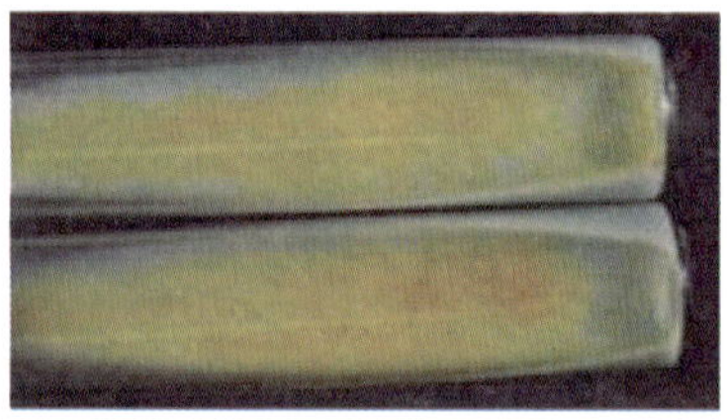

빛에 노출 전

빛에 노출 후 배양

4. 임상적으로 중요한 *Mycobacterium*의 동정을 위한 흐름도

임상적으로 중요한 *Mycobacterium* 균종의 동정을 위한 흐름도는 그림 21-2와 같다.

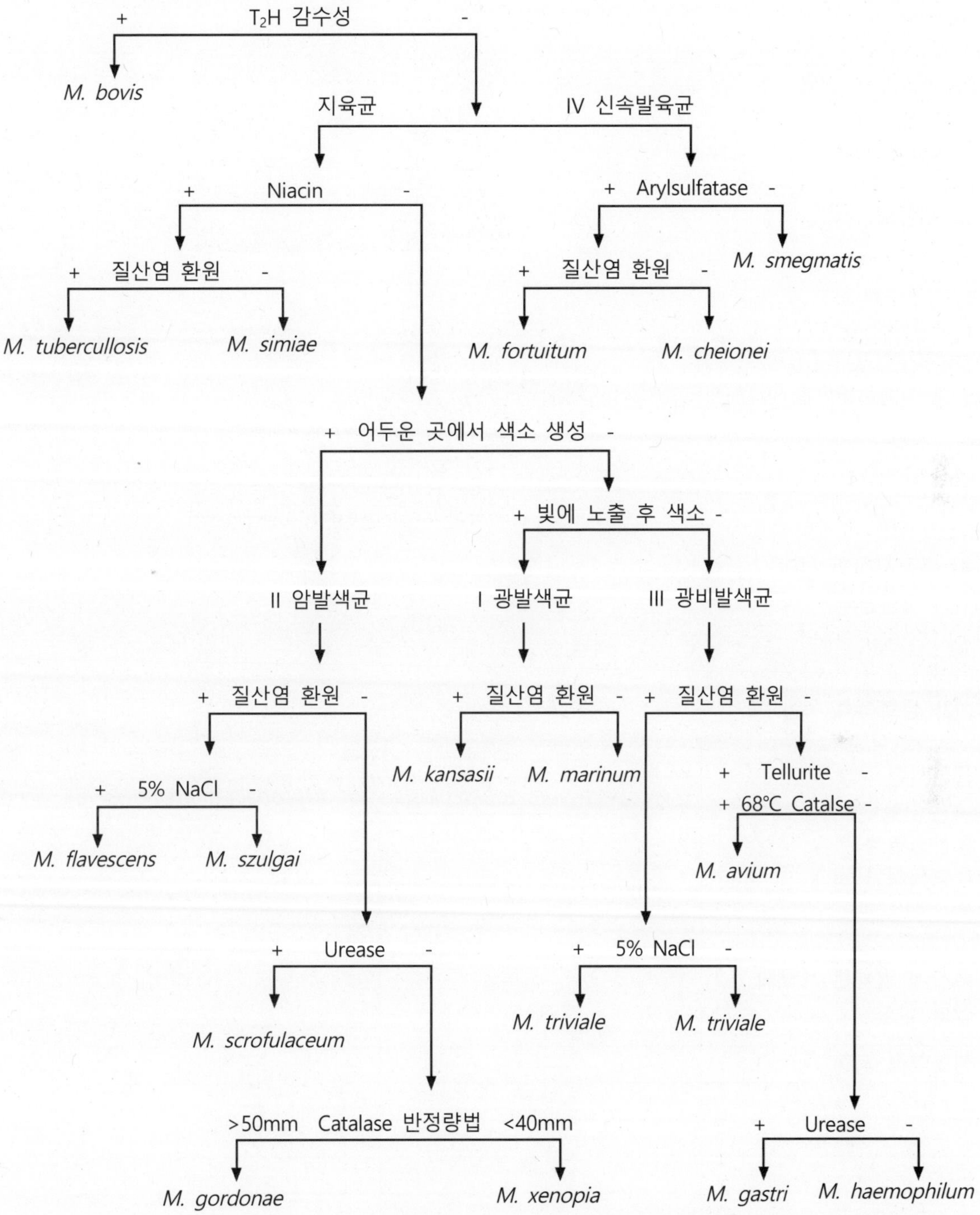

그림 21-2 *Mycobacterium* 균종의 동정 흐름도

VI. 임상적으로 중요한 *Mycobacterium* 균종의 분리와 동정(보고서)

1. *Mycobacterium tuberculosis*의 분리 동정 방법은?

1) 검체

2) 배지

3) 세균의 분리

4) 동정시험과 결과

(1) 그람염색

(2) 생화학적 시험

동정시험	결과	
	Mycobacterium tuberculosis	*Mycobacterium bovis*
항산성염색 염색성과 형태		
배지에 발육한 세균의 집락 성상		
생화학적 시험		

*M. tuberculosis*와 *M. bovis*.의 분리와 동정

1. 세균의 분리

1) Ogawa 배지 (또는 L-J 배지) MIGIT 액체배지에 검체를 접종한다.
2) 멸균한 백금이로 가로긋기를 한다.
3) CO_2 배양기에서 35℃로 1주 이상 배양(6~8주까지)한다.

2. 세균의 동정

1) 집락 관찰

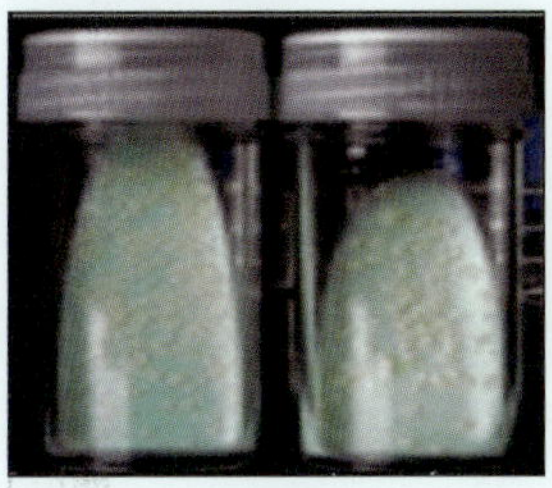

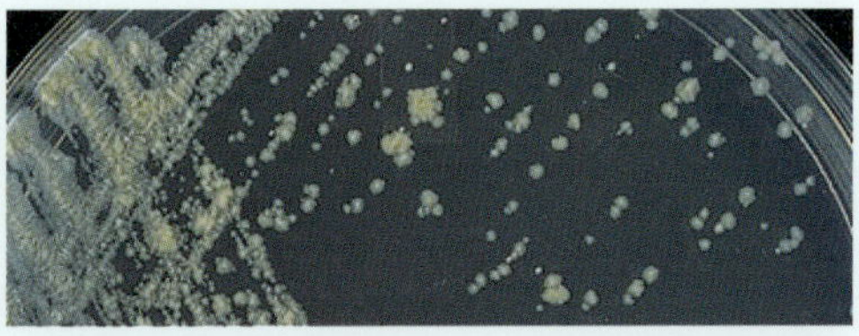

Middlebrook 7H11 배지 : 집락은 건조하고 주름지며, 거칠고 얇으며, 부서지기 쉽고 불규칙한 가장자리를 가진 집락으로 연한 황색이다.

2) AFB 염색

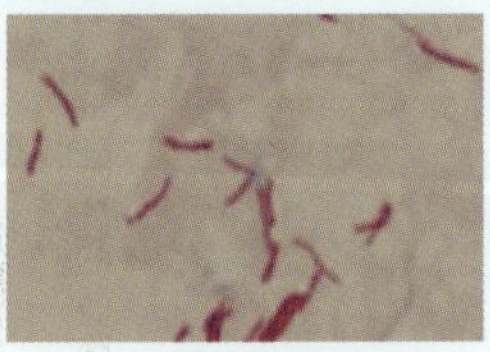

항산성균

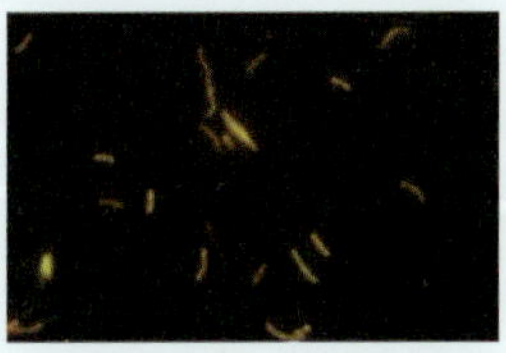

항산성균의 형광 염색

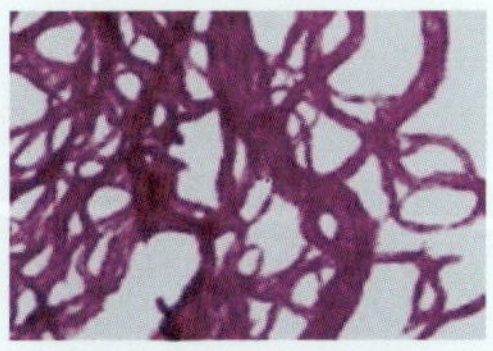

결핵균의 cord 형성

3) 생화학적 시험

니아신 축적 시험

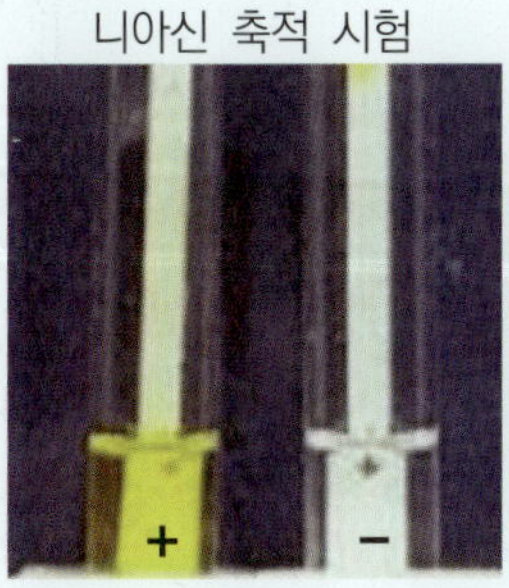

질산염 환원

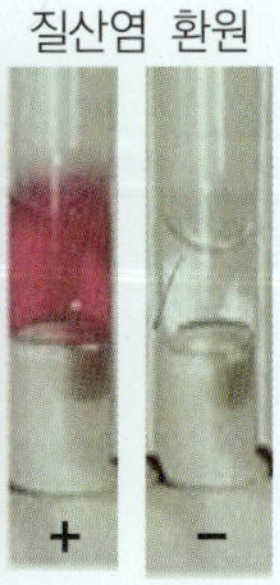

Thiophene-2-carboxylic acid hydrazxide(T_2H) 감수성 시험

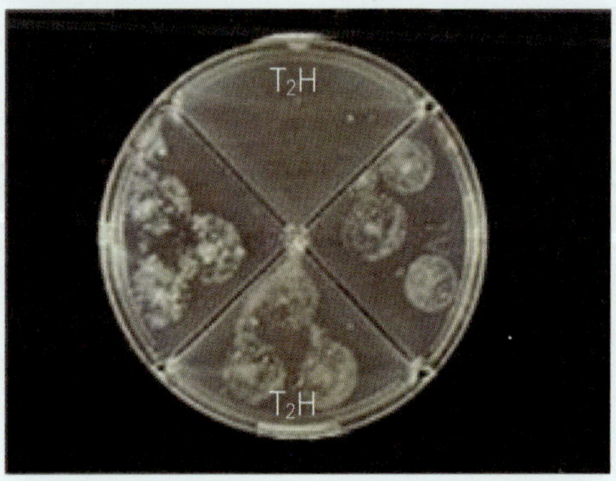

12시방향과 9시방향 배지에는 *M. bovis*를 3시 방향과 6시 방향 배지에는 *M. tuberculosis*를 접종하여 배양하였다. *M. bovis*는 T_2H가 없는 배지에서는 발육했으나 T_2H가 있는 배지에서는 억제(감수성)되었다.

*M. tuberculosis*와 *M. bovis*의 감별

균명	T_2H 감수성	Niacin 축적	질산염 환원
M. tuberculosis	- (내성)	+	+
M. bovis	+(감수성)	-	-

2. *Mycobacterium kansasii*의 분리 동정 방법은?

제22장 세포벽이 없는 *Mycoplasma*와 *Ureaplasma*

Ⅰ. *Mycoplasma*와 *Ureaplasma*의 일반적인 특징

1. *Mycoplasma*의 일반적 성상

1) 그람음성이며 크기는 0.3~0.8 μm이며 작은 것은 125~150 nm이다.
2) 그람음성이지만 그람 염색 시약에는 물들기 어렵고 Giemsa 염색을 한다.
3) 형태는 다형태성으로 구상, 환상, 섬유상, 나선상 등을 하고 있다.
4) 일반 세균이 가지고 있는 세포벽은 없으며 단위막인 세포막이 있다.
5) 세포벽이 없으므로 penicillin, cephalosporin 등의 항생물질에 내성이다.
6) L형 균과는 달리 세포벽을 가진 모세포로 변화하지 않는다.
7) 조건무산소성균으로 탄산가스 환경에서 잘 발육하지만 어떤 균종은 무산소성이다.
8) 발육에는 혈청이나 복수중의 cholesterol이 반드시 필요하다.

2. 주요한 균속과 균종

Mycoplasma pneumoniae
Mycoplasma hominis
Mycoplasma genitalium
Ureaplasma urealyticum
(표 26-1 참고)

3. *Mycoplasma*와 *Ureaplasma*의 병원성과 생화학적 성상

표 22-1 사람에서 분리된 *Mycoplasma, Ureaplasma*의 생화학적 성상, 분리재료, 질병

균종	포도당발효	Arginine 가수분해	우레아제 가수분해	양혈구 용혈성	Guinea pig 혈구흡착성	분리재료	질병
Mycoplasma pneumoniae	+	-	-	β	+	객담, 인두점액 (성기 분비물)	이형폐렴, 기관지염
M. salivarium	-	+	-	-	+	객담, 인두점액	
M. orale	-	+	-	-	-	구강, 인두점액	
M. buccale	-	+	-	-	-	구강, 인두점액	
M. faucium	-	+	-	-	-	구강, 인두점액	
M. fermentans	+	+	-	-	-	비뇨, 성기 분비물	
M. hominis *M. genitalium*	-	+	-	-	-	비뇨, 성기, 결막 분비물 (구강, 인두)	요도염, 난관염(불임)
Ureaplasma urealyticum	-	-	+	약한 β	-	비뇨, 성기 분비물 (결막, 관절)	요도염, 난관염

II. 검사실 진단

*M. pneumoniae*는 페니실린과 다른 beta-lactam 계 항균제에 치료효과가 없기 때문에, 정확하고 신속한 진단이 매우 요구된다. 사람에게 질병을 유발하는 것으로 잘 알려진 *Mycoplasma* (즉, *M. pneumoniae, U. urealyticum, M. hominis,* 그리고 *M. genitalium*)의 실험실 진단이 소개되어 있다.

1. 검체의 채취, 운송과 처리

적절한 검체로는 체액 (예를 들면, 혈액, 관절액, 양수, 소변, 전립선 분비물, 정액, 흉막 분비물, 기관지폐포세척 검체), 조직, 그리고 인후, 비인두, 요도, 자궁 경부, 또는 질 면봉검체 등이 있다. 생식기 *Mycoplasma*의 배양을 위한 혈액은 항응고제 없이 채혈하고 즉시 적절한 액체배양 배지에 접종한다.

*Mycoplasma*는 세포벽이 없기 때문에, 건조에 매우 민감하여 운송배지가 필요하고, 특히 검체가 면봉으로 채취되었을 때 더욱 필요하다.

2. *Mycoplasma*와 *Ureaplasma*의 배양 특성

일부의 *Mycoplasma* 균은 혈액우무배지 혹은 초콜릿배지에서 매우 미세집락을 형성할 수 있으며 무산소배양에서 조금 더 큰 집락을 확인할 수 있으나 그람염색이 되지 않음으로 감염을 확인할 수 없다. 혈액배양에서도 검출되는 경우가 있다.

1) *Mycoplasma pneumoniae*

호흡기에서 발견되며 지역획득성 폐렴의 원인균이다. 포도당을 분해하며 SP-4 배지와 같은 상업적인 우무배지에서 가습이 충분한 조건으로 공기 중에서 2-4주간 배양해야한다.

검체가 신선하지 않으면 집락을 관찰할 수 없다. 집락은 100배 현미경하에서 관찰한다.

2) *Mycoplasma hominis/Ureaplasma urealyticum*

*M. hominis*는 arginine을 분해하며 *U. urealyticum*은 요소를 분해하므로 A7이나 A9 배지와 같은 상업적 배지를 이용하여 검출할 수 있다. 무산소성이나 미산소성에서 더 잘 자라며, 2-5일에 집락을 관찰할 수 있다. 100배 현미경 하에서 *U. urealyticum*은 집락이 작고 갈색을 띄며 1-2일에, *M. hominis*는 프라이한 계란의 형태로 크며 5일 이상 배양에서 집락을 확인할 수 있다.

3. 혈청학적 진단법

*M. pneumoniae*의 검사실 진단은 대개 혈청학적으로 이루어진다.

가장 널리 이용되는 혈청학적 검사는 효소결합면역흡착법(ELISA)이다.

Immuno Card(Meridian Diagnostics, Cincinnati, Ohio)와 같은 IgM 특이적인 검사는 상업적으로 이용가능하다.

다른 검사법에 비교하여 좋은 민감도와 특이도를 지닌, *M. pneumoniae*의 IgM과 IgG를 동시에 검출하는 membrane-based 검사법 (Remel EIA, Lenexa, Kansas)이 상업적으로 이용가능하다.

제23장 Spirochete, *Chlamydia*, *Rickettsia*의 동정

Ⅰ. Spirochete의 분리와 동정

1. 스피로헤타의 일반적 성상

① 가늘고 긴 나선상으로 굴곡된 균체에 섬유처럼 짜여진 축사가 있고 그 외측에 피막이 있으며 크기는 0.12~3.0 × 5~250 μm이다.
② 편모에 의하지 않고 축사에 의해 꼬불꼬불 움직이거나 회전하며 활발히 운동하다.
③ 일반세균과 같이 세포벽, 세포질막, 원형질, 핵으로 되어 있다.
④ 무산소성, 조건무산소성 또는 미산소성이며 탄수화물과 아미노산을 탄소원과 에너지원으로 사용한다.

1) *Treponema* 속 (*T. pallidum* 매독균)
(1) 나선형 세균, 시험관 내에서 배양이 어렵다.
(2) 환부 검체의 직접 암시야 검경으로 가장 잘 관찰할 수 있다. 장갑을 끼고 환부를 강하게 압박하여 삼출액을 취하여 슬라이드에 옮기고 커버 슬라이드를 덮고 즉시 400배에서 관찰한다. 적혈구 보다 약간 긴 나선균을 확인한다.

표 23-1 인체에 질병을 일으키는 *Treponema*의 특성

병원체	질병	발생지역	호발연령	전염방법	선천성 감염
T. pallidum subsp. *pallidum*	성병매독	세계전역	성인	성적 접촉	있음
T. pallidum subsp. *pertenue*	Yaw(fchuchwa)rambesia, pain)	열대지방	소아	피부접촉	없음
T. pallidum subsp. *endemicum*	Endemic syphilis (bejel, dichuchwa)	아프리카 (동부, 중부)	소아, 청년	점막 접촉	드뭄
T. carateum	Pinta	중남미 열대	소아, 청년	피부 접촉	없음

Ⅱ. *Chlamydia*의 세균학적 진단

1. 클라미디아의 일반적 성상

1) 그람 염색은 음성 또는 부정이며, 알균과 막대균 모양을 하고 있다.
2) 비운동성이며, 아포는 없다. 크기는 일반 세균보다 작아서 기본체는 0.2-0.4 μm이며 망상체는 0.2~1.5 μm이다.
3) 인공배지에서는 발육하지 않는다.
4) 편성 세포 기생성으로 생세포 내에서만 자란다.
5) 2분열로 증식하며 숙주세포의 세포질 내에서 증식하며 봉입체를 만든다.

2. *Chlamydia* 균종의 특성

1) *Chlamydia trachomatis* : 사람만 감염하며 성병에 속함. 골반내 염증, 결막염 등을 일으키며, 불임, 자궁외 임신 등의 원인. 숙주세포내 봉입체를 만들며 요오드 염색에서 확인할 수 있다. 신생아 결막염 폐렴을 유발하며 모친으로부터 출산 시에 전염된다. MaCoy, HeLa 세포를 이용한 shell vial 배양법이 흔히 사용되며. 형광염색으로 판독한다.

2) *Chlamydophila pneumoniae* : 아이들의 결막염을 일으키며 기본소체가 서양배 모양이다. 폐렴, 기관지염 등 호흡기 감염을 일으키며 증상은 미약하다. MaCoy, HeLa 세포를 이용하지만 HEp-2 cell을 이용한 배양에서 더 잘 분리할 수 있다.

표 23-2. *Chlamydia*의 분류와 질병

종 명	성 상	혈청형	질 병
Chlamydophila psittaci (이전 학명: *Chlamydia psittaci*)	세포질내의 봉입체는 산재성 Glycogen을 함유하지 않음 Iodine 염색 음성 Sulfa제에 내성	대부분의 미동정 혈청형	앵무새병
Chlamydia trachomatis	봉입체는 밀재성 Glycogen 함유 Iodine 염색 양성 Sulfa제에 감수성	L-1, L-2, L-3 A, B, Ba, C D, E, F, G, H, I, J, K	서혜림프육아종증 트라코마 비임균성 요도염 신생아 폐렴 비뇨생식기감염증
Chlamydophila pneumoniae (이전 학명: *Chlamydia pneumoniae*)			폐렴, 기관지염 인두염, 부비강염

Ⅲ. *Rickettsia*의 세균학적 진단

1. 리케차의 일반적 성상

1) 그람음성의 막대균 또는 알막대균이다.
2) 그람 염색에는 잘 염색되지 않고 Giemsa 염색, Macchiavello 염색에 의해 잘 관찰된다.
3) 편모와 아포는 없다.
4) 생세포가 없는 인공배지에는 발육하지 않는다.
5) 광학현미경으로 관찰이 가능하나 일반세균보다 작다.
6) 편성 세포기생성이며 조직배양으로 생세포내에서 발육하며 2분열로 증식한다.
7) 절지동물에 의해 감염되며 진드기, 이, 벼룩 등에 의해 매개된다.

2. 리케차의 병원체와 매개곤충 및 분포

임상적으로 중요한 리케차의 병원체와 매개곤충 및 분포는 표 23-3과 같다.

표 23-3. 리케차증과 병원체, 병명, 분포

군	병원체	병 명	매개곤충	분 포
Typhus group (발진티푸스군)	*Rickettsia prowazekii*	Epidemic typhus (발진티푸스)	이	전세계
	R. typhi	Endemic typhus (발진열)	벼룩	전세계
Spotted fever group (홍반열군)	*R. akari*	Rickettsialpox	진드기[a]	전세계
	R. conorii	Mediterranean spotted fever (지중해열)	참진드기	남부 유럽, 중동, 아프리카
	R. rickettsii	Rocky Mountain spotted fever	참진드기	남북 아메리카
Scrub typhus group (양충병군)	*Orientia tsutsugamushi*[b]	Scrub typhus (쯔쯔가무시병)	양충	동남아시아, 남태평양
Ehrlichia	*Ehrlichia chaffeensis*	Human monocytic ehrlichiosis	참진드기	미국 (동남, 남, 중앙부)
	E. equi-like organism	Human granulocytic ehrlichiosis	참진드기	미국
	E. sennetsu	Sennetsu fever (선열)	참진드기	동남아시아

a, mites(좀진드기); b, 이전 학명은 *R. tsutsugamushi*

IV. 리케차의 병원체와 매개곤충 및 분포(보고서)

리케차의 병원체와 매개곤충 및 진단검사법을 쓰시오.

병원체	병명	매개 곤충	진단검사법

제3편 특수내성 세균 검출 검사

제24장 항균제 감수성 검사

Ⅰ. 항균제의 분류

1. Clinical and Laboratory Standard Institute (CLSI)에 의한 항균제의 분류

January 2015 For Use with M02-A12 and M07-A10 M100-S25
Glossary 1 (Part 1) β -lactams: Class and Subclass Designation and Genetic name Vol. 35 No. 3

Antimicrobial Class	Antimicrobial Subclass		Agents included; Genetic names	
Penicillins	Penicillinase-labile penicillin	Penicillin	Penicillin	페니실린
		Aminopenicillin	Amoxicillin	아목시실린
			Ampicillin	암피실린
		Ureidopenicillin	Azlocillin	(아즐로실린)
			Mezlocillin	메즐로실린
			Piperacillin	(피페라실린)
		Carboxypenicillin	Carbenicillin	카르베니실린
			Ticarcillin	티가르실린
	Peniclllinase-stable penicillin		Cloxacillin	클옥사실린
			Dicloxacillin	(디클옥사실린)
			Methicillin	(메티실린)
			Nafcillin	나프실린
			Oxacillin	옥사실린
	Amidinopenicillin		Mecillinam	(메실리남)
β-Lactam/β-Lactamase inhibitor combinations			Amoxicillin-clavulanate	(-클라불라네이트)
			Ampicillin-sulbactam	(-술박탐)
			Aztreonam-avibactam	(-아비박탐)
			Ceftaroline-avibactam	(-아비박탐)
			Ceftazidime-avibactam	(-아비박탐)
			Ceftolozane-tazobactam	(-타조박탐)
			Piperacillin-tazobactam	(-타조박탐)
			Ticarcillin-clavulanate	(-클라불라네이트)
Cephems (parenteral)	Cephalosporin I		Cefazolin	세파졸린
			Cephalothin	세팔로틴
			Cephapirin	세파피린
			Cephradine	세프라딘
	Cephalosporin II		Cefamandole	세파만돌
			Cefonicid	(세포니시드)
			Cefuroxime	(세푸록심)
	Cephalosporin III		Cefoperazone	(세포페라존)
			Cefotaxime	세포탁심
			Ceftazidime	세프타지딤
			Ceftizoxime	(세프티족심)
			Ceftriaxone	세프트리악손
	Cephalosporin IV		Cefepime	세페핌
	Cephalosporins with anti-MRSA activity		Ceftaroline	(세프타롤린)
			Ceftobiprole	(세프토비프롤)
	Cephamycin		Cefmetazole	(세프메타졸)
			Cefotetan	(세포테탄)
			Cefoxitin	세폭시틴
	Oxacephem		Moxalactam	목살락탐

Cephems(oral)	Cephalosporin	Cefaclor	세파클로르
		Cefadroxil	세파드록실
		Cefdinir	(세프디니르)
		Cefditoren	(세프디토렌)
		Cefetamet	(세페타메트)
		Cefixime	세픽심
		Cefpodoxime	(세프포독심)
		Cefprozil	(세프프로질)
		Ceftibuten	(세프티부텐)
		Cefuroxime	(세푸록심)
		Cephalexin	세팔렉신
		Cephradine	세프라딘
	Carbacephem	Loracarbef	(로라카르베프)
Monobactams		Aztreonam	(아즈트레오남)
Penems	Carbapenem	Biapenem	(비아페넴)
		Doripenem	(도리페넴)
		Ertapenem	(에르타페넴)
		Imipenem	(이미페넴)
		Meropenem	(메로페넴)
		Razupenem	(라주페넴)
	Penem	Faropenem	(파로페넴)
		Sulopenem	(술로페넴)

Glossary 1 (Part 2) Non-β -lactams: Class and Subclass Designation and Genetic name Vol. 35 No. 3

Antimicrobial Class	Antimicrobial Subclass	Agents included; Genetic names	
Aminocyclitols		Spectinomycin	스펙티노마이신
Aminoglycosides		Amikacin	아미카신
		Gentamicin	겐타마이신
		Kanamycin	카나마이신
		Netilmicin	(네틸미신)
		Plazomicin	(플라조미신)
		Streptomycin	스트렙토마이신
		Tobramycin	토브라마이신
Ansamycins		Rifampin	(리팜핀)
Folate pathway inhibitors		Iclaprim	(이클라프림)
		Sulfonamides	술폰아미드
		Trimethoprim	트라이메토프림
		Trimethopiim-sulfamethoxazole	트라이메토프림-술파메톡사졸
Fosfomycins		Fosfomycin	포스포마이신
Glycopeptides	Glylcopeptide	Vancomycin	반코마이신
	Lipoglycopeptide	Dalbavancin	(달바반신)
		Oritavancin	(오리타반신)
		Teicoplanin	(테이코플라닌)
		Telavancin	(텔라반신)
		Ramoplanin	(라모플라닌)
Lincosamides		Clindamycin	클린다마이신
Lipopeptides		Daptomycin	(답토마이신)
		Surotomycin	(수로토마이신)

	Polymyxins	Colistin	콜리스틴
		Polymyxin B	폴리믹신 B
Macrocyclic		Fidaxomicin	(피닥소미신)
Macrolides		Azithromycin	(아지트로마이신)
		Clarithromycin	(클라리트로마이신)
		Dirithromycin	(디리트로마이신)
		Erythromycin	에리트로마이신
	Ketolide	Telithromycin	(텔리트로마이신)
	Fluoroketolide	Solithromycin	(솔리트로마이신)
Nitrofurans		Nitrofurantoin	니트로푸란토인
Nitroimidazoles		Metronidazole	(메트로니다졸)
		Tinidazole	(티니다졸)
Oxazolidinones		Linezolid	리네졸리드
		Tedizolid	(테디졸리드)
Phenicols		Chloramphenicol	클로람페니콜
Pseudomonic aicd		Mupirocin	(무피로신)
Quinolones	Quinolone	Cinoxacin	(시녹사신)
		Garenoxacin	(가레녹사신)
		Nalidixic acid	날리딕스산
	Fluroquinolone	Besifloxacin	(베시플록사신)
		Ciprofloxacin	시프로플록사신
		Clinafloxacin	(클리나플록사신)
		Enoxacin	(에녹사신)
		Finafloxacin	(피나플록사신)
		Fleroxacin	(플레록사신)
		Gatifloxacin	(가티플록사신)
		Gemifloxacin	(게미플록사신)
		Grefafloxacin	(그레파플록사신)
		Levofloxacin	(레보플록사신)
		Lomefloxacin	(로메플록사신)
		Moxifloxacin	(목시플록사신)
		Norfloxacin	노르플록사신
		Ofloxacin	(오플록사신)
		Pefloxacin	(페플록사신)
		Sparflocxacin	(스파르플록사신)
		Trovafloxacin	(트로바플록사신)
		Ulifloxacin(prulifloxacin)	(울리플록사신) (프룰리풀록사신)
Steroidal	Fusidanes	Fusidic acid	(푸시딕에시드)
Streptogramins		Linopristin-flopristin	(리노프리스틴- (플로프리스틴)
		Quinupristin-dalfopristin	(퀴누프리스틴- (달포프리스틴)
Tetracyclines		Doxycycline	독시사이클린
		Minocycline	미노사이클린
		Tetracycline	테트라사이클린
	Fluorocycline	Eravacycline	(에라바사이클린)
	Glycylcyclines	Tigecycline	(티게사이클린)
	Aminomethylcycline	Omadacycline	(오마다사이클린)
Thiazolide		Nitazoxanide	(니타족사니드)
		Tinoxanide	(티녹사니드)

2. 미생물검사실에서 항균제감수성 시험에 흔히 사용하는 항균제

현재 국내에서 디스크확산법으로 감수성 시험에 흔히 사용하는 항균제의 종류는 표 24-1과 같다.

표 24-1 미생물검사실에서 항균제감수성 시험에 흔히 사용하는 항균제

Glossary 1 (Part 1) β-lactams: Class and Subclass Designation and Genetic name

Antimicrobial class	Antimicrobial Subclass		Agents included; Genetic name(s)	
Penicillins	Penicillin aselabile penicillin	Penicillin	Penicillin	페니실린
		Aminopenicillins	Amoxicillin	아목시실린
			Ampicillin	암피실린
		carboxypenicillins	Carbenicillin	카르베니실린
			Ticarcillin	티가르실린
		Ureidopenicillins	Azlocillin	(아즐로실린)
			Piperacillin	(피페라실린)
	Penicillinase-stable Penicillin		Cloxacillin	클옥사실린
			Dicloxacillin	(디클옥사실린)
			Nafcillin	나프실린
			Oxacillin	옥사실린
	Amidinopenicillin		Mecillinam	(메실리남)
β-Lactam / β-Lactamase inhibitor combination			Amoxicillin-clavulanate	(-클라불라네트)
			Ampicilin-sulbactam	(-술박탐)
			Aztreonam-avibactam	(-아비박탐)
			Cefepime-tazobactam	(타조박탐)
			Cefepime-zidebactam	(-지데박탐)
			Ceftaroline-avibactam	(-아비박탐)
			Ceftazidime-avibactam	(-아비박탐)
			Ceftolozane-tazobactam	(-타조박탐)
			Imipenem-relebactam	(-렐레박탐)
			Meropenem-nacubactam	(-나큐박탐)
			Meropenem-vaborbactam	(-바보르박탐)
			Piperacillin-tazobactam	(-타조박탐)
			Ticarcillin-clavulanate	(-클라불라네이트)
Cephems (parenteral)	Cephalosporin I		Cefazolin	세파졸린
			Cephalothin	세팔로틴
			Cephapirin	세파피린
			Cephradine	세프라딘
	Cephalosporin II		Cefamandole	세파만돌
			Cefonicid	(세포니시드)
			Cefuroxime(parenteral)	(세푸록심)
	Cephalosporin III		Cefoperazone	(세포페라존)
			Cefotaxime	세포탁심
			Ceftazidime	세프타지딤
			Ceftizoxime	(세프티족심)
			Ceftriaxone	세프트리악손
	Cephalosporin IV		Cefepime	세페핌
			Cefpirome	(세프피롬)

Cephems (parenteral)	Cephalosporins with anti-MRSA activity	Ceftaroline	(세프타롤린)
		Ceftobiprole	(세프토비프롤)
	Cephamycins	Cefmetazole	(세프메타졸)
		Cefotetan	(세포테탄)
		Cefoxitin	세폭시틴
	Oxacephem	Moxalactam	목살락탐
Cephems (parenteral)	Siderophore cephalosporin	Cefiderocol	세피데로클
Cephems(oral)	Cephalosporins	Cefaclor	세파클로르
		Cefadroxil	세파드록실
		Cefdinir	(세프디니르)
		Cefditoren	(세프디토렌)
		Cefetamet	(세페타메트)
		Cefixime	세픽심
		Cefpodoxime	(세프포독심)
		Cefprozil	(세프푸로질)
		Ceftibuten	(세프티부텐)
		Cefuroxime (oral)	(세푸록심)
		Cephalexin	세팔렉신
		Cephradine	세프라딘
	Carbacephem	Loracarbef	(로라카르베프)
Monobactams		Aztreonam	(아즈트레오남)
penems	Carbapenems	Biapenem	(비아페넴)
		Doripenem	(도리페넴)
		Ertapenem	(에르타페넴)
		Imipenem	(이미페넴)
		Meropenem	(메로페넴)
		Razupenem	(라주페넴)
		Tebipenem	(테비페넴)
	penem	Faropenem	(파로페넴)
		Sulopenem	(술로페넴)

Antimicrobial class	Antimicrobial Subclass	Agents included; Genetic name(s)	
Aminocyclitols		Spectinomycin	스펙티노마이신
Aminoglycosides		Amikacin	아미카신
		Gentamicin	겐타마이신
		Kanamycin	카나마이신
		Netilmicin	(네틸미신)
		Plazomicin	(플라조미신)
		Streptomycin	스트랩토마이신
		Tobramycin	토브라마이신
Aminoglycoside-fosfomycin		**Amikacin-fosfomycin**	**(-포스포마이신)**

Ansamycins	**Rifamycins**	**Rifabutin**	(리파부틴)
		Rifapentine	**(리파펜틴)**
		Rifampin	(리팜핀)
		Rifaximin	(리팍시민)
Folate pathway inhibitors	**Dihydrofolate reductase inhibitors**	Iclaprim	(이클라프림)
		Sulfonamides	술폰아미드
		Trimethoprim	트라이메토프림
		Trimethopiim-sulfamethoxazole	트라이메토프림-술파메톡사졸
Fosfomycins		Fosfomycin	포스포마이신
Glycopeptides	Glylcopeptide	Vancomycin	반코마이신
	Lipoglycopeptide	Dalbavancin	(달바반신)
		Oritavancin	(오리타반신)
		Teicoplanin	(테이코플라닌)
		Telavancin	(텔라반신)
		Ramoplanin	(라모플라닌)
Lincosamides		Clindamycin	클린다마이신
		Lincomhcin	(린코마이신)
Lipopeptides		Daptomycin	(답토마이신)
		Surotomycin	(수로토마이신)
	Polymyxins	Colistin	쿨리스틴
		Polymyxin B	폴리믹신 B
Macrocyclic lactone		Fidaxomicin	(피닥소미신)
Macrolides		Azithromycin	(아지트로마이신)
		Clarithromycin	(클라리트로마이신)
		Dirithromycin	(디리트로마이신)
		Erythromycin	에리트르마이신
	Fluoroketolide	Solithromycin	(솔리트로마이신)
	Ketolide	Nafithromycin	(나피트로마이신)
		Telithromycin	(텔리트로마이신)
Nitroheterocyclics	Nitrofuran	Nitrofurantoin	니트로푸란토인
	Nitroimidazoles	Metronidazole	(메트로니다졸)
		Secnidazole	**(세크니다졸)**
		Tinidazole	(터니다줄)
	Thiazolides	Nitazoxanide	(니타족사니드)
		Tizoxanide	(티족사니드)
Oxazolidinoones		Linezolid	리네졸리드
		Tedizolid	(테디졸리드)
Phenicols		Chloramphenicol	클로람페니콜
		Thiamphenicol	(티암페니콜)

Pleuromutilins		**Lefamulin**	**(레파물린)**
		Retapamulin	**(레타파물린)**
Pseudomonic aicd		Muprocin	(무피로신)
Quinolones		Cinoxacin	(시녹사신)
		Garenoxacin	(가레녹사신)
		Nalidixic acid	날리딕스산
	Benzoquinolizine	**Levonadifloxicin**	**(레보나디플옥사신)**
	Fluroqinolones	Besifloxacin	(베시플록사신)
		ciprofloxacin	시프로플록사신
		Clinafloxacin	(클리나플록사신)
		Delafloxacin	**(델라플옥사신)**
		Enoxacin	(에녹사신)
		Flinafloxacin	(피나플록사신)
		Fleroxacin	(플레록사신)
		Gatifloxacin	(가티플록사신)
		Gemifloxacin	(게미플록사신)
		Grefafloxacin	(그레파플록사신)
		Levofloxacin	(레보플록사신)
		Lomefloxacin	(로메플록사신)
		Moxifloxacin	(목시플록사신)
		Ofloxacin	(오플록사신)
		Pefloxacin	(페플록사신)
		Sparfloxacin	(스파르플록사신)
		Trovafloxacin	(트로바플록사신)
		Ulifloxacin(Prulifloxacin)	(울리플플록사신) (프롤리플록사신)
Quinolonyl oxazolidinone		**Cadazolid**	**(카다졸리드)**
steroidal	Fusidanes	Fusidic acid	(푸시딕에시스)
Streptogramins		Quinupristin-dalfopristi n	(퀴누프리스틴-달포프리스틴)
Tetracyclines		Doxycycline Minocycline	독시사이클린 미노사이클린
		Tetracycline	테트라사이클린
	Fluorocycline	Eravacycline	(에라바사이클린)
	Glycycline	Tigecycline	(티게사이클린)
	Aminomethlcycline	Omadacycline	(오마다사이클린)
Triazaacenaptylene		**Gepotidacin**	**(게포티다신)**

Glossary 1 (Part 2) Non-β-lactams: Class and Subclass Designation and Genetic name M100529, 29th ed. (Jenuary 2019) by Clinical and Laboratory Standards Institute(CLSI)에 소개된 항균제의 우리말 표시

3. 균종에 따른 항균제의 종류와 감수성 범위

균종에 따른 항균제의 종류와 적용범위는 매년 CLSI guideline을 참고하여 작성하며 디스크 확산법의 억제대 직경 및 액체배지로 MIC를 측정하는 특정 세균과 주로 항균제감수성 시험에 사용하는 항균제 및 내성 또는 감수성 판독 기준은 CLSI에서 매년 새롭게 제시하는 자료를 참조하여 결과를 판독한다. 본 교재 P. 11에 제시 된 http://www.clsi.org 접속 방법을 참조하여 접속하면 자세한 정보를 제공 받을 수 있다.

1) 균종에 따른 항균제 감수성 검사의 항균제 선택 기준과 의미

① Group A : 반드시 검사하고 결과 보고 해야 하는 항균제
② Group B : 반드시 검사하고 선택적으로 결과 보고하는 항균제
③ Group C : 보조적으로 검사하고 선택적으로 결과 보고하는 항균제
④ Group O : 일반적으로 검사하지 않는 항균제
⑤ Group U : 소변검체에서 분리된 균주에 대해서만 추가로 검사하는 항균제
⑥ Group INV : 미국 FDA에 승인되지 않은 항균제

4. 임상에서 주로 사용하는 항균제(보고서)

1. 다음 항균제의 계열과 준계열을 모두 쓰시오.

Agents: Generic Names	Antimicrobial Class	Antimicrobial Subclass
Penicillin		
Ampicillin		
Piperacillin		
Oxacillin		
Amoxicillin-clavulanic acid		
Ampicillin-sulbactam		
Cefoperazone-sulbactam		
Piperacillin-tazobactam		
Cephalothin		
Cefotaxime		
Ceftazidime		
Ceftriaxone		
Cefepime		
Cefoxitin		
Aztreonam		
Imipenem		
Meropenem		
Amikacin		
Gentamicin		
Netilmicin		
Tobramycin		
Trimethoprim/sulfamethoxazole		
Vancomycin		
Teicoplanin		
Clindamycin		
Erythromycin		
Colistin		
Quinupristin-dalfopristin		
Linezolid		
Chloramphenicol		
Ciprofloxacin		
Levofloxacin		
Minocycline		
Tetracyclines		

2. 포도알균의 항균제 감수성 시험에 쓰이는 항균제에는 어떤 것이 있는가?

3. 폐렴사슬알균의 항균제 감수성 시험에 쓰이는 항균제에는 어떤 것이 있는가?

4. *Enterococcus* spp.의 항균제 감수성 시험에 쓰이는 항균제에는 어떤 것이 있는가?

5. *Enterobacteriaceae*의 항균제 감수성 시험에 쓰이는 항균제에는 어떤 것이 있는가?

6. *Salmonella*와 *Shigella* spp.의 항균제 감수성 시험에 쓰이는 항균제에는 어떤 것이 있는가?

7. *Acinetobacter* spp.의 항균제 감수성 시험에 쓰이는 항균제에는 어떤 것이 있는가?

8. *Pseudomonas aeruginosa*의 항균제 감수성 시험에 쓰이는 항균제에는 어떤 것이 있는가?

Ⅱ. 특수내성 세균 검출 검사

항균제 감수성 시험의 목적은 감염증 치료에 사용할 항균제의 효과를 예측하는 것이다. 그러나 항균제 치료의 임상 효과는 세균의 감수성 뿐 아니라 항균제의 약동학적 특성, 환자의 면역력, 감염 부위 등 다양한 인자에 의해서 결정된다. 따라서 감수성 시험에서 감염의 원인균이 특정 항균제에 감수성이라고 해서 그 항균제 투여로 감염증이 100% 치료되는 것은 아니며, 감수성 시험에서 내성인 항균제 치료가 100% 실패하는 것도 아니다. 그 예로 신장을 통해서 배설되는 항균제는 감수성 시험에서 내성이어도 요로감염의 치료에 효과가 있는 경우가 많은데, 이는 요 중 항균제의 농도가 대단히 높기 때문이다. 그러나 감수성 시험은 항균제의 임상효과를 예측할 수 있는 매우 중요한 단서이며, 대부분의 경우 감수성 시험 결과가 임상효과와 일치한다.

그러나 항균제의 지속적인 사용에 따라 이에 대한 방어 수단을 지닌 내성세균이 출현하면서 내성세균에 의한 감염증 증가로 새로운 항균제의 개발과 더불어 내성세균 검출을 위한 새로운 검사법 개발이 요구되었다. 내성세균에 의한 감염증의 치료에는 감수성 시험 결과를 토대로 한 적절한 항균제의 선택이 필수적이지만 최근 분리되는 세균의 내성기전은 매우 다양하고 복잡하기 때문에 세균의 항균제에 대한 내성 현황 및 작용 메카니즘의 이해가 내성세균의 치료를 위한 항균제 선택에 필수적이다. 자연내성인 경우가 있는가 하면 생체 내 침투과정과 또한 항균제의 작용이 생체에서와 시험관내에서 판이한 점 등의 문제를 잘 이해하지 못하면 결과 보고에 심각한 오류가 발생할 수 있다. 이런 면에서 특수 내성세균을 검출하는 방법을 이해하고 정확히 수행하여 보고하는 것은 감염질환 환자 치료에서 매우 중요한 미생물 검사실의 임무이다.

1. 항균제 감수성 시험

감수성 시험 방법은 희석법과 디스크 확산법으로 분류한다.

디스크 확산법은 세균의 항균제에 대한 감수성 양상 (감수성, 중간내성 및 내성)만을 알 수 있는데 반해서, 희석법은 최소억제농도 (minimal inhibitory concentration, MIC)를 측정할 수 있다.

최근에는 확산법의 원리로 MIC를 측정하는 Epsilomer test (Etest, bioMerieux, France)가 소개되었다.

1) 희석법

희석법은 흔히 MIC 측정을 위해 사용된다.

시험에 사용되는 기초배지의 성상에 따라서 우무배지희석법 (agar dilution method)과 액체배지희석법 (broth dilution method)으로 나뉜다. 시험 항균제를 기초배지에 2배수 단계희석한 후, 일정량의 균주를 접종한다.

일정온도에서 일정시간 배양한 후, 균주의 증식이 관찰되지 않는 항균제의 최소농도를 MIC로 판정한다.

(1) 우무배지희석법

기초배지로 Muller-Hinton 우무배지가 흔히 사용된다.

균주는 Steers replicator로 접종한다. 동시에 균주 30주 이상의 감수성을 시험할 수 있다. 집락의 증식 상태를 눈으로 확인할 수 있기 때문에 다른 세균에 의한 오염을 배제할 수 있는 장점이 있다. 이 방법은 통상적인 감수성 시험에 사용하기에는 너무 번거롭고, 비용이 많이 드는 단점이 있으며, 흔히 연구목적으로 사용된다.

(2) 액체배지희석법

액체배지를 기초배지로 사용한다.

항균제 농도마다 1 mL 이상의 액체배지를 사용하면 macrobroth 희석법, 0.05-0.1 mL를 사용하면 microbroth 희석법이라 부른다.

MIC 뿐 아니라 최소살균농도 (minimal bactericidal concentration, MBC)도 측정할 수 있는 장점이 있다.

집락의 증식 상태를 눈으로 확인할 수 없기 때문에 다른 세균에 의한 오염을 배제할 수 없는 단점이 있다.

MicroScan, VITEK2 등 자동화된 장비는 microbroth 희석법으로 균주의 MIC를 측정하며, 많은 미생물 검사실에서 이들 자동화 장비를 이용해서 편리하게 항균제 감수성 시험을 하고 있다.

자동화 장비는 감수성, 중간내성 및 내성을 구분하는 breakpoint 만 시험할 수 있는 경우가 많으며, 따라서 진정한 의미의 MIC 시험이라고 하기는 어렵다.

또한 항균제의 MIC 보고가 감수성 양상 (감수성, 중간내성 및 내성)만 보고하는 것보다 치료에 더 도움이 된다는 증거도 없다.

2) 디스크 확산법

기초배지로 Muller-Hinton 우무배지 (MH)가 흔히 사용된다.

우무의 표면에 면봉으로 시험균주의 균액을 고르게 접종하고, 그 위에 항균제 디스크를 놓는다.

배양시간 동안 디스크의 항균제는 주위의 우무로 확산하므로, 디스크 바로 주변의 우무에는 항균제가 고농도로 분포하지만, 디스크에서 멀어질수록 우무에는 항균제가 점점 낮은 농도로 분포한다. 이와 같은 우무의 항균제 농도경사에 의해서 세균 증식의 억제대가 형성된다.

즉, 디스크와 일정 거리에 세균 증식이 억제되는 경계가 형성되는데 이곳의 항균제 농도는 시험균주에 대한 MIC가 되며, 이보다 안쪽의 우무에서는 균주가 증식을 못 하지만, 이 경계 밖에서는 균주가 증식한다.

디스크 확산법에서는 이 억제대의 지름을 측정해서 균주의 시험항균제에 대한 감수성 여부를 결정한다.

디스크 확산법으로는 정량적인 MIC를 측정할 수 없다. 또한 증식이 느린 세균, 무산소성 세균 등의 항균제 감수성을 측정할 수 없는 단점이 있다. 그러나 이 방법은 시험이 간단하고, 비용이 적게 들며, 시험항균제를 수시로 바꿀 수 있는 장점이 있다.

국내의 미생물 검사실 대부분은 이 방법을 이용해서 항균제 감수성 시험을 하고 있다. 최근 일본에서는 디스크 억제대의 크기가 MIC와 비례하는 점을 이용해서 디스크 확산법으로 MIC를 추정하는 방법도 개발되었다.

3) Etest

확산법을 이용한 항균제 감수성 시험 방법이다. 그러나 일반적인 디스크 확산법과는 달리 MIC를 측정할 수 있다.

방법도 쉽고 간편하기 때문에 통상적인 감수성 시험에 사용할 수도 있다. 그러나 Etest strip의 가격이 상당히 비싸며, 항균제당 넓은 면적의 평판배지가 필요한 단점이 있다.

2. 디스크확산법에 의한 국제 표준법(CLSI 추천법) - Kirby-Bauer 법

1) Medium

Müller-Hinton(Basal Medium) + Ca^{++} + Mg^{++} + thymin

CAMHA (cation adjusted Müller-Hinton agar)이라고 한다.

Streptococcus spp.와 같이 MH에서 자라지 않는 세균은 MH를 기초로 한 BAP(5% sheep blood)에서 배양한다.

Neisseria spp. 또는 *Haemophilus* spp. 와 같이 BAP에서도 잘 안자라는 세균은 5% sheep blood + Hb (Isovital X, Supplment B) 또는 초콜릿배지에 배양한다.

2) 조건 : 항균제 디스크의 확산 속도 및 결과가 달라지므로 조건을 충족시켜야 한다.

(1) 배지의 두께 : 4 mm가 되게 만드는데, 90 mm 배지에 25 mL 정도를 부으면 가능하다.

(2) 우무의 농도 : 1.5% ~ 2.0%

(3) 배지 표면의 pH : 7.2 ~ 7.4

3) 접종량 : 10^8CFU/mL 표준 접종량 → 인체에 감염될 수 있는 양과 동일하다.

(1) 표준 탁도 검사 : 주로 육안으로 작업한다.

표준 접종량이 나타내는 탁도와 유사한 탁도를 인위적으로 만들어 그것을 이용한다.

표준 접종량을 산출하는 방식으로는 McFarland가 가장 먼저 실시하였으며 이러한 방법으로 spectrophotometry를 이용하여 시험관 번호를 설정하였다.

McFarland의 시험관 번호에서 0.5가 표준 접종량과 동일하다.

즉 $BaCl_2$ (0.048 M, 1.175%) 0.5 mL와 H_2SO_4 (0.36 N, 1%) 99.5 mL를 섞은 용액의 탁도가 바로 표준 탁도이다.

이 표준 탁도를 분광광도계에서 측정했을 경우 75±1 T% 정도가 된다.

4) 증균 배지(TSB. trypticase soy broth)

대수 증식기에 있는 균 10^8CFU/mL를 배양하기 위해 이용하는 배지이다.

5) 검사 진행 방법

(1) 표준 탁도로 맞추어진 세균 현탁액을 10분 안에 배지에 접종해야 한다

접종 방법은 멸균 면봉을 이용하여 용액에 담근 후 기벽에 살짝 돌려 액을 짜내고 평판배지에 S자로 접종하고 나머지 전 부분에 빈틈없이 도말한다.

(2) 디스크를 올려놓는 방법(90 mm 페트리접시인 경우)

배지 테두리와 디스크 간 거리는 15 mm, 디스크 간 24 mm 이상 정도의 간격으로 핀셋을 사용하여 알코올 램프에 수시로 멸균을 하며 올려놓는다(Disc dispenser: 디스크 반자동 분주기 사용).

(3) 배양 : 35±2℃. 18~24시간 사이에 반드시 판독(reading)을 하여야 한다.

(4) 판독 : 디스크를 포함한 억제대 직경을 자로 측정한 후 표를 참조하여 감수성(S) 또는 내성(R)인지를 파악하고 보고한다.

표 24-2 주요 균종의 항균제 자연내성

균종	자연내성 항균제
Staphylococcus aureus	Streptomycin
Streptococcus pneumoniae	Aminoglycoside
Enterococcus spp.	Aminoglycoside, cephalosporin, clindamycin
Citrobacter freundii	Cephalothin
Enterobacter spp.	Cephalothin
Klebsiella pneumoniae	Ampicillin, carbenicillin
Proteus vulgaris	Ampicillin, cephalothin, polymyxin
Morganella morganii	Ampicillin, cephalothin, polymyxin
Providencia spp.	Polymyxin
Serratia marcescens	Ampicillin, cephalothin, polymyxin
Haemophilus influenzae	Penicillin
Pseudomonas aeruginosa	Ampicillin, 제 1, 2 세대 cephalosporin, Kanamycin
Bacteroides spp.	Aminoglycoside

6) 대표 항균제(class drug)

항균제의 종류는 매우 다양하며, 이들 항균제 모두에 대한 감수성 시험은 현실적으로 불가능하다. 따라서 미생물 검사실에서는 같은 계열이면서 항균력이 비슷한 항균제 중 하나를 대표 항균제로 정해서 감수성을 시험하며, 이 항균제의 시험 결과를 동일 계열의 다른 항균제에도 적용한다.

그 예로 *Staphylococcus aureus* 감염증의 치료에 사용되는 penicillinase에 안정한 반합성 penicillin은 oxacillin, methicillin, nafcillin, cloxacillin, dicloxacillin 등 다양하나, 이 중 oxacillin이 class drug으로 사용되며, oxacillin의 감수성 시험 결과가 동일 계열 다른 항균제를 대표할 수 있다.

7) 감수성 시험 결과의 판정 기준

(1) 감수성 시험 결과는 판정기준 (breakpoint)에 따라서 한다.

예를 들면, *Staphylococcus aureus*의 oxacillin 1 μg 디스크에 의한 억제대가 18 mm이라면 (CLSI 기준: ≤10 mm, 내성; 11-12 mm, 중간내성; ≥13 mm, 감수성), 이 균주의 억제대는 감수성 한계점(breakpoint)보다 크므로 감수성으로 판정한다.

이 균주의 억제대 크기가 10 mm이라면 내성으로 판정한다.

MIC에 의한 판정도 이와 마찬가지다.

Oxacillin의 위 균주에 대한 MIC가 0.5 μg/mL이라면(CLSI 기준: ≤2 μg/mL, 감수성: ≥4 μg/mL, 내성), 이 균주에 대한 MIC가 감수성 한계점 보다 작으므로 이 균주는 oxacillin에 감수성이다.

만약 MIC가 16 μg/mL이라면 이 균주는 oxacillin에 내성이다.

(2) 모든 감수성 시험결과는 감수성 한계점을 기준으로 판정하므로, 감수성 한계점의 결정은 매우 중요하다.

(3) 현재 임상에서 사용되는 항균제 대부분의 감수성 한계점은 약제의 혈중농도, 일부 항균제는 요중 농도 혹은 뇌척수액 중의 농도에 근거해서 정해졌다.

(4) 국내 대부분의 미생물 검사실에서는 미국의 CLSI 기준에 따라서 감수성을 판정하고 있다.

(5) 세균의 내성 양상은 계속 변하고 있으며, 이에 따라서 판정기준도 계속 변하고 있다.

(6) 매년 제시되고 있는 CLSI의 판정기준을 참고하여 감수성 여부를 판정하는 것이 중요하다.

즉, 과거의 기준에 따른 감수성의 판정은 감수성 한계점의 변화에 의한 오류를 범할 수 있으므로, 항상 가장 최근에 개정된 기준을 미생물 검사실에 비치하고 있어야 한다.

8) 감수성, 중간내성 및 내성의 정의

(1) 감수성 (susceptible): 시험세균에 의한 감염이 그 감염의 유형이나 세균에 추천되는 항균제 용량을 사용하였을 때 적절히 치료됨을 의미한다.

(2) 중간내성 (intermediate): 시험세균에 대한 항균제의 MIC가 일반적인 치료 용량으로 도달할 수 있는 혈중 농도 또는 조직내 농도와 비슷하며, 항균제에 의한 치료 성적이 감수성 세균에 비해서 낮다.

(3) 중간내성 항균제는 농도가 생리적으로 높은 인체부위의 감염(예, 요로감염의 치료에 사용되는 β-lactam 항균제, quinolone 등)이나 고용량을 투여할 수 있는 항균제 (예, β-lactam 항균제)의 경우에만 사용할 수 있다.

또한 중간내성은 미생물 검사실에서 흔히 범할 수 있는 기술적인 요소에 의한 해석상의 오차 방지를 위한 완충대로서도 중요하다.

(4) 내성 (resistant): 내성세균은 정상적인 투여일정에 의해서 도달할 수 있는 인체내 항균제 농도에서 증식이 억제되지 않는다.

(5) 특정 내성기전이 작용하는 경우 및 임상적 효능의 신뢰도가 떨어지는 경우에도 이 항목에 포함된다. (예, MRSA는 임상적으로 모든 β-lactam 항균제에 내성이다. 감수성 시험에서 imipenem에 감수성이라 할지라도 내성으로 보고해야 한다.)

9) 판정기준이 없는 세균

(1) CLSI 기준에는 *Corynebacterium*, *Bacillus* 등 일부 세균의 감수성 판정기준이 없다.

이는 아직 이들 세균에 대한 재현성있는 명확한 판정기준이 없고, 그 배양을 위해서는 특수배지나 특수배양환경이 필요하며, 균주 간 증식률의 차이가 현저하기 때문이다.

(2) 이 세균들이 임상검체에서 분리된 경우에는 감수성 시험의 필요성과 결과의 해석에 대해서 전문가와 의논하는 것이 좋다. 감수성 검사를 해야 할 경우 CLSI M45-A2 (2010) "Methods for Antimicrobial Dilution and Disk Susceptibility Testing of Infrequently Isolated or Fastidious Bacteria; Approved Guideline"를 참고한다.

(3) 드문 세균의 항균제 감수성 시험이 필요한 경우는 흔하지 않으며, 필요한 경우에는 대부분 희석법을 사용한다.

10) 감수성 시험 결과의 오류

(1) 감수성 시험 결과의 신뢰성을 확보하기 위해서는 참조균주 (reference strain)를 사용해서 정기적으로 정도관리를 해야 한다.

(2) 참조균주의 시험 결과가 오차 허용범위 내에 들었다고 해서 검사결과 모두가 정확하다고 할 수는 없다.

(3) 감수성 시험 결과가 비전형적인 경우에는 재검 혹은 균종 감별의 재확인이 필요하다.

11) 디스크 확산법 결과 오류의 흔한 원인

(1) 배지의 오류

디스크 확산법에는 흔히 Muller-Hinton 우무배지가 사용되며, 우무의 두께가 틀리거나 배지의 성분이 잘못되면 오류가 생길 수 있다.

특히 우무의 두께는 매우 중요하므로, 반드시 4 mm인 것을 확인해야 한다.

우무의 두께가 4 mm보다 얇으면 디스크의 항균제가 더 빠르고 넓게 확산되므로 억제대의 크기가 더 커지고, 이에 따라서 내성균주를 감수성으로 판정할 우려가 있다.

반대로 우무가 두꺼우면 항균제가 느리고 좁게 확산되므로 억제대 크기가 작아지며, 따라서 감수성균주를 내성으로 판정할 우려가 있다.

(2) 디스크의 오류

디스크의 역가가 수송이나 보관의 잘못 혹은 오랜 보존에 의해서 변성되면 감수성 균주를 내성으로 잘못 판정할 수 있다.

(3) 시험균주의 오류

시험균주가 오염되었거나, 접종 균액의 탁도가 잘못되면 감수성 시험결과의 오류를 유발할 수 있다. 오염이 있는 경우에는 억제대가 이중으로 나타나는 경우가 많다.

즉, 결과 해석 시 이중의 억제대가 관찰되면 오염을 의심하고, 균종 동정부터 다시 시험하는 것이 좋다.

한편 항균제에 따라서 감수성 시험 결과가 균주의 접종량에 영향을 많이 받을 수도 있다. 접종 균액의 탁도가 너무 높으면 억제대가 좁아질 수 있으며, 반대로 탁도가 너무 낮으면 억제대가 커질 수 있다.

(4) 참조균주의 오류

참조균주가 오염 혹은 변이되면 그 날 시험한 감수성 결과 모두를 믿을 수 없게 되므로 주의해야 한다.

(5) 배양 조건의 오류

배양온도 혹은 환경에 의해서 감수성 시험결과가 영향을 받을 수 있다.

특히 CO_2 농도가 높은 환경에서 배양하면 CO_2에 의해서 항균제의 역가가 감소할 수 있으므로 주의해야 한다.

(6) 검사자의 오류

억제대 측정, 기록 혹은 감수성 한계점의 잘못된 적용에 의해서 생기는 오류

12) 오류의 종류

(1) Very major error

내성균주를 감수성으로 보고하는 것이며, 미생물 검사실에서 절대로 범해서는 안 될 오류이다. 이 오류는 특정 항균제에 내성인 균주의 감염증 치료에 임상의사가 그 항균제를 사용하는 결과를 유발할 수 있으며, 이는 감염증 치료의 실패와 직결되므로 특히 주의해야 한다.

(2) Major error

감수성균주를 내성으로 보고하는 것이다. 이 결과는 임상의사의 항균제 선택 폭을 줄이기는 하지만, 다른 감수성 항균제를 사용하면 되므로, 감염증 치료 실패와 직결되는 오류는 아니다.

(3) Minor error

감수성을 중간내성으로, 중간내성을 내성으로 혹은 그 역으로 보고하는 것이다.

3. 특수 내성세균 검출검사

1) β-lactamase 생성 세균의 검출

β-lactamase는 β-lactam 고리를 가수분해하는 효소로, β-lactamase를 생성하는 세균은 β-lactam 제제에 내성을 나타낸다.

β-lactamase에는 여러 종류가 존재하므로 일반적인 β-lactamase 검사에서 양성이라고 해서 모든 β-lactam 항균제에 내성을 보이는 것이 아니기 때문에 결과 해석에 주의해야 한다.

(1) Chromogenic cephalosporin 법

Chromogenic cephalosporin의 일종인 니트로세핀(nitrocefin)이 들어있는 디스크를 사용하는 방법이다.

니트로세핀 디스크에 균을 묻힌 후 세균이 생성하는 β-lactamase에 의해 니트로세핀 구조 내의

β-lactam ring의 amide 결합이 가수분해 되어 노란색에서 붉은색으로 색깔 변화되면 양성으로 판독한다.

이 검사는 *Enterobacteriaceae*, *Pseudomonas* spp., 기타 산소성 그람음성 막대균에 대해서는 검사 하지 않는다.

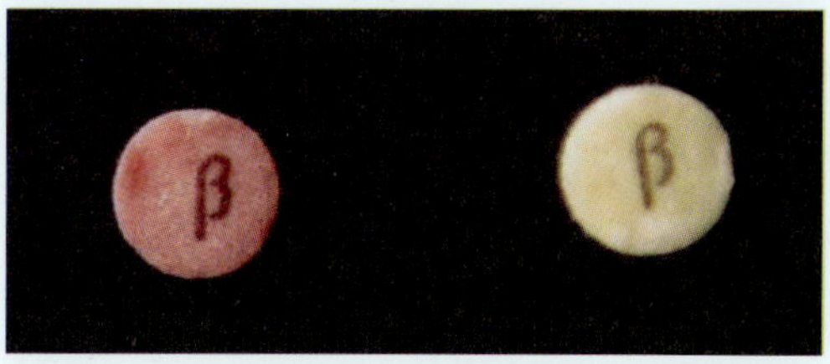

그림 24-1 Chromogenic cephalosporin법에 의한 β-lactamase 생성 세균의 검출
좌측 붉은 색이 양성이다.

(2) 결과해석의 주의점

Haemophilus spp., *Neisseria gonorrhoeae*, *Moraxella catarrhalis*가 양성인 경우에는 penicillin, ampicillin, amoxicillin에 내성으로 간주한다.

Staphylococci와 enterococci가 양성인 경우에는 penicillin, carboxypenicillin(carbenicillin 등), aminopenicillin(ampicillin, amoxicillin등) 및 ureidipenicillins (piperacillin 등)에 내성으로 간주한다.

β-lactamase시험에 음성이라도 다른 기전으로 β-lactam제제에 내성을 나타낼 수도 있으므로 내성을 배제할 수는 없다.

2) Methicillin 내성 *S. aureus* (MRSA)

대부분 세균의 β-lactam항균제에 대한 내성 기작은 β-lactamase 생성에 의한 ß-lactam 고리의 분해이다. 그러나 *S. aureus*의 methicillin 내성 기작은 *mec*A 유전자를 얻어서 변형 된 세포벽 합성효소인 PBP2a를 생성하여 내성을 나타낸다. MRSA는 methicillin에 대한 내성표현의 방법에 따라서 균주가 모두 내성을 보이는 homogeneous형과 일부의 세포(10^{-8}-10^{-4})가 내성을 보이는 heterogeneous형으로 구분되는데, heterogeneous형은 세포들이 나타내는 내성세포의 수와 내성수준에 따라 class 1, 2, 3로 분류되며, 배양조건이나 사용된 β-lactam제의 종류에 따라 내성발현 정도가 달라진다. MRSA는 β-lactam계 항균제에 모두 내성이며 모든 penems, cephems, clindamycins, macrolides, chloramphenicols, amoxacillin-clavulanic acid, piperacillin-tazobactam, imipenem/aminoglycosides, quinolones, sulfonamids, tetracyclines과 같은 다른 항균제에도 내성을 동반한다.

(1) MRSA 검출 방법 : 선별법

4% NaCl과 oxacillin 6 μg/mL 첨가한 Muller-Hinton 우무배지에 1 μL 백금이로 10-15 mm 지름의 넓이로 접종하여 33-35℃ 산소환경에 24시간 배양 한다.

투과광선으로 관찰 후 2개 이상의 집락이 있으면 내성으로 판독 한다.

(2) MRSA 검출 방법 : 디스크 법

Muller-Hinton 우무배지에 cefoxitn 30 μg 디스크를 놓고 산소환경에서 33-35℃(35℃를 넘으면 안 된다)에서 16-18시간 배양한다.

억제대의 직경이 21 mm 이하이면 *mec*A 양성으로 판독하여 MRSA로 동정한다.

3) 유도성 clindamycin 내성 포도알균

Macrolide, Lincosamide, Streptogramin(MLS) 항균제의 작용은 단백질 합성 저해이다.
이 항균제에 대한 내성유전자는 *erm*이다.
유도형 내성의 경우 clindamycin에 감수성이나 erythromycin에 의해서 유도 내성을 나타낸다.
*S. aureus*의 디스크 확산법에 의한 감수성 검사 시 erythromycin에 내성이나 clindamycin에 감수성인 균주는 clindamycin D zone test로 유도성 내성 여부를 반드시 확인해야 한다.

(1) 유도성 clindamycin내성 포도알균 검출 방법(D zone test)

Muller-Hinton 우무배지에 clindamycin 디스크를 놓고 15-26 mm 거리에 erythromycin 디스크를 놓는다(edge to edge).
35±2℃ 산소환경에서 16-18시간 배양한 후 clindamycin 디스크의 억제대 모양이 erythromycin 디스크 쪽에서 좁아지면서 D자 모양이면 양성으로 판독하고 clindamycin 내성으로 보고 한다.

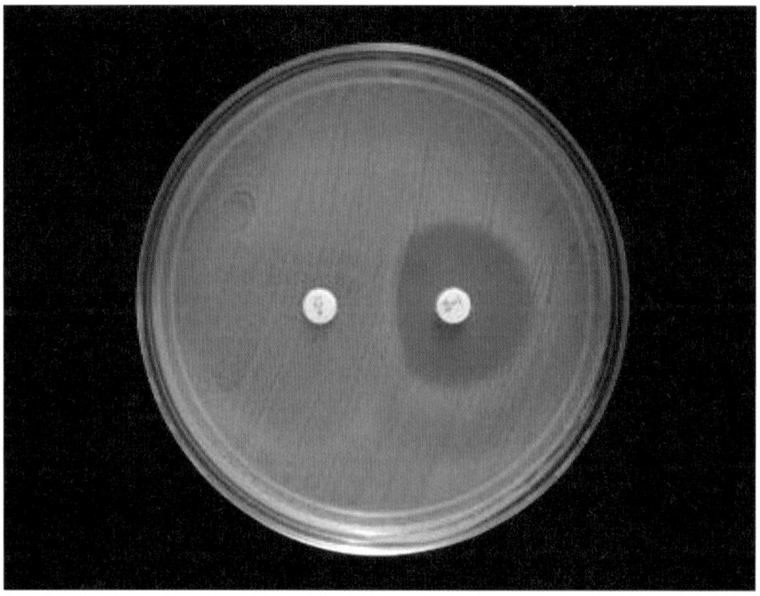

그림 24-2 유도성 clindamycin 내성검사(D zone test). 내성이 유도되어 왼쪽 erythromycin에 의해 오른쪽 clindamycin의 억제대 직경이 감소되었다.

4) Vancomycin 내성 장알균(VRE)

Vancomycin내성 장알균은 병원내 환경에 광범위하게 오염될 수 있으며, 이 세균에 의한 감염은 치료가 쉽지 않고, vancomycin 내성유전자를 MRSA에 전달하여 VRSA를 일으킬 수 있으므로 병원감염관리에 중요한 균종이다. 따라서 보균환자의 선별은 내성균 확산을 방지하는데 매우 중요하다. 내성 유전자 중 가장 흔한 것은 *van*A와 *van*B형 이며, 내성은 *E. faecalis*와 *E. faecium*에서 주로 관찰되고 다른 세균으로 전달될 수 있다.

(1) Vancomycin 내성 장알균 검출방법

Enterococcal broth 또는 enterococcal 우무배지에 vancomycin을 최종농도 6 또는 8 μg/mL로 첨가하여 선택배지로 사용한다.
검체 또는 세균을 접종하여 35℃ 산소환경에 24-48시간 배양하여 검은색을 보이면 VRE로 예비동정하고, BAP에 계대배양하여 순수 집락으로 생화학적 시험을 하여 균종을 동정한다.

간이 동정법으로 catalase 음성, PYR 양성, LAP 양성이면 *Enterococcus* spp.로 추정한다.

* Vancomycin 의존형 장알균은 vancomycin이 있어야만 증식 가능한 vancomycin dependent *Enterococcus*(VDE)라고 하며 *van*A와 *van*B형 *E. faecalis*와 *E. faecium* 중에 있고, vancomycin을 장기간 투여 받은 환자의 혈액 등 검체에서 분리되며 배양된 장알균의 감수성 시험에서 vancomycin 디스크 주변에만 집락을 형성한다.

5) Extended-spectrum β-lactamases (ESBLs) 생성 세균의 검출

ESBL은 penicillin제, cephalosporin제 (cephamycin제는 제외), aztreonam을 가수분해 시키며 clavulanate, tazobactam, sulbactam 등의 β-lactamase 억제제에 의해서 억제되는 효소이다.

CLSI 에서는 ESBL 생성 *Klebsiella* spp., *Escherichia coli*, *Proteus mirabilis*에 대해서는 감수성시험 결과와 상관없이 모든 penicillin제, cephalosporin제, aztreonam에 대해서는 내성으로 보고할 것을 권장하고 있다.

ESBL 생성세균은 1983년 프랑스에서 분리된 *Klebsiella pneumoniae*가 최초였고, *E. coli*를 비롯한 대부분의 *Enterobacteriaceae*, *Pseudomonas aeruginosa* 등에서도 분리되고 있다.

전형적인 ESBL은 TEM-1, TEM-2, SHV-1의 점돌연변이에 의해 생성된 수많은 TEM 및 SHV 계열의 효소생산 유전자들이 있고, 그 외에도 CTX-M, Toho, OXA, PER, VEB, GES 등의 다양한 유전자들이 계속 발견되고 있다. 호주, 일본, 미국 등은 한국에 비해 ESBL 생성균주의 빈도가 낮다.

통상적인 감수성시험으로는 ESBL 생성균주를 검출할 수 없기 때문에 CLSI 에서는 선별기준과 확인시험에 대한 가이드라인을 제시하였다.

상품화된 ESBL 검출법으로는 VITEK2 ESBL card (cefotaxime, ceftazidime, cefepime과 clavulanate 이용), MicroScan panel (ceftazidime, cefpodoxime 이용), Phoenix ESBL test (cefpodoxime, cefotaxime, ceftazidime, ceftriaxone과 clavulanate 이용), Etest (cefotaxime, ceftazidime, cefepime과 clavulanate 이용) 등이 있다.

2012년 CLSI에서는 ESBL 생산세균 검출에 이용되는 항균제의 MIC 한계치를 대폭 강화한 guide line을 제시하여 별도의 ESBL 생산세균 검출 검사를 하지 않아도 되도록 조치하였다.

(1) 디스크 확산법에 의한 ESBL 선별시험 방법

Cefpodoxime, ceftazidime, cefotaxime, ceftriaxone 혹은 aztreonam에 대한 감수성을 시험하여 다음과 같은 CLSI 기준에 따라 선별한다.

Cefpodoxime 억제대 : ≤ 17 mm, Ceftazidime 억제대 : ≤ 22 mm,
Aztreonam 억제대 : ≤ 27 mm, Cefotaxime 억제대 : ≤ 27 mm,
Ceftriaxone 억제대 : ≤ 25 mm 결과를 보이는 세균주에 대하여 ESBL 생성 세균으로 추정한다.

(2) Double disk synergy 법에 의한 확인시험

McFarland 0.5 균 부유액을 Mueller-Hinton 우무배지에 골고루 접종하고 중앙에 amoxicillin-clavulanic acid (AMC) 디스크를 놓은 다음, 주변에 cefotaxime (CTX), ceftazidime (CAZ), aztreonam (ATM), cefepime 등의 디스크를 15~20 mm 간격으로 놓고 37℃에 배양 후 AMC와 CTX, CAZ, aztreonam 또는 cefepime 디스크 사이에서 억제대의 증가현상 (potentiation, synergy)이 나타나면 ESBL 생성균주로 판정하는 검사법이다.

저렴하고 간편하게 시행할 수 있는 장점이 있으나 두 디스크 간의 적정한 간격이 균종에 따라 다양하고 판독결과가 검사자의 주관적인 판단에 의해 이뤄지기 때문에 객관성이 떨어지는 것이 단점이다.

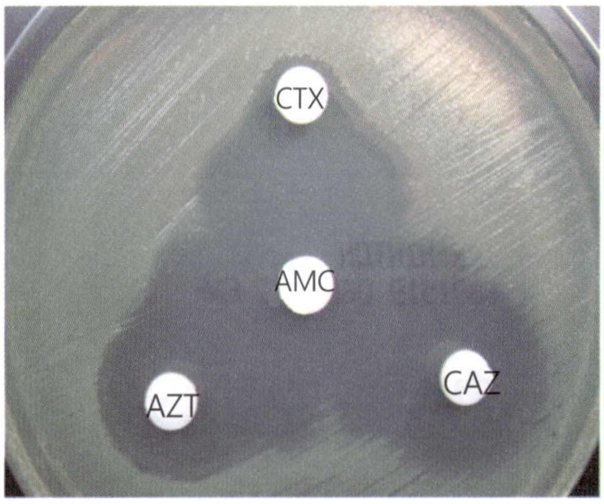

그림 24-3 Double disk synergy 법에 의한 ESBL 생성 세균 검출.
중앙의 AMC 디스크에 의해 주변 디스크의 억제대가 증가한 것을 볼 수 있다.

(3) Combined 디스크시험(CLSI 추천 디스크 확인시험)

McFarland 0.5 균 부유액을 Mueller-Hinton 우무배지에 골고루 접종하고 35℃에서 하룻밤 배양 후 cefotaxime-clavulanate (30/10 μg)와 cefotaxime (30 μg) 디스크

또는 ceftazidime-clavulanate (30/10 μg)와 ceftazidime (30 μg) 디스크 간의 억제대 차이가 5 mm 이상이면 ESBL 생성균주로 판독하는 검사법이다.

저렴하고 간편하게 시행할 수 있으며 판독기준이 정해져 있어서 검사자가 객관적인 판독을 할 수 있다는 장점이 있으나 *Klebsiella* spp., *E. coli*, *P. mirabilis*에 대해서만 검사가 가능하다.

또한 ESBL은 없으나 SHV-1을 과잉 생성하는 *K. pneumoniae*나 *E. coli*에서 위양성을 보일 수 있다.

또 ESBL과 AmpC를 함께 생성하는 경우에도 cephalosporin제는 고농도 내성이면서 ESBL이 위음성을 보일 수 있다.

이는 clavulanic acid에 의한 ESBL 억제를 AmpC가 막기 때문이다.

이를 보완할 수 있는 방법으로 CLSI 추천 ESBL 디스크 확인시험에 사용하는 항균제 디스크에 boronic acid를 첨가하여 같은 방법과 판독기준으로 시험하면 ESBL과 AmpC를 동시에 생성하는 *E. coli*와 *Klebsiella* spp.에서도 ESBL을 대부분 검출할 수 있다.

ESBL 확인시험을 할 땐 접종량이 적으면 위음성을 보일 수 있다.

SHV-2, SHV-3, TEM-12형 ESBL인 경우는 특히 double 디스크 시험에서 위음성을 보이는 경우가 종종 있다.

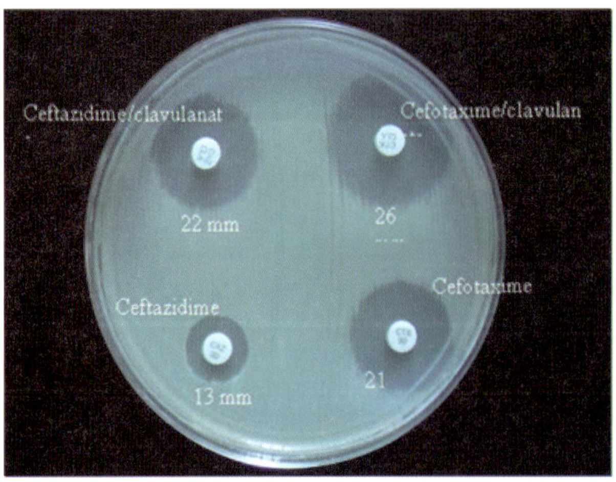

그림 24-4 Combined 디스크 시험에 의한 ESBL 생성 세균 검출.
Clavulanic acid가 함유된 디스크(윗쪽)와 clavulanic acid가 함유되지 않은 디스크(아래쪽)의 억제대가 5mm 이상 차이가 나는 것을 볼 수 있다.

6) AmpC β-lactamase 생성 세균의 검출

ESBL은 광범위 β-lactamase 유도체의 일종이나 AmpC β-lactamase(ABL)는 광범위 β-lactamase 유도체가 아니고 cephamycin제에 내성을 보이는 다른 계열 (Class C, group 1)의 β-lactamase에 속하는 효소이다.

ABL은 β-lactmase 억제제(clavulanic acid)에 내성이고 cephamycin제를 가수분해한다는 점에서 ESBL과 다르다.

통상 저농도로 생성되어 내성을 유발하지 않으나 고농도로 생성되면 내성을 유발하게 되어 carbapenem제와 제4세대 cephalosporin제를 제외한 모든 β-lactam제에 내성을 일으킨다.

이 유전자는 염색체에 존재하는 경우와 플라스미드에 존재하는 경우가 있다.

어떤 경우이든 ABL 고도생성 세균은 β-lactam 항균제 중 carbapenem제와 제4세대 cephalosporin 제 이외에 모든 β-lactam 제에 내성으로 보고해야 한다.

(1) AmpC β-lactamase 생성 세균의 검출방법

객관적으로 판독 할 수 있는 검출법으로, CLSI ESBL 확인시험과 같은 방법을 이용하여 AmpC 억제제인 aminophenyl boronic acid (APB)를 첨가한 디스크법이 개발되었다.

McFarland 0.5 균 부유액을 Mueller-Hinton 우무배지에 골고루 접종하고 35℃에서 하룻밤 배양 후 APB를 첨가한 cefoxitin 또는 cefotetan 디스크와 APB를 첨가하지 않은 cefoxitin 또는 cefotetan 디스크의 억제대 차이가 5 mm 이상일 때 AmpC 양성으로 판독하는 방법이다.

이 방법은 *Klebsiella* spp., *Salmonella* spp., *P. mirabilis*에 대한 AmpC 생성균주의 검출에 매우 유용한 것으로 보고된 바 있다.

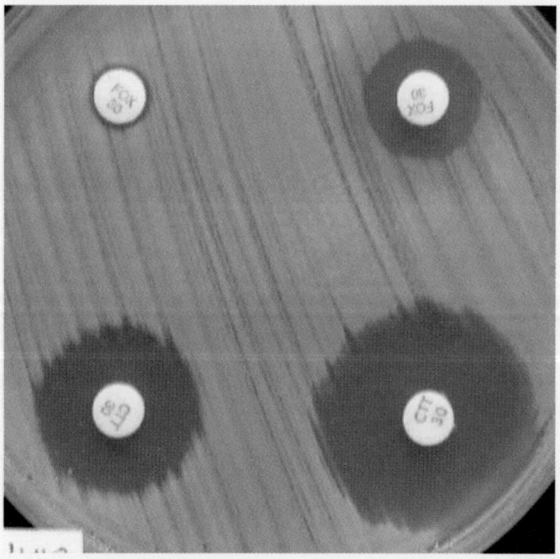

그림 24-5 Boronic acid 함유 디스크를 이용한 AmpC β-lactamase 생성세균 검출. Boronic acid가 함유된 디스크(아래쪽)가 함유되지 않은 디스크(위쪽)보다 억제대가 5mm 이상 증가된 것을 볼 수 있다.

* AmpC 검출용 boronic acid 디스크 제조

Cefoxitin 디스크에 97% phenylboronic acid (Sigma)를 20 mg/mL 용액으로 만들어(예를 들면 40mg의 amonophenylboronic acid 파우더를 1 mL의 dimethyl sulfoxide로 녹인 다음, 1 mL의 멸균 증류수를 첨가) cefoxitin과 cefotetan 디스크에 각각 20 μL를 첨가하여 30-60분 정도 건조 시킨 후 검사에 사용한다.

7) 카바페넴 내성 장내세균(Carbapenem-Resistant *Enterobacteriaceae*, CRE)의 검출

CRE는 *Klebsiella pneumoniae, Escherichia coli, Enterobacter cloacae, Citrobacter freundii* 등이 속한다. 장내속균종은 사람의 장에서 정상적으로 존재하고, 집락화 또는 접촉에 의한 전파 용이하여 지역사회와 의료환경 모두에서 전파 및 확산 가능성이 크다. 요로감염, 위장관염, 폐렴 및 패혈증 등 다양한 감염증 유발한다.

(1) CRE 내성메커니즘

국내 CRE에서 가장 흔한 내성 메커니즘은 세포 외막의 porin 감소와 ESBL 또는 AmpC β-lactamse 생성이 동반되는 경우이다. 그리고, 세포벽에 있는 특수 막 단백질인 유출펌프에 의한 항균제 유출이다. 카바페넴에 내성인 *Enterobacteriaceae* 균주는 매우 드물었으나 최근 carbapenemase를 생성하는 세균이 증가하고 있다. Carbapenemase는 amino acid 서열에 따라 Class A (serine carbapenemase), Cass B(metallo-ß-lactamase, MBL), Class D (OXA carbapenemase) 로 분류된다. Class A에는 염색체 인코딩되는 NmcA, IMI-1, Sme-1 등이 있고, plasmid 인코딩되는 KPC, IMI, GES 등이 있다. 이 중 KPC가 가장 흔하며 1996년에 미국 동부에서 분리된 *K. pneumoniae*에서 처음 발견된 이후 전세계적으로 빠른 속도로 전파되고 있다. KPC는 β-lactamase 억제제인 boronic acid에 의해 활성이 억제된다. Class B는 VIM, IMP가 대부분이고, NDM (New Dehli MBL)은 2009년에 인도에서 분리된 *K. pneumoniae*에서 처음 발견된 이후 급속히 증가하고 있다. MBL은 β-lactamase 억제제인 EDTA, dipicolonic acid에 의해 활성이 억제된다. Class D는 OXA-48, OXA-181가 있으며, 계속해서 새로운 변종들이 나타나고 있다. 국내에서는 2013년에 해외유입 OXA-232에 의한 감염이 처음 발생하였다.

(2) Carbapenemase-producing Enterobacteriaceae (CPE) 내성 유형

CPE에 의한 감염은 기저질환, 효과적인 치료의 지연 및 유효한 항균제 부족 등에 의해 심각한 치사율을 보이며 감염증 치료에 어려움을 야기한다. Carbapenemase 유전자의 수평적 전파가 다양한 다른 계열의 항균제에 내성을 제공하여 다세내성이 된다. 현재의 CPE는 대부분 plasmid에 의해 발현되는 KPC, IMP, VIM, NDM, OXA-48 생성균이다. CPE의 카바페넴계를 포함한 항균제에 대한 MIC는 carbapenemase 종류에 따라 차이가 있다.

(3) CPE의 역학적 특성

주요 근원지는 인구밀도가 높고, 위생상태 열악한 지역이며, 항균제 과용 또는 오용으로 내성세균의 선택적 압력 증가가 주 원인이다. 또한 내성 유전자가 주로 plasmid에 있어서 다른 균종사이도 확산 가능하고, 복제 및 스스로 접합할 수 있어서 확산이 용이하다. 입원 중인 환자가 전파가 용이하며 건조한 물체표면에서 생존 가능하다. 또한 유동 인구가 많은 지역에서 발생되면 전세계로 확산될 가능성이 증가한다.

표 24-3 장내세균에 대한 carbapenems 내성 및 감수성 기준(2012)

약 제	디스크확산법(mm)			액체배제 미량희석법(μg/mL)		
	S	I	R	S	I	R
Doripenem	≥23	20- 22	≤19	≤1	2	≥4
Ertapenem	≥22	19-21	≤18	≤0.5	1	≥2
Imipenem	≥23	20- 22	≤19	≤1	2	≥4
Meropenem	≥23	20- 22	≤19	≤1	2	≥4

(4) Carbapenemase 생성 세균 선별검사

표 24-4 Carbapenemase 생성 세균 선별기준표

검사방법	디스크확산법	액체배제 미량희석법
배 지	MHA	CAMHB
	Ertapenem: 19-21 mm	Ertapanem: 2 μg/mL
	Meropenem: 16-21 mm	IPM or MEM: 2-4 μg/mL

* Imipenem 디스크 검사는 carbapenemase 선별검사 수행에는 적절치 않다.

① Modified Hodge 시험

2009년 CLSI에서 carbapenemase KPC(Klebsiella pneumoniae carbapenemase) 생성 세균 검출을 위하여 modified Hodge test를 시행할 것을 권장하였다.

이 방법으로 다른 MBL 생성도 검출할 수 있는지에 대하여는 언급하지 않았다.

따라서 이 검사는 carbapenemase 생성 균주의 선별검사로 사용할 수 있으며 검사방법은 아래와 같다.

㉠ MHA 혹은 MacConkey 배지에 *E. coli* ATCC 25922를 McFarland 0.5로 맞추어 1/10로 희석한 균액을 면봉으로 골고루 도말한다.

㉡ 중앙에 imipenem 디스크를 놓고, 검사하려는 carbapenemase생성 의심 균주 집락을 디스크에 가까이로부터 바깥쪽으로 획선한다.

㉢ 35℃ 일반배양기에서 배양 후 관찰 했을 때 획선 한 세균이 *E. coli* ATCC 25922의 imipenm 억제대 내로 자라 들어가면 획선 한 세균이 생성한 carbapenemase에 의해 억제대가 좁아지는 현상을 양성으로 판정한다.

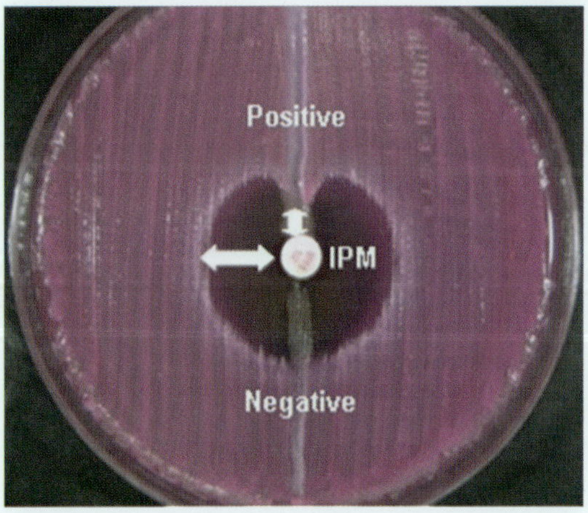

그림 24-6 Modified-Hodge 검사 중앙의 imipenem 디스크에 의한 *E. coli* ATCC 25922의 억제대가 접종된 균에 의해 좁아지는 현상을 볼 수 있다(위쪽 : 양성).

② Modified Carbapenem Inactivation Method(mCIM)

㉠ 검사의 목적

a. 장내세균과 및 *P. aeruginosa*의 역학 및 감염관리를 위하여 실시

b. 장내세균과 및 *P. aerugionsa*의 Carbapenemase 생산을 검출하기 위하여 실시

㉡ 검사 준비

a. TSB 2.0 mL

b. Meropenem disk(10 μg)
c. Mueller-Hinton Agar(MHA) 100 mm or 150 mm
d. *E. coli* (ATCC 25922) - Meropenem susceptible strain

ⓒ 검사과정

a. BAP에서 하루저녁 자란 검사할 균주를 취하여 2 mL TSB에 부유 시키고 진탕한다.
(장내 세균은 1 μL용 표준백금이로 한번, *P. aeruginosa*는 10번)
b. 균주가 현탁 된 TSB 시험관에 10 μg meropenem disk를 전체가 잠기게 넣는다.
c. 35℃ ± 2℃에서 4시간±15분 작용시킨다.
d. *E. coli* (ATCC 25922)를 0.5 McFarland 표준탁도로 현탁시킨다.
e. 표준탁도로 현탁 된 *E. coli* 표준균주를 MHA 표면에 디스크 확산법에 의한 항균제 감수성 검사 절차대로 빈틈없이 접종한 후 3~10분 정도 건조한다.
f. TSB 부유액에 잠겨있는 meropenem disk를 *E. coli* 표준균주가 접종된 MHA 표면에 멸균된 forcep을 이용하여 disk 표면이 완전히 밀착되게 조심스럽게 놓는다.
g. 35℃ ± 2℃에서 18~24시간 반응시킨다.

ⓓ 결과해석

a. Carbapenemase 양성
억제대 직경이 6~15 mm이거나 16~18 mm 억제대 내에 미세한 집락이 존재할 때
b. Carbapenemase 음성
억제대 직경이 19 mm 이상
c. Carbapenemase indeterninate(애매한, 판정하기 어려운)
- 억제대 직경이 16~18 mm
- 억제대 직경이 19 mm 이상이면서 억제대 내에 미세한 집락이 존재
* 이 경우에는 carbapenemase 존재 혹은 결여를 확인할 수 없다.

③ EDTA Carbapenem Inactivation Method(eCIM)

ⓐ 검사목적

mCIM에서 양성인 장내세균에만 실시하며 Metallo-β-lactamase나 serine carbapenase를 구별하기 위해 실시한다.

ⓑ 검사준비

a. TSB(2 mL)
b. Meropenem disk(10 μg)
c. MHA
d. *E. coli*(ATCC 25922)
e. 0.5 M EDTA

ⓒ 검사과정

a. 2.0 mL TSB broth에 0.5M EDTA 20 μL를 첨가한 배지를 준비한다.
(TSB 최종 EDTA 농도 : 5 mM EDTA)
b. 2 mM EDTA로 맞춘 TSB 배지에 mCIM(EDTA가 첨가되지 않은 TSB 배지), eCIM(EDTA가 첨가된 TSB 배지)를 각각 준비하여 mCIM 검사과정과 동일하게 동시에 진행한다.

ⓓ 결과해석

eCIM의 판독은 mCIM 양성일 때에만 판독한다.
- Metallo-β-lactamase(MBL) 양성
eCIM 억제대 직경과 mCIM 억제대 직경이 5 mm 이상 차이가 날 때
* MBL은 EDTA에 의해 활성이 억제되기 때문에 나타나는 결과이다.

- Metallo-β-lactamase 음성
  eCIM과 mCIM 억제대 직경이 4 mm 이하로 차이가 날 때
  * 주의 : eCIM의 판독에서는 억제대 내에 미세한 집락은 무시한다.

mCIM Only		
mCIM Result	eCIM Result	Report
Negative	Not set up	Carbapenemase not detected
Positive	Not set up	Carbapenemase detected
Indeterminate	Not set up	Testing inconclusive for the presence of carbapenemase. Call laboratory to discuss.*
mCIM and eCIM Combination Test		
mCIM Result	eCIM Result	Report
Negative	Do not interpret	Carbapenemase not detected
Positive	Negative	Serine carbapenemase detected
Positive	Positive	Metallo-β-lactamase detected
Indeterminate	Do not interpret	Testing inconclusive for the presence of carbapenemase. Call laboratory to discuss.*

④ PCR을 이용한 유전자 검출방법

PCR을 이용한 방법은 민감도는 높으나 새로운 MBL은 검출할 수 없고 일반 임상미생물 검사실에서 통상적으로 시행하기에는 비용과 노력이 많이 소요되는 단점이 있다.

8) 다제내성녹농균 (Multidrug-resistant *Pseudomonas aeruginosa*, MRPA)

MRPA는 임상검체에서 분리된 카바페넴계, 아미노글리코사이드계, 플로로퀴론계 항균제에 모두 내성인 *P. aeruginosa* 이다. 세균 특성은 포도당 비발효 그람음성막대균으로, pyocyanin와 fluorescein 색소를 생성하여 청록색, 녹색, 연녹색 집락을 형성하고, Oxidase 양성, 금속성 광택을 띈다. 임상적 특성은 주요 의료관련감염의 원인균으로 요로감염, 인공호흡기 관련 폐렴을 일으킨다. 주 감염원은 흙, 건물바닥, 하수대, 욕탕, 비누, 가습기, 호흡기, 꽃병 등이며, 창상감염, 요로감염, 폐렴, 균혈증, 만성중이염을 일으킨다.

(1) MRPA의 내성 메커니즘

염색체 변이에 의한 AmpC cephalosporinase 생성은 페니실린, 세파마이신에 대한 내성과 세파로스포린, 아즈트레오남 항균제에 대한 낮은 수준 내성을 선천성으로 나타내게 된다. MBL을 생성은 페니실린, 세파로스포린, 카바페넴을 포함한 거의 모든 β-lactam 제에 내성을 보인다. 외막에 존재하는 porin 소실로 인하여 투과가 감소되면 항균력이 강한 이미페넴에 내성을 나타나게 된다. 유출 펌프의 과발현은 염색체 변이로 인하여 발생하며 여러 계열 항균제에 내성을 나타나게 된다. 유출펌프 발현은 선천성 또는 유출펌프 조절인자의 변이 때문이다. Mobile genetic elements (MGE) 획득에 의한 16S rRNA methylase 생성은 거의 모든 아미노글리코사이드에 고도내성을 부여한다. *P. aeruginosa*는 여러 가지의 항균제 내성 메커니즘을 가지고 있어서 다제내성을 나타나게 된다.

(2) MRPA 감염의 특성

MRPA 감염의 위험 인자는 과거 항균제 사용 이력, *P. aeruginosa* 감염 병력 또는 정착균으로 존재 여부, 중환자실 재원기간, 호흡기계 사용, 종양 질환 및 만성 폐쇄성 폐질환 병력 여부 등

이다. 부적절한 경험적 항균제 치료로 인하여 치사율이 증가할 수 있으며, MRPA 감염 치료로 의료비가 증가하게 된다.

9) 다제내성아시네토박터바우마니균(Multidrug-resistant *Acinetobacter baumannii*, MRAB)

MRAB는 임상검체에서 분리된 카바페넴계, 아미노글리코사이드계, 플로로퀴론계 항균제에 모두 내성인 *A. baumannii* 이다. 세균 특성은 포도당 비발효 그람음성 막대 이며, 운동성이 있고 용혈성은 없다. 임상적 특성은 폐렴, 혈류감염, 창상감염 등 다양한 감염증 유발한다. 면역저하자, 만성폐질환자, 당뇨환자는 감염에 보다 취약하며, 인공호흡기구 사용 환자, 장기간 입원환자는 감염위험성이 높다. 카바페넴 내성인 경우 차사율은 53.8%로 감수성인 경우 23.8% 보다 매우 높다. *A. baumannii*는 자연계에 널리 퍼져 있어서 감염원은 흙, 물, 가습기, 병원환경, 피부, 장내 등이며, 주로 폐렴, 요로감염, 균혈증, 패혈증 등의 감염을 일으키고, 의료관련감염 세균으로 알려져 있다.

(1) MRAB 내성 메커니즘

*A. baumannii*는 선천성으로 염색체에 OXA-51 like carbapenemase를 가지고 있어서 카바페넴에 내성을 나타낸다. 염색체성 AmpC cephalosporinase 생성, 유출펌프 발현, 세포막의 낮은 투과성으로 인하여 암피실린, 1, 2 및 3세대 세파로스포린, 세포씨틴, 클로로암페니콜 등 항균제에 선천적으로 내성이다. 획득성 내성으로 Class A ESBL ($ESBL_A$) 생성이 가장 흔하며, 프랑스 등지에 퍼진 VEB-1, 프랑스와 한국 등지에서 검출된 PER-1, 아르헨티나에서 검출된 PER-2가 있다. 또 다른 ESBL은 TEM-92, TEM-116, SHV-12, CTX-M-2, CTX-M-43이 있다. 하지만 ESBL 생성균을 정확히 검출하기가 선천성 AmpC 존재로 어렵다. 카바페넴을 분해하는 ESBL ($ESBL_{carba}$)에는 Class A β-lactamase (KPC), Class B β-lactamase (MBL), 및 Class D β-lactamase (OXA)가 있다. Class A KPC형은 2010년 푸에토리코 17개 병원에서 분리된 *A. baumannii*에서 처음 검출되었다. Class B MBL은 대부분이 VIM, IMP형이며, 국내에서 처음 분리된 SIM-1은 표현형으로 동정하여 *A. baumannii*로 보고하였으나, 유전자 시험으로 *A. pittii* 이어서 기록 수정하였다. Class D OXA형은 *A. baumannii*의 카바페넴 내성의 주 원인이며, OXA-23, OXA-24/40, OXA-58, OXA-143 cluster를 생성한다.

(2) OXA carbapenemase 발생

OXA-23형은 세계 여러 나라에 퍼져서, 프랑스, 불가리아, 이란, 아랍에미리트, 튀니지, 브라질, 호주, 콜롬비아, 영국, 터키, 중국 등에서 보고되었다. 2006-7년 미국의 SENTRY 감시 보고서에 의하면 아태평양지역 10개 국가에서 41개 의료센터로부터 수집한 *Acinetobacter* spp. 544주 중 230(42.3%)는 이미페넴 또는 메로페넴에 비감수성이었다. 비감수성 균주 160주 (70%)에서 OXA가 검출되었고, 이중 OXA-23형이 95%로 가장 우세하였고, OXA-58형이 11.9%, OXA-24/40형이 5.6%를 차지하였다. 국내에서는 2008년 19병원에서 분리된 *A. baumannii* 388주를 대상으로 조사한 결과에서 카바페넴에 비감수성이 272주 (70%) 이었고, 이 중 OXA-23 생성 균주가 169주 (62%)로 가장 많았고, OXA-51가 89주 (33%), OXA-23+OXA-51이 15주 (5%) 순이었다.

3. 희석법과 디스크 확산법에 의한 항균제감수성 시험(보고서)

1) 희석법과 디스크확산법의 차이점을 쓰시오

2) Etest란 무엇이며 어떤 장점이 있는가?

3) 디스크 확산법(Kirby-Bauer 법)에 쓰이는 배지명과 이와 관련된 세균명을 쓰시오

4) 디스크 확산법의 조건을 쓰시오

5) 디스크 확산법에서 세균의 접종량과 그 접종량을 측정할 수 있는 방법을 쓰시오

6) 디스크 확산법 결과 오류의 흔한 원인을 쓰시오

7) 디스크확산법의 결과 판정은 어떻게 하는가?

제4편 미생물 동정에 필요한 시약, 배지, 정도관리

제25장 염색 시약

Ⅰ. 미생물검사실에서 일반적으로 사용되는 염색시약

1. 그람 염색(Gram stain)

1) 조성

(1) Crystal violet

Crystal violet	2 g
Ethyl alcohol, 95%	20 mL
NH_4 oxalate	0.8 g
증류수	100 mL

(2) Gram's iodine

Potassium iodide	2 g
Iodine crystals	1 g
증류수	100 mL

(3) 탈색제

Acetone	50 mL
Ethyl alcohol, 95%	50 mL

(4) 대조염색

Safranin O	2.5 g
Ethyl alcohol, 95%	100 mL
증류수	100 mL

Safranin O를 알코올 100 mL로 녹이고 증류수 100 mL와 섞는다.

* 그람요오드는 갈색병에 보관하고 암소에 보관하며 퇴색되면 사용하지 않는다.

2) 목적 및 작용

모든 세균의 특성을 증명하는 데 사용되는 감별염색으로 쓰인다.

그람양성 세균은 크리스탈 바이올렛 염색 후 탈색제를 사용하여도 탈색되지 않아 보라색으로 염색된다.

그람음성 세균은 탈색제로 탈색하면 크리스탈 바이올렛 염색이 탈색되고 사프라닌오에 적색으로 염색된다.

그람염색을 하는 데 세균 배양이 너무 빠르거나 배양이 너무 오래되거나, 세균이 죽거나 매염제인 그람요오드 염색액이 탈색된 것을 사용했을 때는 그람양성균이 탈색될 수 있다.

2. 질넬센 항산성 염색(Ziehl-Neelsen acid-fast stain)

1) 조성

(1) Carbolfuchsin

Phenol crystals	2.5 mL
Alcohol, 95%	5 mL
Basic fuchsin	0.5 g
증류수	100 mL

(2) Acid alcohol

HCl, concentrated	3 mL
Alcohol, 70%	100 mL

(3) Methylene blue

Methylene blue	0.5 g
빙초산	0.5 mL
증류수	100 mL

2) 목적 및 작용

항산성 세균이란 세포벽에 지질이 많이 함유되어 석탄산프크신으로 한 번 염색되면 산성 알코올로 탈색해도 탈색되지 않기 때문에 이렇게 불린다.

석탄산프크신이 세균의 세포벽을 잘 침투하기 위해서는 열을 가하거나 계면활성제인 tergitol이 필요하다.

항산성 세균은 한 번 염색되면 탈색되지 않지만 항산성 세균이 아닌 균은 탈색된다.

비항산성 세균은 대조 염색인 메틸렌블루에 청색으로 염색된다.

3. 형광색소(fluorochrome) 염색

1) 조성

(1) Auramine-rhodamine 용액

Auramine O	1.5 g
Rhodamine B	0.75 g
Glycerol	75 mL
Phenol	10 mL
증류수	50 mL

(2) Acridine orange 용액

AO powder	200 mg
Sodium acetate 완충액(pH 3.5)	190 mL

* 완충액을 1 M HCl 90 mL를 1 M sodium acetate 100 mL와 섞어서 만든다.

2) 목적 및 작용

Fluorochrome 염색액은 마이코박테리아의 세포벽 내에 있는 미콜산(mycolic acid)에만 선택적으로 결합하여 염색된다.

이 염색은 전통적인 항산성 세균 염색보다 더 잘 관찰할 수 있고 저배율로 쉽게 볼 수 있기 때문에 항산성 세균을 선별하는 데 좋다.

아크리딘오렌지는 혈액배양, 척수액, 요도 도말, 또는 삼출물 등 세균양이 비교적 적은 검체(10^4CFU/mL 이하)나 다핵백혈구에 가려져 눈에 잘 띄지 않은 도말에서 특히 세균을 관찰하는 데 잘 적용할 수 있다.

4. 레플러 메틸렌블루 염색(Loeffler' methylene blue stain)

1) 조성

Methylene blue 용액

Methylene blue	0.3 g
Ethyl alcohol, 95%	30 mL
증류수	100 mL

2) 목적 및 작용

이것은 여러 가지 미생물의 염색에 사용되는 단염색이면서 직접법이다. 특히 세균성 수막염이 예상되는 척수액 도말에서 세균을 검출하는 데 사용한다.

5. 라이트-김사 염색(Wright's-Giemsa stain)

1) 조성

Wright stain powder	9 g
Giemsa stai powder	1 g
Glycerin	90 mL
무수 메틸알코올	2910 mL

갈색병에서 잘 섞어서 한 달 후에 사용한다.

2) 목적 및 작용

라이트-김사 염색은 주로 말초혈액 도말의 세포를 관찰하는 데 사용된다.

미생물학에서는 *Histoplasma capsulatum*과 *Leishmania* 종과 같은 세포내에 서식하는 미생물을 관찰하는 데 사용된다.

또한 *Chlamydia trachomatis*에 의한 트라코마 검출을 위한 각막의 찰과표본 같은 피부 혹은 점막의 직접도말에서 세포내 봉입체를 관찰하는 데도 유용하다.

6. 락토페놀 아닐린블루 염색(Lactophenol aniline blue stain)

1) 조성

Phenol crystals	20 g
Lactic acid	20 g
Glycerol	40 mL
증류수	20 mL
잘 섞은 후	
Anilineblue	0.05 g

2) 목적 및 작용

염색액은 설폰산 그룹(sulfonic group)이기 때문에 염색제는 강한 산성이고 다른 염색제와 배합해서 고정하지 않은 조직, 세균, 원충류의 대조염색으로 사용된다.

지금은 진균의 균사체와 자실체의 관찰에 사용되는데 진균구조가 연한 청색으로 염색된다.

제26장 배지

Ⅰ. 미생물검사실에서 세균의 분리에 주로 사용하는 배지

1. 혈액우무배지

1) Blood agar base No. 2

(1) 조성

Bacto proteose peptone No. 3	15 g
Liver digest	2.5 g
Bacto yeast extract	5 g
Sodium chloride	5 g
Bacto agar	12 g
증류수	1000 mL
25℃에서 최종 pH 7.4 +/- 0.2	

2) Tryptic soy blood agar base No. 2

(1) 조성

Bacto tryptone H	15 g
Bacto soytone	5 g
Sodium chloride	5 g
Bacto agar	15 g
증류수	1000 mL
25℃에서 최종 pH 7.3 +/- 0.2	

3) 혈액우무배지의 제조

(1) Agar base를 끓여서 녹인다.
(2) 각각의 배지를 121℃에서 고압증기 멸균한 후 수조에서 45-50℃로 식힌다.
(3) 탈섬유소화한 혈액을 5%가 되게 가하여 잘 섞는다.
(4) 페트리접시에 배지의 두께가 4-5 mm되도록 붓고 굳힌다.

2. 영양우무배지

1) 조성

Bacto beef extract	3 g
Bacto peptone	5 g
Sodium chloride	5 g
Bacto agar	15 g
증류수	1000 mL
25℃에서 최종 pH 6.8 +/- 0.2	

2) 영양요구성이 까다롭지 않은 세균의 분리에 사용한다.

3. 초콜릿배지

1) GC medium base

(1) 조성

Proteose peptone No. 3	15 g
Corn starch	1 g
Potassium phosphate, dibasic	4 g
Potassium phosphate, dibasic	1 g
Sodium chloride	5 g
Bacto agar	10 g
증류수	1000 mL

25℃에서 최종 pH 7.4 +/- 0.2

2) Hemoglobin

3) IsoVitaleX enrichment

4) 초콜릿배지의 제조(예, 200 mL 제조 시)

(1) 증류수 100 mL에 200 mL에 필요한 GC agar base를 저울에 달아 넣고 끓여서 녹인다.

(2) 증류수 100 mL에 헤모글로빈 2 g을 넣고 녹인다

(3) 121℃에서 15분 간 고압증기멸균한다.

(4) 위의 두 가지 성분을 잘 섞고 45-50℃로 식힌다.

(5) IsoVitaleX enrichment 2 mL를 가하여 잘 섞는다.

(6) 페트리접시에 배지의 두께가 4-5 mm되도록 붓고 굳힌다.

4. TM 배지(Thayer-Martin agar)

이 배지는 초콜릿배지에 VCN inhibitor만 1% 첨가하여 만든다.

II. 발효성 또는 비발효성 세균의 배양에 사용하는 배지

1. MacConkey 배지

1) 조성

Peptone	17 g
Polypeptone	3 g
Lactose	10 g
Bile salts	1.5 g
Sodium chloride	5 g
Agar	13.5 g
Neutral red	0.03 g
Crystal violet	0.001 g
증류수	1,000 mL

최종 pH 7.1

2) 목적과 반응

맥콘키배지는 장내세균과와 이와 유사한 장내 그람음성 막대균의 분리배양을 위한 감별 평판배지이다. 담즙과 크리스탈 바이올렛은 그람양성 세균과 다소의 영양요구성이 까다로운 그람음성 막대균을 억제한다. 젖당은 이 배지내의 유일한 탄수화물이다.

젖당을 발효하는 세균들은 적색인 집락을 만드는데 이는 젖당이 분해로 인한 여러 가지 산이 생성하여 배지내의 지시약인 뉴트럴레드(pH 6.8 이하에서 적색)의 색깔변화 때문이다. 젖당을 발효하지 않는 세균들의 집락은 무색이거나 투명하다.

2. EMB 배지(Esosin methylene agar)

1) 조성

Peptone	10 g
Lactose	10 g
Sucrose	5 g
Dipotassium, PO_4	5 g
Agar	13.5 g
Eosin Y	0.4 g
Methylene blue	0.065 g
Lactose	5 g
증류수	1,000 mL
최종 pH 7.2	

2) 목적과 반응

EMB 배지는 장내세균과와 혼합된 세균이 있는 검체로부터 나온 대장균과 유사 막대균의 분리 및 동정에 사용가능한 맥콘키배지를 대신하는 감별 평판배지이다. 아닐린(aniline) 염료(에오진, 메틸렌블루)는 그람양성 및 까다로운 그람음성 세균을 억제한다. 또한 산성 pH에서 침전물의 형태로 결합하여 산성 생산물의 지시약으로도 사용된다. Levine EMB는 젖당만 들어있는 것으로 맥콘키배지와 좀 더 유사한 반응을 보인다. 첨가물을 변형시키면 자당발효도 검출할 수 있다.

3. SS 배지(Salmonella-Shigella agar)

1) 조성

Beef extract	5 g
Peptone	5 g
Lactose	10 g
Bile salts	8.5 g
Sodium citrate	8.5 g
Sodium thiosulfate	8.5 g
Ferric citrate	1 g
Agar	12.5 g
Neutral red	0.025 g
Brilliant green	0.033 g
증류수	1,000 mL
최종 pH 7.4	

2) 목적과 반응

SS배지는 대부분의 대장균군 유사 세균의 성장을 억제하고 환경과 임상검체로부터 *Salmonella*와 *Shigella* 종의 성장이 가능한 선택성이 높은 배지이다. 높은 담즙 농도는 모든 그람양성세균과 대장균을 포함한 많은 그람음성세균을 억제한다. 젖당은 유일한 탄수화물이고 뉴트럴레드(neutral red)는 산성 검출의 지시약이다. 티오황산나트륨(sodium thiosulfate)은 유황의 원천으로 사용된다. H_2S를 생성하는 세균은 시트르산 철(ferric citrate)과 반응하여 흑색침전물(비교적 감수성이 둔함)을 형성한다. SS 배지의 높은 선택성은 많은 양의 접종물도 사용가능하므로 검체를 많이 접종하는 것이 좋다

4. HE 배지(Hektoen enteric agar)

1) 조성

Peptone	12 g
Yeast extract	3 g
Bile salts	9 g
Lactose	12 g
Sucrose	12 g
Salicin	2 g
Sodium chloride	5 g
Sodium thiosulfate	5 g
Ferric ammonium citrate	1.5 g
Acid fuchsin	0.1 g
Thymol blue	0.04 g
Agar	14 g
증류수	1,000 mL
최종 pH 7.6	

2) 목적과 반응

HE 배지는 많은 수의 상재균이 있는 대변검체를 직접 사용하여 *Salmonella*와 *Shigella*의 검출율을 증가시키기 위해 평판배지로 최근 고안된 형태이다. 높은 담즙농도는 모든 그람양성세균의 성장을 억제하고 많은 종의 대장균 유사 세균의 성장을 저지한다. 산은 탄수화물로부터 생성되고 thymol blue와 반응하는 푸크신산(acid fuchsin)은 pH가 더 낮아질 때 노란색소를 생산한다. 티오황산나트륨(sodium thiosulfate)은 황의 원천으로 사용된다. H_2S 가스는 시트르산철 암모늄(ferric ammonium citrate)에 의해 검출된다(비교적 감수성이 둔함).

5. XLD 배지(Xylose lysine desoxycholate agar)

1) 조성

Xylose	3.5 g
Lysine	5 g
Lactose	7.5 g
Sucrose	7.5 g
Sodium chloride	5 g
Yeast extract	3 g
Phenol red	0.08 g
Agar	13.5 g
Sodium desoxycholate	2.5 g
Sodium thiosulfate	6.8 g
Ferric ammonium citrate	0.8 g
증류수	1,000 mL
최종 pH 7.4	

2) 목적과 반응

XLD 배지는 HE 배지보다는 대장균군과 유사세균의 성장을 덜 억제한다. XLD 배지는 GN 액체배지에 증균한 다음 대변에서 이질균속을 검출하기 위해 고안되었다. 비교적 낮은 농도의 담즙은 XLD 배지가 이 장에서 언급한 다른 세 개의 배지보다 선택성이 낮아지게 하는 요인이다. 3종류의 탄수화물은 산 생성물을 만들 수 있게 하고, 페놀레드는 pH 지시약으로 사용한다. *Salmonella enteritidis* 종과 같은 라이신(lysine) 양성 세균은 초기에 자일로오스(xylose) 사용으로 인해 노란색 집락을 형성하고, 이 후 라이신 탈탄산반응(decarboxylation)으로 알칼리화 되어 적색 집락을 형성한다. H_2S 검출은 HE 배지와 유사하다.

6. Bismuth sulfite agar

1) 조성

Beef extract	5 g
Peptone	10 g
Glucose	10 g
Disodium phosphate	8.5 g
Ferrous sulfate	0.3 g
Bismuth sulfite	8 g
Brilliant green	0.025 g
Agar	20 g
Neutral red	0.025 g
Brilliant green	0.033 g
증류수	1,000 mL
최종 pH 7.5	

2) 목적과 반응

BS 배지는 *Salmonella* Typhi를 위한 높은 선택성을 가지고 있다. 포도당이 배지조성에 포함되어 있다는 것을 주목하여야 한다. 포도당 발효에가 나타나지만 아황산염(sulfite)은 황화철(iron sulfide)의 형성으로 인해 감소하고 흑색집락을 형성한다. 중금속인 비스무트(bismuth)와 브릴리언트 그린(brilliant green)은 모든 그람양성세균의 성장과 살모넬라속을 제외한 대부분의 그람음성세균의 성장을 억제한다. 이 배지는 많은 실험실에서 일반적으로 사용이 제한되어 있기 때문에 시험 당일 만들어 사용해야만 한다.

7. TCBS 배지(thiosulfate, citrate, bile salts, sucrose agar)

1) 조성

Yeast extract	5 g
Proteose peptone	10 g
Sodium citrate	10 g
Sodium thiosulfate	10 g
Sucrose	20 g
Oxigal	8 g
Sodium chloride	10 g
Ferric citrate	1 g
Brom thymol blue	0.04 g
Thymol blue	0.04 g
Agar	15 g
증류수	1,000 mL

25℃에서 최종 pH 8.6 +/- 0.2

2) 목적과 반응

8. Selenite 액체배지

1) 조성

Peptone	5 g
Lactose	4 g
Sodium selenite	4 g
Sodium phosphate	10 g
증류수	1,000 mL

2) 목적과 반응

셀레나이트 액체배지는 대변, 소변 또는 오수와 같이 여러 종류의 세균이 혼합되어 높은 농도로 있는 검체로부터 살모넬라속을 분리하기 위해 권장된다. 아셀렌산나트륨 (sodium selenite)은 *Escherichia coli*와 *Shigella*의 많은 종을 포함한 다른 대장균군 형태의 막대균을 억제한다. 이 배지는 무산소성 조건에서 가장 좋은 기능을 하므로 배지의 높이는 적어도 5 cm로 하는 것을 권장한다.

9. GN 액체배지(그람음성액체배지)

1) 조성

Polypeptone peptone	20 g
Glucose	1 g
D-mannitol	2 g
Sodium citrate	4 g
Sodium desoxycholate	0.5 g
Dipotasium phosphate	4 g
Monopotassium phosphate	1.5 g
Sodium chloride	5 g
증류수	1,000 mL
pH 7.5	

2) 목적과 반응

비교적 낮은 농도의 데속시콜린산(desoxycholate) 때문에 GN 액체배지는 *Eescherichia coli*와 다른 대장균군 형태의 세균을 덜 억제한다. 대부분의 *Shigella* 종은 잘 자란다. 데속시콜린산과 시트르산(citrate)은 그람양성세균을 억제한다. 포도당보다 많은 만니톨(mannitol)의 농도를 증가함으로써 Proteus 종의 성장을 제한시키지만 그럼에도 만니톨 발효를 할 수 있는 *Salmonella*와 *Shigella* 종의 성장을 도운다.

Ⅲ. 세균의 선택적 분리와 동정 위한 감별 배지(보고서)

세균의 선택적 분리와 동정을 위한 감별에 사용하는 배지의 사용 목적과 반응에 따라 예상하는 균명을 쓰시오.

1. OF 배지

2. KIA 배지

3. LIA 배지

4. IMVC 시험에 사용하는 배지

5. CTA 배지

6. Phenylalanine deaminase 배지

7. Decarboxylase 배지

8. Urea 배지

9. Mannitol salt 배지

10. CIN 배지

11. BCYE 배지

제27장 미생물의 동정을 위한 정도관리

Ⅰ. 정도관리의 개요

정도관리를 하는 것은 미생물 검사를 원활히 실시하기 위하여 검사 전, 검사 중, 검사 후 과정에서 발생될 수 있는 오류를 사전 예방하여 정확한 검사결과를 제공하는 데 목적이 있다. 미생물검사실에서는 검사업무를 누가하더라도 차질 없이 진행할 수 있도록 검사실에서 이루어지는 미생물 검사내규를 만들어 비치하여야 한다. 이 내규에는 각종 장비의 정확한 위치, 배 지나 시약의 보관 장소 및 재고현황 및 그 제조방법 등을 정확히 기록함으로써 검사업무가 늦어지는 일이 없도록 사전에 준비하도록 한다.

각종 검사의 방법, 기계 기구의 사용법, 미생물 동정에 필요한 생화학적 시험 방법, 각종 키트의 사용법 등도 잘 기록하여 직원이 바뀔 때도 내규만 보면 즉시 일을 진행할 수 있도록 하여야 한다. 자체 병원 검사실 등의 주소, 전화번호 등도 잘 기록해 둔다. 특히 각종 검사장비는 고장을 사전에 예방할 수 있도록 정도관리를 철저히 하여야 한다. 이러한 내규는 매 해마다 수정 보완하여야 한다.

1. 장비의 정도관리(instrument and equipment quality control)

1) 모든 전기기구와 기계는 항시 잘 가동할 수 있도록 정기적인 점검이 필요하다.
2) 기계 기구에 대한 점검표도 만들어 기록하고 보관한다.
3) 특히 부란기, 냉장고, 냉동기, 온수조 등은 매일 점검하여야 한다.

2. 배지 및 시약의 정도관리(media and reagent quality control)

1) 각종 배지 및 시약 등은 새로 구입시에 그 성능을 제대로 점검한다.
2) 배지의 성능을 점검하기 위해서는 표준균주도 구입하여 잘 보관한다.
3) 정도관리를 위한 균주, 배지 및 그 반응에 대한 사항도 도표로 만들어두고 배지를 새로 만들 때마다 그 성능을 시험한다.
4) 표준균주로는 ATCC(American type culture collection), NCTC 등이 있고, 국내의 표준균주로는 KCTC(Korean Collection for Type Cultures)가 있다.

3. 검사지침서(procedure manual)

1) 검사지침서는 검사실에서 시행되는 모든 검사에 대해서 작성해야 한다.
2) 작성방법은

① 검사명, ② 검사원리, ③ 검체 종류 및 검체량, ④ 시약, ⑤ 기구 및 장비, ⑥ 검사방법, ⑦ 결과 판독 및 보고방법, ⑧ 참고치, 결과 해석 및 임상적 의의, ⑨ 정도관리(quality control), ⑩ 검사 시 유의사항, ⑪ 참고문헌 등을 상세히 기술하고, 검사실 책임자의 검토 및 확인 서명이 반드시 포함되어야 하며, 이 모든 내용은 전 직원들에게 공지하고 교육이 되어야 한다.

4. 검체 채취 및 운송(specimen handling)

1) 검체 채취 및 운송은 외래 및 병실에서 이루어지지만 검사결과에 미치는 영향이 크므로 미생물 검체 채취와 운송에 대한 지침서가 마련하여야 한다.
2) 지침서에는 ① 미생물 검체 용기, ② 검체 채취방법 및 검체량, ③ 검체 운송 시간, ④ 검체 보관 방법, ⑤ 검체 운송 시 검체 유출 및 오염 방지, ⑥ 부적합 검체 정의 및 처리방법 등의 내용이 포함되어야 한다.

5. 검사의뢰(request) 및 검체 접수(requisitions)

1) 검사 의뢰서에는 처방일자, 검체 채취일자 및 시간, 검사명, 검체명, 환자 번호, 환자 이름, 환자 생년월일, 의뢰과, 의뢰병동, 의뢰 의사 이름 그리고 특이사항(항생제 사용여부) 등이 표시되어야 한다.
2) 검체 접수 및 처리에 대한 지침도 마련되어야 한다.

6. 결과 검토 및 보고(reporting of results)

결과 검토 및 보고는 검사결과 보고 원칙, 임상에 즉시 보고해야 하는 경우(critical limits), 기록오류(clerical error)의 확인, 결과가 이미 보고된 후 오류가 발견된 경우, 그리고 외부 기관수탁검사의 결과보고 등에 관한 원칙이 마련되어야 한다.

7. 숙련도 검사(proficiency testing)

1) 숙련도 검사는 검사실에서 시행하는 검사방법 및 결과의 quality를 검증 받기 위하여 신뢰할 수 있는 정도관리 단체에 가입하여 정기적으로 정도관리 물질을 받아 검사를 시행하고 그 결과에 대해서 평가를 받아야 한다.
2) 모든 proficiency testing(숙련도 검사)은 환자 검체를 취급하는 방법과 동일하게 시행하며 검사실 책임자는 그 결과를 적극 검토하여 문제점이 발견되면 이를 보완 조치하여 검사의 정확도와 신뢰도를 향상시킬 수 있도록 하는 것이다.

8. 검사자 및 검사실 환경(personnel and physical facilities)

1) 미생물검사실 책임자는 대학병원 수준의 교육과 경험을 가지고 적어도 4년 이상의 경험이 있어야 하고 검사 담당자는 이 수준의 교육과 경험을 가지고 있어야 한다.
2) 검사실 환경은 적어도 검체 접수실, 사무장소, 검사공간, 생물학적 안전상자(class II biological safety cabinet)와 hume hood, 배지 제조실, 기구 및 장비를 위한 공간, 시약 및 재료 저장공간, 냉장시설, 그리고 배양 시설 등이 갖추어져야 한다.
3) 검사의 질과 검사자의 안전을 고려한 검사실은 별개의 검사실로 일반 미생물검사실, 결핵 검사실, 진균 검사실, 기생충 검사실 그리고 바이러스 검사실이 마련되어야 한다.
4) 그리고 이들 검사실에는 수도시설, 개수대, 배수대, 조명, 가스, 전기시설, 환기시설, 온도조절이 될 수 있는 시설이 되어 있어야 한다.

9. 검사실의 안전관리(laboratory of safety control)

1) 검사실의 안전관리에 대한 원칙과 관리방법 등이 마련되어야 하고 검사의 질 향상과 환자 서비스 개선을 위한 quality improvement(QI) 프로그램이 있어야 한다.
2) 검사실에서는 매년 새로운 프로그램을 가지고 계속적인 개발과 노력을 하여야 한다.

Ⅱ. 장비, 배지, 시약의 정도관리

1. 자비의 정도관린

미생물검사실에서 흔히 사용되는 미생물 장비의 정도관리 감시 방법에 대해서는 표 27-1에 기록하였다.

표 27-1 흔히 사용되는 미생물 장비의 정도관리 감시 방법

장비	방법	예정	허용한계
냉장고 냉동고	온도 기록 온도 기록	매일 계속 매일 계속	2-8℃ -8℃에서 -20℃ -60℃에서 -75℃
배양기	온도 기록	매일 계속	35.5 +/- 1℃
CO_2 배양기	CO_2 함량 혈액가스 분석기 또는 Fyrite 장치를 사용	매일 계속	5-10%
수조	온도 기록	매일	35-38℃ 55-57℃
가온블록	온도 기록	매일	+/- 1℃
가압증기멸균기	아포용지로 검사 *Bacillus sterothermophilus*	최소 매주	계대배양에서 세균이 발육하지 않아야 한다
pH 측정기	pH 보정기 용액으로 시험	사용할 때마다	표준액을 사용하여 +/- 0.1 단위
무산소배양통	메틸렌블루 지시약 종이조각	사용할 때마다	지시약이 무색이면 그만큼 O_2 함량이 낮은 것이다
무산소장갑상자	Clostridium novyi B형 배양 메틸렌블루 지시약 용액	주기적으로 관찰 계속해서 매일 관찰	균이 자라면 O_2 함량이 아주 낮은 것 O_2 함량이 낮으면 용액은 무색이다
혈청학적 회전장치	분당 회전수 계산	사용할 때마다	180 RPM +/- 10RPM
원심분리기	회전속도계로 회전수 점검	매달	계량기 설정에서 5% 이내
안전 후드	공기속도 측정	연 2회 또는 4회	50 ft 기류/분

2. 배지의 정도관리

미생물검사실에서 일반적으로 사용되는 배지의 정도관리와 추천되는 균들과 예상하는 반응에 대한 것은 표 27-2에 기록하였다.

표 27-2 일반적으로 사용되는 배지의 정도관리와 추천되는 균들과 예상하는 반응

배지	정도관리 세균	기대하는 반응
혈액우무배지	Group A *Streptococcus*	잘 발육하고 베타용혈
	S. pneumoniae	잘 발육하고 알파용혈
담즙에스큘린배지	*Enterococcus species*	잘 발육하며 흑색
	α-hemolytic *Streptococcus,* not group D	발육하지 않고 색변이 없다
초콜릿배지	*Haemophilus influenzae*	잘 발육
	Neisseria gonorrhoeae	잘 발육
크리스텐센요소배지	*Proteus mirabilis*	배지 전체가 연분홍색(양성)
	Klebsiella pneumoniae	배지사면부가 연분홍색(약양성)
	Escherichia coli	배지 전체가 황색
시몬스구연산배지	*K. pneumoniae*	발육하고 청색(양성)
	E. coli	발육하지 않고 녹색(음성)
시스틴트립티카제배지 포도당	*N. gonorrhoeae*	배지 상부가 황색(양성)
	Branhamella catarrhalis	배지 색깔 변화가 없다(음성)
엿당	*Salmonella* spp., *N. meningitidis*	배지 상부가 황색(양성)
	N. gonorrhoeae	배지 색깔 변화가 없다(음성)
젖당	*N. lactamica*	배지 상부가 황색(양성)
	N. gonorrhoeae	배지 색깔 변화가 없다(음성)
설탕	*Escherichia coli*	배지 상부가 황색(양성)
	N. gonorrhoeae	배지 색깔 변화가 없다(음성)
데카복실라아제배지 리신	*K. pneumoniae*	청색(양성)
	Enterobacter sakazakii	황색(음성)
아르기닌	*E. cloacae*	청색(양성)
	Proteus mirabilis	황색(음성)
오르니틴	*Proteus mirabilis*	청색(양성)
	K. pneumoniae	황색(음성)
데옥시리보뉴클레아제 (DNase)	*Serratia marcescens*	집락 주위가 투명(1N HCl)
	E. cloacae	집락 주위가 불투명
에오신메틸렌블루배지 EMB 배지	*E. coli*	잘 발육, 녹색 금속성 광택
	K. pneumoniae	잘 발육, 보라색 집락
	Shigella flexneri	잘 발육, 투명한 집락(젖당음성)
헥톤엔테릭배지	*Salmonella* Typhimurium	가운데가 흑색인 녹색 집락
	S. flexneri	녹색이며 투명한 집락
	E. coli	발육이 약간 억제되고, 오렌지색
인돌(코박스법)	*E. coli*	적색환 생성(양성)
	K. pneumoniae	적색환이 없다(음성)
클리글러철배지 KIA	*E. coli*	산성 사면/산성 고층
	Shigella flexneri	알칼리성 사면/산성 고층
	Pseumomonas aeruginosa	알칼리성 사면/알칼리성 고층
	Salmonella Typhimurium	알칼리성 사면/검은색 고층

표 27-2 계속

배지	정도관리 세균	기대하는 반응
리신철배재	*Salmonella* Typhimurium	사면과 고층부가 보라색
	Shigella flexeri	보라색 사면과 황색 고층부
	Proteus mirabilis	적색 사면과 황색 고층부
맥콘키배지	*E. coli*	분홍색 집락(젖당분해 양성)
	Proteus. mirabilis	무색 집락, 집락이 퍼지지 않고
	Enterococcus spp.	발육하지 않는다
말로네이트	*E. coli*	발육하지 않는다
	K. pneumoniae	잘 발육하고 청색(양성)
운동성 (반고체배지)	*Proteus mirabilis*	배지가 혼탁(양성)
	K. pneumoniae	천자접종선에서 퍼지지 않는다(음성)
질산염배지(액체/우무)	*E. coli*	시약을 가한 후에 적색(양성)
	Acinetobacter lwoffi	적색으로 변하지 않는다(음성)
페닐에틸알코올 우무배지	*Streptococcus* spp.	잘 발육
	E. coli	발육하지 않는다
α-nitrophenol-β-D-galactopyranoside (ONPG)	*Serratia marcescens*	황색(양성)
	Salmonella Typhimurium	무색(음성
Phenylalanine deaminase	*Proteus mirabilis*	10% $FeCl_3$ 가한 후 녹색 (양성)
	E. coli	녹색으로 변하지 않는다(음성)
Salmonella-Shigella (SS) 배지	*S. typhimurium*	무색집락, 집락 중앙이 검은색
	E. coli	발육하지 않는다
Volges-Proskauer(VP)	*K. pneumoniae*	시약을 가한 후 적색 (양성)
	E. coli	색깔변화 없다 (음성)
Xylose-lysine-dextrose (XLD 배지)	*Salmonella* spp.	적색 (리신 양성)
	E. coli	황색 (설탕 양성)
	Shigella spp.	투명한 집락 (음성)

3. 시약과 키트의 정도관리

미생물검사실에서 일반적으로 선택되는 시약과 키트의 정도관리는 표 27-3에 기록하였다.

표 27-3 선택되는 시약과 키트의 정도관리

배지 또는 시약	정도관리 빈도	정도관리
그람염색	염색액을 제조할 때 또는 매주	그람양성과 음성 미생물
비면역학적, 비형광성 염색	사용하는 날마다, 로트번호가 바뀔 때 새로 살 때	적절한 반응성
형광염색	사용할 때마다	적절한 반응성
카탈라아제	새로 만들 때, 새로 살 때 로트번호가 바뀔 때	양성과 음성 결과 확인
코아굴라아제	새로 만들 때, 새로 살 때 로트번호가 바뀔 때	양성과 음성 결과 확인
옥시다아제	새로 만들 때, 새로 살 때 로트번호가 바뀔 때	양성과 음성 결과 확인
바시트라신	새로 만들 때, 새로 살 때 로트번호가 바뀔 때	양성과 음성 결과 확인
ONPG	새로 만들 때, 새로 살 때 로트번호가 바뀔 때	양성과 음성 결과 확인
X, V, XV 디스크	새로 만들 때, 새로 살 때 로트번호가 바뀔 때	양성과 음성 결과 확인
동정시스템	새로 만들 때, 새로 살 때 로트번호가 바뀔 때	양성과 음성 결과 확인
항혈청 (*Salmonella/Shigella*)	새로 만들 때 로트번호가 바뀔 때 새로 살 때와 처음 쓸 때 이후로는 6개월마다	양성과 음성 결과 확인
β-lactamase (Nitrocefin이 아닌)	사용할 때마다	양성과 음성 결과 확인
β-lactamase (Nitrocefin)	새로 만들 때 로트번호가 바뀔 때 새로 살 때	양성과 음성 결과 확인
Nucleic acid probes	사용할 때마다	양성과 음성 결과 확인
AFB 염색 시약	사용할 때마다	양성과 음성 결과 확인
항균제감수성 시험	매일 혹은 1주에 한 번	시험에 알맞는 세균으로 확인

제28장 균주의 보존

Ⅰ. 균주의 보존

한 종류의 균을 순수 배양하여 얻어낸 것을 균주(strain)라고 한다.

균주는 보통 특정 명칭이 부여되어 있다.

균주의 생물학적 성상이 국제적으로 확인되고, 보존되어 있는 것을 기준주(type strain) 또는 참고주(reference strain)라고 한다.

균주를 보존하고 있는 대표적인 기관으로는 영국의 NCTC (National Collection of Type Culture)와 미국의 ATCC (American Type Culture Collection), 한국에는 KCTC (Korean Collection for Type Cultures) 등이 있다.

1. 보존의 목적

1) 기준주 또는 참고주의 보존.
   임상재료에서 분리된 세균의 성상을 기준주와 비교해 보기 위하여 보존한다.
2) 동정할 수 없었던 균주를 후일에 동정하기 위한 보존.
3) 연구에 쓰인 균주, 장차 연구하려는 균주의 보존 등.

2. 보존에 따르는 주의점

다음과 같은 점에 유의하여 보존한다.

1) 균주를 죽여서는 안 된다.
2) 다른 균이 섞여 들어가거나 오염시켜서는 안 된다.
3) 균주의 유전적, 생리적 성질을 변하게 해서는 안 된다.
4) 균주 대장을 작성하여 균주명, 균주번호, 분리 년 월 일, 유래 등을 적어 둔다.
5) 계대배양 때는 균주번호를 잘못 적어서는 안 된다.

Ⅱ. 균주 보존 방법

1. 계대배양 보존법

세균을 천천히 그리고 연속적으로 증식시켜 일정 간격으로 계대배양하여 보존하는 방법이다.

보존기간이 짧고 빈번하게 계대시켜야 하지만 필요할 때 수시로 간단히 생균을 얻을 수 있기 때문에 많이 이용되고 있다.

이 방법에서는 균종에 따라서 적당한 배지를 선택해야 한다.

일반적으로 영양액체배지 또는 heart infusion broth에 우무를 0.5% 가한 반유동배지를 소형 시험관에 4~5 mL 씩 분주한 것을 사용한다.

보존할 때는 균주를 천자하여 하룻밤 배양한 후 균종에 따라 냉장 또는 실온에 보존한다.

*Bacillus*나 *Pseudomonas*와 같은 산소성 세균은 표면을 얕게 몇 번 천자하면 된다.

이 방법에서 주의할 점은

1) 배지를 건조시키지 말아야 한다.
2) 포도당 등과 같이 대사 후 세균에 유해하게 작용하는 성분이 함유되지 않은 영양이 풍부하지 않은 배지를 사용한다.
3) 온도 변화가 적은 장소에 보존할 것 등이다.
   균주에 따라 보존용 배지, 보존온도, 계대시간이 다르다.
4) 계대배양하면서 보존하는 방법을 주요 균종별로 표 28-1에 정리하였다.

표 28-1 계대배양에 의한 보존법

균 종	배 지	보존온도(℃)	계대간격
Bacillus	반유동배지*	5-25	1년
Bacteroides	탄산칼슘을 0.1 g 첨가한 GAM 반유동 배지	25	1개월
Bordetella pertussis	Bordet-Gengou 배지	4	1주
Clostridium	Cooked meat 배지	5-25	1년
Corynebacterium diphtheriae	Cooked meat 배지	25	1개월
Enterobacteriaceae	반유동배지 Dorset 계란배지	5-25 5-25	1년 1년
Haemophilus	초콜릿배지 Fildes 소화혈액우무배지	37 4	2일 3일
Mycobacterium	1% Ogawa 배지 Dorset 계란배지	25 25	3개월 6개월
Neisseria gonorrhoeae	초콜릿우무배지	37	1일
N. meningitidis	초콜릿 우무배지	37	1주
Pseudomonas	반유동배지	5-25	6개월
Staphylococcus	반유동배지	5-25	3개월
Streptococcus	반유동배지	5-25	1개월
S. pneumoniae	혈액우무배지	37	1일
S. pyogenes	혈액우무배지	4	1주
Vibrio	반유동배지	25	1년
효모	Sabouraud 우무배지	5-25	2개월
사상균	Sabouraud 우무배지**	5-25	6개월

* 반유동배지는 broth 또는 heart infusion broth에 우무를 0.5% 첨가한 것

** 배양 후 건열멸균한 유동 파라핀으로 덮는다.

2. 동결건조보존법

1) 균액을 일단 동결한 다음 진공상태에서 수분을 제거하여 건조상태로 보존하는 방법이다. 가장 오래 보존할 수 있고 또 성상변화가 적은 방법으로서 세균은 10년 이상 보존할 수 있다.
2) 세균과 바이러스는 이 방법으로 보존이 가능하나 원충이나 동물 세포는 보존할 수 없다. 신선 배양균을 적당한 분산매에 균농도 10^9~10^{10}CFU/mL 정도까지 농후하게 부유시킨다.
3) 이 균액을 유리 앰플에 분주하여 dry ice-ethanol 또는 -80℃의 ethyleneglycol에 담가 급속 동결한 후 동결건조기로 건조시킨다.
4) 앰플 입구를 녹여 봉한 다음 4℃의 저온상태나 동결실에 보존한다.
5) 배양에 사용할 때는 액체배지나 멸균생리식염수로 부유하여 사용한다. 균주보존을 전문으로 하는 기관은 이런 방법이 주체가 되고 있다.
6) 분산매는 동결건조 또는 동결건조하기 위해 세포나 virus를 부유시키는 액체인데 20% skim milk 수용액, 5% 포도당 첨가 3% skim milk 수용액, 1% sodium glutamate 첨가 10% skim milk 수용액 등이 있다.

3. 동결보존법

1) 비교적 간편하고 또 장기간 보존가능하며 동결건조 되지 않는 원충이나 동물세포도 보존할 수 있다.
2) 대다수의 세균은 수년간 보존가능하나 때로는 1년 정도에서 사멸하는 균주도 있다.
   나사 뚜껑이 있는 작은 병에 동결건조법과 동일한 분산매 0.5~1 ml를 분주하고 그 속에 세균농도 10^9~10^{10} CFU/mL 정도로 부유시킨다.
3) 원충이나 동물세포인 경우에는 보호제로서 dimethylsulfoxide를 7.5~15% 가한 배양액에 부유시킨다.
4) 세균은 dry ice-ethanol 또는 -80℃의 ethyleneglycol 속에서 급속동결 후 -80℃의 freezer 속에 넣어 보존한다.
5) 또 원충이나 동물세포는 30분간 실온에 방치하고 보호제를 침투시킨 후 병을 천으로 싸서 -80℃에 넣어 천천히 동결시킨다.
6) 다시 사용할 때는 37℃의 온수에 1~2분간 담가 가볍게 흔들면서 녹인다.
   액체 질소로 동결 보존하는 경우에는 동결 시 균이 사멸하는 경우가 있으므로 급격히 동결시키도록 한다.
7) 장기간(1~5년 이상) 보존할 수가 있으나 일단 녹였을 때는 다시 계대한 후 동결시켜 보존한다.

4. 젤라틴 디스크(gelatin disk) 법

1) Stamp 법이라고 하며 동결시키지 않는 건조법으로서 특수한 장치를 필요로 하지 않으며 비교적 간단하기 때문에 보급되고 있는 방법이다.
2) 또 저항성이 약한 세균도 본법에 의해 장기보존이 가능한데 장내세균은 5년 이상, 포도알균, 사슬알균, *Neisseria*, 무산소성 세균은 1년 이상 보존이 가능하다.
3) 방법
   (1) 영양액체배지에 젤라틴을 10% 가한 것을 소형 시험관에 0.5~1 mL씩 분주하여 고압멸균 한다.
   (2) 이 젤라틴액에 여과멸균을 한 2.5% ascorbic acid 수용액을 1/10 가한 것을 분산매로 한다.
   (3) 신선 배양균을 균 농도 10^9~10^{10}CFU/mL로 부유시킨다.
   (4) 가온 용해한 paraffin에 적신 여과지를 멸균 petri dish에 넣고 그 위에 Pasteur pipette으로 균액을 떨어뜨린다.
   (5) 비커에 넣은 phosphorus pentoxide와 함께 그대로 진공 desiccator내에 넣는다.
   (6) 진공 펌프로 흡인하여 감압한다.
   감압은 완전히 건조될 때까지 매일 1회씩 실시하는 것이 좋다.
   (7) 2~3일 후에 건조되어 disk 모양이 된 것을 멸균시험관에 옮겨 냉장고에 보존한다.
   (8) 멸균시험관은 나사 뚜껑이 작은 병을 사용하고 그 속에 silica gel을 넣고 그 위에 탈지면을 채운 것을 건열멸균하여 사용한다.
   (9) 다시 사용할 때는 broth 1 mL에 gelatin disk 하나를 넣고 37℃에서 1시간 방치하여 녹인다.
   (10) 한 종류의 균을 수십 매의 disk로 만들어 보존할 수가 있어서 일반적으로 임상검사실에서 쉽게 할 수 있는 이점이 있다.

5. 기타의 보존법

1) 인공배양을 할 수 없는 균이나 병원성을 유지시키며 보존하는 경우에는 생쥐, 쥐, 기니아픽 등에 접종하든지 세포배양, 발육계란 난황 내 접종법으로 계대하여 보존한다.
2) 효모상 진균은 멸균 증류수에 농후부유액으로 하여 냉장고에 보존하면 수년간 보존이 가능하다.

3) *Escherichia, Shigella, Salmonella* 등의 항원성 또는 colicin 형이 필요한 균주는 Dorset의 계란 배지에 보존하는 것이 좋다.
4) 항산균을 동결보존 할 때는 Middlebrook 7H9 액체배지로 배양한 후 나사 뚜껑이 있는 작은 병에 분주하여 -80℃에서 (천으로 싸서) 천천히 동결시켜 보존한다.
   또 실온 보존 할 때는 1% Ogawa 배지나 Dorset의 계란 배지에서 배양 후 실온에 보존한다.

참고문헌

1. 이종훈. 1986. 병원미생물학. 3rd Ed. 수문사
2. 김태운 외. 2007. 최신병원미생물학, 고문사
3. 김태운, 김충환 외. 2007. Bailey and Scott 진단병원비생물학Ⅱ. 12th Ed. E. Public.
4. 김태운 외. 2015. 컬러로 배우는 의학진단세균학. 2nd Ed. 범문에듀케이션.
5. Noel R. Krieg and John G. Holt. 1984. Bergey's Manual of Systematic Bacteriology, Vol. I. Williams & Wilkins.
6. Peter H. A. Sneath. N. S. Mair, M. E. Sharpe, J. G. Holt. 1986. Bergey's Manual of Systematic Bacteriology, Vol. 2. The Williams & Wilkins Co.
7. Ellen Jo Baron Ph. D., S. M. Finegold, M.D., and , Ph. D. 1990. Bailey and Scott's Diagnostic Microbiology. The C. V. Mosby Company.
8. Holt, J. G., N. R Krig, P. H. A Sneath, J. T. Staley, and S. T. Williams. 1994. Bergey's Manual of Determinative Bacteriology. 9th ed. Williams and Wilkins.
9. Ronald M. Atlas. 1995. Principles of Microbiology. Mosby.
10. Murray, P. R., W. L. Drew, G. S. Kobayashi, and J. H. Thompson. 1990. Medical Microbiology. Mosby.
11. Creager, J. G. J. G. Black, and V. E. Davison. 1990. Microbiology Principles & Applications. Prentice Hall.
12. Forbes, B. A., D. F. Sahm, A. S. Weissfeld. 1998. Bailey & Scott's Diagnostic Microbiology, 10th Ed. Mosby
13. Murray, P. R., E. J. Barron, M. A. Pfaller, F. C. Tenover, R. H. Yolken. 1999. Manual of Clinical Microbiology. American Society for Microbiology. 7th Ed. ASM(American Society for Microbiology)
14. Winn, W., S. Allen, W. Janda, E. Koneman, G. Procop, P. Schreckenberger, and G. Woods. 2006. Koneman's Color Atlas and Textbook of Diagnostic Microbiology, 6th Ed. Lippincott Williams & Wilkins.
15. Murray, P. R., K. S. Rosenthal, G. S. Kobayashi, and M. A Pfaller. 2002. Medical Microbiology. 4th Ed. Mosby.
16. Isenberg, H. D. 2004. Clinical Microbiology Procedures Handbook. 2nd Ed. ASM Press.
17. Luis M. de La Maza, Marie T. Pezzlo, Janet T. Shigei, Ellena M. Peterson. 2004. Color Atlas of Medical Bacteriology. ASM Press.
18. Patricia M. Tille. 2014. Bailey & Scott's Diagnostic Microbiology. 13th Ed. ELISEVIER
19. Connie R. Mahon, Donald C. Lehman, and George Manuselis. 2011. Textbook of Diagnostic Microbiolgy, Saunders Elsevier.
20. James Versalovic, K.C Carroll. 2011. Manual of Clinical Microbiology. Vo. 1 & 2, 10th Ed. ASM Press.

찾아보기

INDEX

임상 실무를 위한 **임상미생물학실습**

2020년 3월 10일 초판발행
2025년 3월 15일 초판2쇄발행

지은이 : 한국임상병리학과 미생물학교수회
펴낸이 : 이상태
펴낸곳 : 청구문화사
주　소 : (03706) 서울특별시 서대문구 성산로11길 15
전　화 : 02) 332-0541(代)　　FAX : 02) 337-9577
등　록 : 1990년 11월 2일 제9-247호

정가 30,000원

ISBN 978-89-5616-818-0 93510